U0586614

全国高等职业院校食品类专业第二轮规划教材

（供食品类、药学类、中医药类、药品与医疗器械类、健康管理与
促进类等专业用）

中医养生与食疗

第2版

主　编　郑慧芝　彭　电

副主编　李　林　张灿云　许代福　杜杏坤

编　者　（以姓氏笔画为序）

卫　琳（山东药品食品职业学院）

史　洁（北京卫生职业学院）

许代福（重庆三峡医药高等专科学校）

杜杏坤（沧州医学高等专科学校）

李　花［长沙市中医医院（长沙市第八医院）］

李　林（湖南食品药品职业学院）

张灿云（长春医学高等专科学校）

张泽渊（楚雄医药高等专科学校）

陈静敏（广东岭南职业技术学院）

郑慧芝（湖南食品药品职业学院）

彭　电（长沙卫生职业学院）

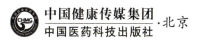

中国健康传媒集团
中国医药科技出版社　·北京

内 容 提 要

本教材为"全国高等职业院校食品类专业第二轮规划教材"之一，根据本套教材的编写指导思想和原则要求，结合专业人才培养目标和本课程的教学目标、教学任务和教学特点编写而成。本教材围绕中医养生法与食疗展开，系统阐述中医养生的基本理论、技能及食疗配方与制作工艺。全书分为上、下两篇。上篇聚焦中医养生，详述其基本理论知识，包括中医养生概述、中医养生基本原则、阴阳五行学说、藏象学说、气血津液、病因病机、体质以及常见的养生方法。下篇则深入探讨食疗领域，涵盖食疗的基础知识、食物类别与性能、药物类原料、体质食疗、四季养生食疗、保健类食疗、内科疾病食疗、妇科疾病食疗。本教材为书网融合教材，即纸质教材有机融合电子教材、教学配套资源（PPT、微课等）、题库系统。

本教材主要供高等职业院校食品类、药学类、中医药类、药品与医疗器械类、健康管理与促进类等专业使用，亦可作为健康产业从业者的参考用书。

图书在版编目（CIP）数据

中医养生与食疗/ 郑慧芝，彭电主编．－－2版．－－
北京：中国医药科技出版社，2024.8（2025.6重印）．
全国高等职业院校食品类专业第二轮规划教材
ISBN 978－7－5214－4309－7

Ⅰ.①中… Ⅱ.①郑… ②彭… Ⅲ.①养生（中医）－
高等职业教育－教材②食物疗法－高等职业教育－教材
Ⅳ.①R212②R247.1

中国国家版本馆 CIP 数据核字（2023）第 236176 号

美术编辑 陈君杞
版式设计 友全图文

出版 **中国健康传媒集团** | 中国医药科技出版社
地址 北京市海淀区文慧园北路甲 22 号
邮编 100082
电话 发行：010－62227427 邮购：010－62236938
网址 www. cmstp. com
规格 889mm×1194mm $\frac{1}{16}$
印张 15
字数 432 千字
初版 2019 年 1 月第 1 版
版次 2024 年 8 月第 2 版
印次 2025 年 6 月第 2 次印刷
印刷 河北环京美印刷有限公司
经销 全国各地新华书店
书号 ISBN 978－7－5214－4309－7
定价 **49.00 元**

获取新书信息、投稿、
为图书纠错，请扫码
联系我们。

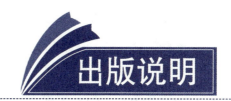

为了贯彻党的二十大精神，落实《国家职业教育改革实施方案》《关于推动现代职业教育高质量发展的意见》等文件精神，对标国家健康战略、服务健康产业转型升级，服务职业教育教学改革，对接职业岗位需求，强化职业能力培养，中国健康传媒集团中国医药科技出版社在教育部、国家药品监督管理局的领导下，通过走访主要院校，对2019年出版的"全国高职高专院校食品类专业'十三五'规划教材"进行广泛征求意见，有针对性地制定了第二轮规划教材的修订出版方案，并组织相关院校和企业专家修订编写"全国高等职业院校食品类专业第二轮规划教材"。本轮教材吸取了行业发展最新成果，体现了食品类专业的新进展、新方法、新标准，旨在赋予教材以下特点。

1.强化课程思政，体现立德树人

坚决把立德树人贯穿、落实到教材建设全过程的各方面、各环节。教材编写将价值塑造、知识传授和能力培养三者融为一体。深度挖掘提炼专业知识体系中所蕴含的思想价值和精神内涵，科学合理拓展课程的广度、深度和温度，多角度增加课程的知识性、人文性，提升引领性、时代性和开放性。深化职业理想和职业道德教育，教育引导学生深刻理解并自觉实践行业的职业精神和职业规范，增强职业责任感。深挖食品类专业中的思政元素，引导学生树立坚持食品安全信仰与准则，严格执行食品卫生与安全规范，始终坚守食品安全防线的职业操守。

2.体现职教精神，突出必需够用

教材编写坚持"以就业为导向、以全面素质为基础、以能力为本位"的现代职业教育教学改革方向，根据《高等职业学校专业教学标准》《职业教育专业目录 (2021)》要求，进一步优化精简内容，落实必需够用原则，以培养满足岗位需求、教学需求和社会需求的高素质技能型人才，体现高职教育特点。同时做到有序衔接中职、高职、高职本科，对接产业体系，服务产业基础高级化、产业链现代化。

3.坚持工学结合，注重德技并修

教材融入行业人员参与编写，强化以岗位需求为导向的理实教学，注重理论知识与岗位需求 相结合，对接职业标准和岗位要求。在不影响教材主体内容的基础上保留第一版教材中的"学习目标""知识链接""练习题"模块，去掉"知识拓展"模块。进一步优化各模块内容，培养学生理论联系实践的综合分析能力；增强教材的可读性和实用性，培养学生学习的自觉性和主动性。在教材正文适当位置插入"情境导入"，起到边读边想、边读边悟、边读边练的作用，做到理论与相关岗位相结合，强化培养学生创新思维能力和操作能力。

4.建设立体教材，丰富教学资源

提倡校企"双元"合作开发教材，引入岗位微课或视频，实现岗位情景再现，激发学生学习兴趣。依托"医药大学堂"在线学习平台搭建与教材配套的数字化资源(数字教材、教学课件、图片、视频、动画及练习题等)，丰富多样化、立体化教学资源，并提升教学手段，促进师生互动，满足教学管理需要，为提高教育教学水平和质量提供支撑。

本套教材的修订出版得到了全国知名专家的精心指导和各有关院校领导与编者的大力支持，在此一并表示衷心感谢。希望广大师生在教学中积极使用本套教材并提出宝贵意见，以便修订完善，共同打造精品教材。

数字化教材编委会

主　编　郑慧芝　彭　电

副主编　李　林　张灿云　许代福　杜杏坤

编　者（以姓氏笔画为序）

卫　琳（山东药品食品职业学院）

史　洁（北京卫生职业学院）

许代福（重庆三峡医药高等专科学校）

杜杏坤（沧州医学高等专科学校）

李　花［长沙市中医医院（长沙市第八医院）］

李　林（湖南食品药品职业学院）

张灿云（长春医学高等专科学校）

张泽渊（楚雄医药高等专科学校）

陈静敏（广东岭南职业技术学院）

郑慧芝（湖南食品药品职业学院）

彭　电（长沙卫生职业学院）

前言

中医养生，是一种旨在通过多种方法颐养生命、增强体质、预防疾病，以实现健康延年的活动，其核心在于整体观与系统性，以预防疾病、治未病为目标。食疗，即食治，是在中医理论指导下，利用食物特性调整机体功能，以达维持健康或预防疾病的目的。

本教材严格依据各专业人才培养目标、核心就业路径及对应职业能力标准，遵循本套教材的总体编写方针与基本原则，紧密结合本课程教学大纲的具体要求，由全国十余所院校的一线教育工作者及具备丰富临床实践经验的医师教师倾力合作编写而成。将上一版的健康的四大基石、日常监测与保健、面诊与保健、手诊与保健等内容进行了删减，补充中医基础的相关知识，如阴阳学说、脏腑的相关功能、病因病机等内容；下篇增加了食物的类别与性能、食疗常用中药、体质食疗、四季养生食疗；将上版常见病食疗应用调整为中医病名或证型名，更加突显中医特色。本教材特色在于在传承中创新，深度融合中医基础理论、中医养生法与食疗，实现传统养生与现代养生的无缝对接。教材重视基础理论学习与基本技能培养，理论知识以"必需、够用"为度，紧密结合岗位需求，突出实践技能提升特点，积极传承与弘扬中医药文化。同时，教材内容与数字化资源（如 PPT、微课等）高度整合，实现编写、课程开发、教学与学习过程以及线上线下教学的一体化，极大地便利学生学习与使用。本教材中部分药物或食物的剂量并非一日或一顿剂量，药物的使用还应遵循医嘱。

本教材由郑慧芝、彭电担任主编，具体编写分工如下：郑慧芝负责编写第一章、第二章，杜杏坤负责编写第三章、第六章，陈静敏负责编写第四章，卫琳负责编写第五章、第七章，李林负责编写第八章第一至第四节，张泽渊负责编写第八章第五至第六节及第九章，张灿云负责编写第十章，史洁负责编写第十一章，许代福负责编写第十二至十四章，彭电负责编写第十五章，李花负责编写第十六章，全书由郑慧芝、彭电统稿并最终定稿。

本书在编写过程中，得到了编者及编者所在相关单位的大力支持，在此一并表示感谢！

本教材在编写过程中难免存在疏漏，恳请各位专家和读者批评指正，以便我们能够进一步地修订和完善。

编　者

2024 年 2 月

上 篇

下　篇

第九章　食疗的基础知识　77

第十章　食物类别与性能　88

上　篇

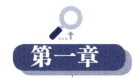

第一章

中医养生概述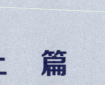

PPT

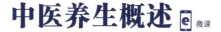 学习目标

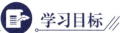 知识目标

1. **掌握**　中医养生的特点和内容。
2. **熟悉**　中医养生、养生学的含义；中医理论在中医养生中的应用。
3. **了解**　中医养生的历史沿革以及各个时期的代表著作。

能力目标

1. 能说出古代养生家提出的常见养生观点。
2. 能运用养生的特点和内容，初步指导日常养生。

素质目标

通过本章的学习，树立正确的养生观。

───── 情境导入 ─────

情境　《"健康中国2030"规划纲要》中指出我国要实现的目标：人民身体素质明显增强，人均健康预期寿命显著提高，达到79岁；全民健康素养大幅提高，健康生活方式得到全面普及；健康产业规模显著扩大等。同时要大力发展中医非药物疗法，使其在常见病、多发病和慢性病防治中发挥独特作用；发展中医养生保健治未病服务等。

思考　1. 你认为可以通过哪些方法可以延长寿命？
　　　　2. 你熟悉的中医非药物疗法有哪些？

第一节　中医养生的含义和特点

中医养生是中华民族优秀文化的一个重要组成部分，历史悠久，源远流长。在漫长的历史过程中，我国人民非常重视养生，希望能延年益寿，并在生活实践中积累了丰富的经验，创立了既有系统理论、多种流派、多种方法，又有民族特色的中医养生系统。

一、中医养生的概念

中医养生是指以预防疾病、延缓衰老、健康长寿为目的，以自我调摄为主要手段的一系列综合性保健措施。

养生（又称摄生、道生）一词最早见于《庄子·内篇》。所谓生，就是生命、生存、生长之意。所谓养，即保养、调养、培养、补养、护养之意。养生是通过养精神、调饮食、练形体、慎房事、适寒温等各种方法去实现的，是一种综合性的强身益寿活动。

中医养生学是在中医理论指导下，根据人体生命活动变化规律，研究调摄身心、养护生命，祛病延年的理论和方法的实用性学科。

> **知识链接**
>
> ### 世界卫生组织新的年龄划分
>
> 2017年世界卫生组织提出新的年龄分段：44岁以下为青年人，45岁至59岁为中年人，60岁至74岁为年轻老年人，75岁至89岁为老年人，90岁以上为长寿老人。这5个年龄段的划分，把人的衰老期推迟了10年，这对人们的养生意识有了积极影响。

二、中医养生的特点

中医养生学是从长期的临床实践中总结出来的学科，是人民群众集体智慧的结晶，历数千年的实践，然后上升为理论，再回到实践中验证，如此循环往复，不断补充、丰富和发展而形成的一门独立学科。中医养生学涉及现代医学中的预防医学、心理医学、保健医学、社会医学等多学科领域，实际上它是多学科领域的综合，是当代生命科学中的实用科学，具有独特的民族风格。其特点概括如下。

（一）强调整体

中医养生理论植根于中医基础理论，中医学的基本特点是整体观念和辨证论治，这两个特点同样贯穿于中医养生学中。从整体出发，中医养生学以"天人相应""形神合一"为其理论核心，认识人体生命活动及其与自然、社会的关系，特别强调人与自然和社会环境的协调，讲究机体的气机升降，以及身心的协调统一。并用阴阳五行学说、经络学说、藏象学说等结合生命发展规律来阐述人体的生老病死、防病治病及延年益寿的内在规律。尤其是将精、气、神作为人体之三宝，视为养生保健的核心。中医养生自始至终从整体出发，强调"权衡以平""审因施养"，重视天、地、人三者对健康的影响，进而确定养生的原则，提出养生之道必须"法于阴阳，和于术数""起居有常"，应顺应自然，遵守自然变化规律，使饮食、起居、运动等生命活动，随着时间、空间的变化和四时气候的变化而进行调整。

（二）重在预防

中医养生的重要思想是治未病，认为预防胜于治疗。《素问·四气调神大论篇》中指出："圣人不治已病，治未病，不治已乱，治未乱。"孙思邈的《备急千金要方》中强调："上医医未病之病，中医医欲病之病，下医医已病之病。"即医术高明的医生是能够在疾病发生之前做到防范，防止疾病的发生，中医历来防重于治，强调对人体健康的维护，重点是通过养生，对人体正气进行保养，使精足、气充、神全，气机旺盛、平衡、畅达，从而增强人体调节能力和抵抗能力。这是预防疾病的关键，是延缓衰老、颐养天年的基础，是维护健康的基本法则。

（三）三因制宜

自然界是人类赖以生存的环境，人类的生命活动也时刻受到自然环境的影响。因此，要根据不同的时令气候特点，不同的地域环境特点，不同人的年龄、性别、体质等具体情况，来制订与之相应的适宜的养生方法。根据外界环境的变化合理调整机体的行为，采用因时、因地、因人不同，而实施不同的养生方法，从而达到人与自然、社会的和谐。

（四）适用面广

养生不仅是老年人的事情，更是与每个人息息相关。人生自妊娠开始，直至耄耋之年，每个年龄阶段都有不同的养生要求和方法。人在未病之时、患病之中、病愈之后，均需针对性养生。同时不同性别、不同体质、不同地区的人也都有各自相适宜的养生方法。大到人与外在的社会环境和自然环境，小到自身的衣食住行和言谈举止，都蕴含着中医养生的内容。由此而言，中医养生具有广泛的适用范围。

第二节　中医养生发展简史

中国养生文化源远流长，历代养生家、医家和广大劳动人民通过长期的防病保健实践，不断丰富和发展养生保健的内容，逐步形成了一套较为完整的理论体系和系统的养生方法。中医养生的发展大体经历了这样七个时期。

一、上古时期

我们的祖先在与大自然斗争的过程中，逐渐地认识了自然界、不断改造自然，以维持自己的生存与发展。他们创造了简单的工具去寻觅、猎取食物以充饥；择居处、筑巢穴以避风寒、防野兽。火的应用除了使人类战胜严寒，温暖机体，驱散寒冷之外，我们的祖先还发明了一些用火治病的方法：如灸、焫、熨等，用以治病除疾，养生防病。养生思想的原始萌芽在此时已经开始萌发。

二、先秦时期

从殷商开始，我国的养生文化有了确切的文字记载。甲骨文上，已有一些关于疾病以及个人卫生等方面的文字记载。西周时期，养生思想进一步地发展，出现了专门掌管周王和贵族阶层饮食的食医及专门主管环境卫生的官员。春秋战国时期是中医养生的奠基时期，也是中华养生文化史第一个黄金时期。

三、秦汉时期

（一）中医养生学理论基础的奠定

《黄帝内经》总结了先秦时期医药学丰富的实践经验，集先秦诸子理论及医药学实践之大成，为中医养生学的形成奠定了理论基础。阐述了对生命起源和生命规律的认识，认为自然界的阴阳精气是生命之源，对人体生、长、壮、老、已的生命规律有精妙的观察和科学的概括，不仅注意到年龄阶段的变化，也注意到了性别上的生理差异，还详细论述了衰老的变化过程及衰老表现，并指出情志、起居、饮食、纵欲、过劳等方面调节失当，是导致早衰的重要原因；强调要适应自然变化，避免外邪侵袭，从而开创了中医防病养生的先河。

（二）中医养生思想的深化

自《黄帝内经》问世后，养生理论开始逐渐运用到实践中，一时期汇聚了很多养生思想，对后世的影响巨大。

1. 张仲景的养生思想 东汉末年张仲景编撰的《伤寒杂病论》，不仅确立了中医的辨证论治原则，也提出了许多宝贵的养生调摄原则和方法。比如，顺天避邪，和合五味、清静调神的养生思想。此外，还有妇人养生的保养调摄方法。张仲景所创的方剂中有很多不但可以治病，还具有养生的功效，如百合地黄汤、当归生姜羊肉汤、猪肤汤等。

2. 华佗的养生思想 三国时期著名的医学家华佗结合自身的医疗、养生实践，形成了一套中医养生学术思想体系。根据古代导引术，编创了模仿虎、鹿、熊、猿、鸟五种动物动作的导引法，即五禽戏，简单易行。华佗还在饮食养生、中药养生和起居生活养生等许多方面均有独到见解，提出"驱虫益寿"的养生思想，创造了"漆叶青黏散"的养生名方。

3. 王充的先天禀赋说 王充提出了禀气的厚薄决定寿命长短的观点，他在《论衡》中提到寿命与遗传有关的观点："夫禀气渥则其体强，体强则其命长；气薄则其体弱，体弱则其命短。"所谓禀气，应与现代的遗传有关。王充还认为，生育过多，往往影响下一代健康。提倡少生少育。王充的这一思想丰富了养生学的内容。

四、晋隋唐时期

（一）思想融合与养生实践的深化

晋隋唐时期，中医养生学迎来了其发展的黄金时代，这一时期的思想潮流，诸如"清静无为""返璞归真""顺应自然"和"贵柔"等哲学主张，深深植根于中华传统文化之中，对中医养生保健领域产生了深远影响。这些思想引导着人们回归现实，关注日常生活中切实可行的养生之道。诸如食养食疗、服饵养生以及形体养生等方法，都是在这一背景下逐渐积累并完善的实用经验。其中，南朝养生大师陶弘景的贡献尤为突出，他不仅精通医术，更在《养性延命录》中系统整理了前人养生智慧，涵盖了顺应自然规律、调和情绪、合理膳食、适度劳作、节制欲望、调息导引等多个方面，使之成为现存最早的综合性养生专著，标志着中医养生学理论与实践的初步成熟。

（二）隋唐盛世下的养生学新风貌

进入隋唐时期，社会的繁荣与文化的开放进一步推动了养生学的发展。这一时期，养生思想、观点与方法的多元化和系统化达到了新的高度。强调提升道德境界，强调对生活各方面的自律，尤其是对饮酒、贪欲、饮食过度及贪婪等欲望的控制，这些都体现了对精神健康的重视和对道德修养的追求，进而促进了个人身心的和谐与平衡。

综上所述，晋隋唐时期不仅见证了中医养生学理论的丰富与实践的创新，更是在这一历史阶段内，养生学的内涵得到了空前的发展，从个人健康延伸到了精神层面的健康与社会道德的提升，展现出中华文化独特的养生智慧和人文关怀。

五、宋金元时期

我国医学史上的辉煌时期，在中医学出现了流派争鸣，从而也推动了养生学的发展，这一时期为中医养生的突破时期。

（一）中医养生理论与方法的完善

宋金元时期，养生理论和养生方法也日益丰富，医药学著作大量出版发行。宋代宫廷编著的方剂专书《太平圣惠方》，是一部具有理、法、方药完整体系的医书，载有许多摄生保健的内容，尤其注意药物与食物相结合的方法，如记述了各种药粥、药酒等。这些方法符合医疗保健的需要，对后世有一定的影响。

（二）老年保健的兴起

宋代陈直的《养老奉亲书》是我国现存最早的一部老年保健学著作。后经元代邹铉的逐渐完善，更名为《寿亲养老新书》，标志着中国老年医学的诞生。老年医学保健主要强调的核心内容为精神调养、饮食调养、顺时奉养、起居护养、药物调养等方面。

（三）食物养生的盛行

宋金元时期饮食保健的实践经验积累，食养食疗不仅在理论上还有方法上都有显著的成就。如《太平圣惠方》在介绍服诸药忌时指出：服药不可多食生胡荽及蒜杂生菜，不可多食肥猪、犬肉、油腻肥羹及鱼脍腥臊，也不可食诸滑物果实等。元代《饮膳正要》作为一部营养与食疗专著，更是把饮食调理与人体保健、饮食卫生等密切结合起来，指出"使以五味调和五脏，五脏和平则血气滋荣，精神健爽，心志安定，诸邪自不能入，寒暑不能袭，人乃怡安"。

（四）金元四大家对养生理论的贡献

1. 刘完素主张以和平论养生 提出"养生之要，无为无事"，反对恣情纵欲；提出"饮食者养其形，起居者调其神"的观点，反复强调注重饮食起居，不能纵恣而不知节制。

2. 张从正提倡以食补论养生 提出"养生当论食补，治病当论药攻"。他强调食补以胃气为本，重在攻邪以复胃气，运用药物攻邪后，多采用粥食调养之法以调胃气，助胃气恢复以祛除余邪，肠胃洁，脾土新，胃气生。

3. 李东垣重视以脾胃论养生 他认为食物的寒温适中才能保持脾胃气机升降的正常，饮食安于淡薄才不会伤及脾胃，不宜过多地吃酸、咸、苦、辛等食物，以免损伤脾胃的元气。

4. 朱丹溪强调以养阴论养生 认为早衰的重要原因是阴精亏损，故而把养阴抑阳的养生原则，贯穿于人的生、长、壮、老、已的全过程。在滋阴养生的具体措施上，一方面是节饮食以补阴，每日饮食要有节制，以免伤身，尤其强调平淡饮食。同时他还提出清心寡欲以保阴，要求怡养而寡欲，恬淡虚无以聚阴精，不使相火妄动。

金元四大家的学术观点虽异，所得成果也不尽相同，但是却汇集成比较完整的养生理论和方法体系。金元时期的学术争鸣，促进了中医养生学的发展。

六、明清时期

该时期有许多著名的医学养生家。中医养生保健专著的编撰和出版达到了中医养生学史的鼎盛时期。

（一）调养五脏，重养命门

明代藏象研究最有成就的就是温补学派，其理论突出脾胃、肾与命门的主题，强调其对生命的主宰作用，代表人物张景岳，大力阐扬命门学说，以其为先后天"生命门户"，认为脏腑之精归之于肾，而肾又藏于命门。他认为养生重在命门，而其实质是养真阳、元气，有"阳强则寿，阳衰则夭"的观点，并明确提出养生之要在于治形保精的主张，即形赖精血为养，养精血即所以养形。

（二）全面调理，综合调养

明清时期，中医养生的调养方法表现出多角度、多方位、多元化的特点。

1. 药饵养生，饮食保健 明代朱橚等编著的《普济方》载方61739首，里面囊括了许多著名的延年益寿方。万全《养生四要》认为：饮食五味"稍薄，则能养人"，而药养则以脾胃为要。李时珍《本草纲目》对于药饵与食疗皆有大量阐述，他尖锐地批评了用金石之谬误，应重视动植物药养生，多以无毒易食之补益类药延年益寿，并收录了丰富的食养、食疗等资料，并列出"饮食禁忌""服药试忌"等。

2. 动静结合，动静养生 动静结合养生方法在先秦已初步建立，并在明清时期进一步得到确定和发展。主要分为静养精神、动养形体两大类，如八段锦、华佗五禽戏、气功、导引等动静养生法。历代养生家十分注意动静相结合的养生方法，促进了太极拳、八段锦的发展，这在养生保健中发挥了积极的作用。

3. 综合运用，杂合以养 明清时期的养生保健专书很多，强调综合调理、简便易行。如冷谦的《修龄要旨》详细论述了四时起居调摄、四季祛病、延年长生、八段锦导引法、导引祛病法等；吴师机提倡膏、药外贴等理疗法，如引嚏、坐药、药浴等，在外治保健方面为养生开辟了一条新的路径。

（三）老年养生再度兴盛

到明清时期，老年保健兴盛并发展迅速。明清的养生专著大都联系到老年人的养生和长寿问题，如万密斋的《养生四要》指出中和平衡既济的制方原则，对老年的药饵养生有直接指导意义，并认为要从中年开始，未老先防，保健重点在于调补脾肾；同时还提出了老年用药禁忌。

七、近现代时期

中华人民共和国成立以后，中医养生学得到了较大发展，特别是近年来，传统的养生保健受到了越来越多的关注，相关研究机构成立，古代养生文献整理出版，现代养生专著不断问世。目前世界各国越来越多的人开始关注养生保健，我国传统的养生保健法在世界范围内产生了广泛的影响。

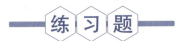

答案解析

单项选择题

1. 下列哪本著作问世，意味着中医养生理论已经形成（ ）
  A. 《黄帝内经》 B. 《伤寒杂病论》 C. 《养性延命录》 D. 《难经》

2. 金元四大家中，强调脾胃养生的是（ ）
  A. 张从正 B. 朱丹溪 C. 李杲 D. 李东垣

3. 我国现存最早的一部老年保健学著作是（ ）
  A. 《养生四要》 B. 《黄帝内经》 C. 《本草纲目》 D. 《养老奉亲书》

4. 我国第一部营养与食疗专著是（ ）
  A. 《修龄要旨》 B. 《饮膳正要》 C. 《伤寒杂病论》 D. 《太平圣惠方》

书网融合……

本章小结   微课   题库

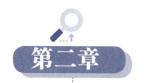
中医养生的基本原则 微课

PPT

 学习目标

知识目标

1. **掌握** 中医养生的六大基本原则。
2. **熟悉** 五脏中肾、脾胃在养生中的作用。
3. **了解** 中医中"神"的含义。

能力目标

1. 能举例说明中医养生的基本原则。
2. 能将养生原则应用在生活中。

素质目标

通过本章的学习，树立辩证思维。

情境导入

情境 清晨或傍晚，公园里、广场上打太极、做操、唱歌、跑步的人越来越多，很多年轻人也加入其中；城市中茶馆、健身房、轻食餐厅慢慢多了起来，成为很多年轻人新的去处。

思考 这些现象产生的原因是什么？

中医养生学在长期的发展过程中，不断汲取各学派之精华，积累养生实践经验，逐步发展和完善。中医养生学能够有效指导养生实践的基本原则主要包括正气为本、天人相应、形神共养、辨因施养、动静相宜、综合调养等。

一、正气为本

所谓正气通常是指人体的抵抗力、免疫力及抗病修复能力。中医养生学非常重视人体的正气，认为身体的强弱、抵御病邪的能力及人机体是否早衰，主要取决于自身正气是否充盈。如果正气充足，脏腑功能协调，则按正常规律生化，人的身体也就健康强壮，精力充沛，常葆活力，可得长寿。反之，正气不足，则身体虚羸，精神不振，未老先衰，寿短夭折。在一般情况下，人体正气旺盛，邪气就不易侵犯，人体就不会发病，即使患病，症状也比较轻，而且也容易治疗和恢复，中医养生学提出了"正气为本"的养生原则，强调以正气为中心，发挥人自身的主观能动性，通过主动的调摄，保养正气，增强生命活力和适应自然界变化的能力，从而达到强身健体、祛病延年的养生目的。"正气为本"还需要做到以下几方面。

（一）保养肾精

精是生命的根本，精气的盛衰直接影响人体功能的强弱，关系到衰老的速度，而肾主藏精，为先天之本。因此，中医养生学认为扶正当首先从肾入手，将护肾保精固本作为养生的基本措施。研究认为，肾与下丘脑、垂体、肾上腺皮质、甲状腺、性腺，以及自主神经系统、免疫系统等都有密切关系。肾虚者可导致这些方面功能紊乱，出现病理变化和早衰之象。这说明重视"肾"的护养，对于祛病延年、抗衰老是有积极意义的。护肾保精的方法，要从节欲保精、运动保健、导引补肾、按摩益肾、食疗补肾、药物调养等多方面入手。通过调补肾气、肾精，培育先天之本，协调其他脏腑的阴阳平衡；使肾的精气保持充沛，以利于元气运行，增强身体的适应调节能力，更好地适应自然。

（二）调理脾胃

脾胃为后天之本、气血生化之源，人出生后依靠脾胃化生水谷精微和肺所吸入的清气来充养人体精气，为人体生命活动提供物质基础。因此中医养生学认为益气扶正当从脾胃入手，强调通过调理脾胃，使化源充足、正气充沛而达健康长寿的目的。如果脾胃虚衰，饮食水谷不能被消化吸收，人体所需要的营养物质就不能得到及时补充，会影响机体健康，甚至导致疾病和死亡。同时，脾胃又是一身气机升降之枢纽，脾胃健运，可以促进和调节人体气机升降；反之，如果脾失健运，就会影响到气机的运行，出现气机不畅的情况。可以通过饮食调节、药物调养、针灸按摩、运动锻炼、起居劳逸调摄等调理脾胃，同时还要防止过量用药对脾胃造成损伤。

（三）养心调神

神是生命的主宰，神能御气，只有在神的统驭下，人体的正气才能保持和顺调达。因此，中医养生学认为只有保持清静，精神方可得以养藏，强调清静养神而和调正气。具体而言，养神要以清静为本，祛除杂念，神动而不躁，达到精神内守的状态；少思少虑，用神而不耗神，保持神机灵敏的状态，如此则真气从之，精气自然充足，邪气不能侵犯，病无由所生，生机于是繁荣昌盛。能够做到清静养神，而神安则心安，心安则人安，达到健康长寿。

（四）趋避邪气

《素问·金匮真言论篇》认为"八风发邪，以为经风，触五脏，邪气发病"。邪气侵犯人体，必然引动正气抗邪，从而会扰乱脏腑组织功能、耗损人体精气。因此，养生强调应"虚邪贼风，避之有时"（《素问·上古天真论篇》）。中医养生学认为邪气是疾病损正伤身的触发因素，强调避邪安正，通过避免六淫入侵、七情内伤、饮食劳伤、金刃外伤、虫兽灾害等，使正气安和、不受损耗而达到祛病延年的目的。

二、天人相应

人是整个物质世界的一部分，人类生活于自然界，自然界存在着人类赖以生存的必要条件。人的生命活动是遵循自然规律的。天人相应就是要求人们做到与自然的和谐统一，适应自然界的变化，达到避邪防病、延年益寿的养生目的。

（一）人与自然的和谐统一

人的生命活动受到自然环境包括气候环境、昼夜晨昏及地理环境等影响，当自然环境变化剧烈超出人体所能适应的范围，便会产生病理性变化。

1. 气候环境对人体的影响　自然气候的运动变化有一定的规律性。一年有春、夏、秋、冬四季；气候又有风、寒、暑、湿、燥、热的改变。人体在自然气候变化的影响下，自身也会随之发生生理、病理的改变。在生理上，春夏之时，阳气与温热之气候相应而发泄于外；秋冬之时，阳气与寒冷之气候相应而敛藏于内。在病理上，一些慢性疾病，如风湿性关节炎、哮喘病、心脏病等，往往在季节交替或气候剧烈变化时发作或加重。这都说明人体生命活动与自然界息息相关，人必须依据自然的变化来调整自身的阴阳平衡，"春夏养阳、秋冬养阴"当人体与外界阴阳变化和谐时，才能达到益寿延年的目的。

2. 昼夜晨昏对人体的影响 一日之内随昼夜晨昏的变化，人体的阴阳气血也会进行相应的调节。早晨阳气初生，中午阳气隆盛，人的精力旺盛而投入工作；到夜晚则阳气内敛，是休息睡眠的时候。由于阳气在白昼偏盛且趋于表，夜间偏衰而趋于里，故疾病在一日内也会呈现"旦慧、昼安、夕加、夜甚"的规律。

3. 地理环境对人体的影响 人类外在的生存环境直接影响人体生理功能，地区方域的气候、水土、人文、风俗在一定程度上会影响人体。如江南多湿热，人体腠理多疏松；北方多燥寒，人体腠理多致密。易地居住跨度太大，自然环境突然改变等，均可引起人体不适，不能融入当地的整体环境中，会出现所谓"水土不服"的现象。但经过一段时间后，多数人都能够逐渐适应，表现出符合当地地理的身体甚至心理特点。人欲长寿，就必须因地制宜，适应居住环境，并施以符合自己居住环境的养生方法。

（二）人与社会的和谐统一

人是社会的组成部分，人能够影响社会，而社会的变化对人也会产生影响，社会对人的影响从人出生时就已存在并发生作用，有时甚至超过自然因素的影响。只有处在和谐繁荣的社会大环境中，才能真正实现提高生命质量、祛病延年的养生目的，养生才有大发展；如果处在动荡不安、朝不保夕的社会环境中，养生的目的首先是保证生命的存在，生命质量的提高已是其次。个体必须与社会取得和谐，融入社会环境，并共同努力，维护和营造良好的社会环境，才能保证生命的正常延续和养生的正常开展。

三、形神并养

形，人体的肌肉、血脉、筋骨、脏腑等组织器官，是人体生命活动的物质基础。神，是指人的精神、意识和思维活动，是生命活动的全部外在表现。形神于生命的重要性正如《素问·上古天真论篇》所言"形与神俱，而尽终其天年"。形与神的关系，是形态与功能、精神与物质、本质与现象的关系，是相互依存、相互影响、密不可分、协调统一的整体。就人而言，形体健壮，必然精神饱满，生理功能正常；精神旺盛，又能促进形体健康。为了保持思想活动的健康和防止内在情志刺激因素的产生，必须培养乐观的精神、开阔的胸怀、恬静的情绪。中医学认为神是人体生命活动的主宰。

（一）调形以养神

神的物质基础是形，依附于形而存在。在养生的过程中，可以通过多种方法达到调形的目的。比如通过合理饮食补益精血，营养形体，做到《素问·阴阳应象大论篇》中所说的"形不足者，温之以气；精不足者，补之以味"。营养形体的过程也是调神的过程。还可以通过运动养生，使身体气血运行通畅，达到《金匮要略》说的"五脏元真通畅，人即安和"。总之，通过保全形体，保证神所依附的物质基础健康、持续存在，对于养神具有重要意义。

（二）养神以调形

神对形起到主宰作用，神为生命之主，人体的活动受到精神、意识、思维的调控。在人体中，起到统帅和协调作用的是心神，心为五脏六腑之大主，只有在心神的统摄调节下，生命活动才能得到正常实现；如果心神不安，心神失养，会直接影响到人体的生命活动，就出现《素问·疏五过论篇》中所说的"精神内伤，身必败亡"的严重情况。如严重的抑郁症患者常有自杀倾向，有的人付诸实施。养神重在对心神的调养。提倡心神清静、精神内守、淡泊名利，保持愉快心情。通过欣赏音乐、戏剧、歌舞，或通过阅读、吟诗、园艺、垂钓、琴棋书画等活动来移情易性，培养情趣，陶冶情操，怡养心情。还可以练习气功，通过调身、调息、调心，达到精气神的和谐统一。另外，要注意用神是不能耗神太过的。

（三）形神共养

健康的人应当是形神双方都保持着正常的活动，相互依赖，相互为用。健康的形体是精力充沛、思维灵活的物质保证；精力充沛、思维灵活又是形体健康的主要条件。只有做到形神并养，才能做到健康地到达自然寿命。中医养生学认为，养形和养神是密不可分、相辅相成、相得益彰的。形乃神之宅，神乃形之主，无神则形不可活，无形则神无以附，二者相辅相成，不可分离。具体的养生方法和措施，要按四时不同，顺时调养，辨证调养，在日常生活中，要特别注意饮食、起居和运动锻炼，使形神协调一致，如此才能形神合一。

四、辨因施养

影响人体健康的因素有很多，如气候、地域，个体的性别差异、遗传差异、年龄差异、体质差异、心理差异、学识差异、职业差异、气质差异等。因此，中医养生学将辨因施养作为养生的基本原则之一，即要求养生要有针对性，应根据实际情况，具体问题具体分析，找出适合个体的养生保健方法，进行有针对性的养生保健。辨因施养的养生法则强调三因制宜，主动采用适宜的方法做到辨时、辨地、辨人施养，有针对性地施以调节手段，使生命尽量少受不良因素的影响，从而达到祛病延年的目的。

（一）辨时施养

大自然有昼夜晨昏、月相盈亏、四季变换等，随时间的规律变化，人受其影响，也有相应的生理变化规律及病理变化特点。不论健康人或者患者，都随天时而产生的规律性变化。因此，养生要求根据天时的改变而采取相应的措施，即辨时施养的法则。首先要顺应四时，只有人体的内外环境保持一致、平衡协调，才能保证人体生理功能的正常。春夏应夜卧早起，夏季虽然炎热，但也不能厌恶酷暑而不见阳光；秋季宜早卧早起，应和着鸡鸣，冬季宜早卧晚起，等到太阳出来再起这是因秋冬季节，人体气血趋向于里，对外邪的抵抗力相对降低，故力求趋温避寒，以调节内外环境的平衡。

1. 顺应四时变化　一年四季，自然界有着春温、夏热、秋凉、冬寒的气候变化，生物体受其影响而产生春生、夏长、秋收、冬藏等相应生命变化，人体也不例外，四时变化对人体的影响是多元性的，应通过主动地调摄，顺应四时变化，随时随地与其保持和谐一致。如果违背了这些规律，就有可能产生各种病理变化。从四时发病的角度，四时季节各有不同特点，春夏秋冬气候有异，故除一般疾病外，还有些季节性多发病，如春季多温病、夏季多暑热、秋季多燥病、冬季多寒湿咳喘等。此外，某些慢性宿疾，也往往在季节变换和节气相交时发作或增加。例如：心肌梗死、冠心病、气管炎、肺气肿等常在秋末冬初和气候突变时发作，精神分裂症则易在春秋季发作，青光眼好发于冬季等。养生应了解和掌握四时发病的规律，在某一季节到来时，采取积极主动而有针对性的预防保健措施，达到祛病养生的目的。另外，辨时养生还要审时避邪，人体调控自身以适应外环境变化的能力是有一定限度的，在天气剧变、出现反常气候、超出人体调节适应能力的时候，人就容易感邪发病，所以，必须注意审时避邪。

2. 顺应昼夜变化　一日之内随昼夜阴阳进退消长，人的新陈代谢也会发生相应的改变。《灵枢·顺气一日分为四时》说："以一日分为四时，朝则为春，日中为夏，日入为秋，夜半为冬。"虽然昼夜寒温变化的幅度并不如四季变化那样大，但对人体仍有一定影响，人体阳气白天多趋向于表，夜晚多趋向于里。由于人体阳气具有昼夜周期变化规律，故对人体病理变化也有相应影响。因此，应根据昼夜晨昏对人体生理、病理的影响，利用人体的日节律进行养生保健，妥善安排工作、学习和休息，发挥人类的智慧和潜能，提高人体适应自然环境的能力；掌握人体昼夜疾病发生发展的规律，就可以未雨绸缪，加以预防。

（二）辨地施养

不同的地域的地理环境不同，气候、湿度、温差、水质、土壤中所含元素等也不相同，对人的生、长、壮、老及生理、病理等也会产生不同的影响。一般而言，舒适的气候环境造就了人较弱的体质和温顺的性格，恶劣的气候环境造就了人健壮的体魄和强悍的性格。中医认为，我国的地理环境具有"东方生风，南方生热，西方生燥，北方生寒，中央生湿"的特点，相应地，东南方人，体质多瘦弱，腠理偏疏松，易感风、热、湿、暑之邪，其阴虚内热体质多见，西北方人，形体多壮实，腠理偏致密，易感风、寒、燥邪，其阳虚内寒体质较多见，地域环境还影响生活习惯，这也是养生时需要加以适应的，如在湖南、四川、湖北等地的人们，有食辛辣的习惯，就是由于这些地区潮湿多阴雨，食用适量的辣椒、姜之类的辛辣食物，可使腠理开泄以排出汗液、驱除湿气，使机体适应气压低、湿度大的自然环境。因此，养生要根据所处地域的不同情况，利用良好的地域因素，并采取不同的保健和预防措施，使人体与所在的地理环境相适应。

（三）辨人施养

养生需要根据个人的体质、年龄、性别、职业、生活习惯等具体情况，有针对性地选择相应的养生保健方法。如婴儿、儿童、少年、青年、中年、老年等不同年龄的人，其精神、生理、心理均有各自的特点；即便是同一个人，在健康、生病中、病后，其身体状态亦有差异。男性与女性，在身心两端均存在着一定的差异。人体禀赋不同而形成各自不同的身体素质和精神性格。应根据自己体质的强弱和性格特点，选择适宜的养生方法，有针对性地进行调养。

此外，工作性质不同，所选择的运动项目亦应有差别，如售货员、理发员、厨师等，需要长时间站立工作，易发生下肢静脉曲张，在运动时不要多跑多跳，应仰卧抬腿；经常伏案工作者，要选择一些扩胸、伸腰、仰头的运动项目，又因为用眼较多，还应开展望远活动。对脑力劳动者来说，宜少参加一些使精神紧张的活动，而体力劳动者则应多运动那些在职业劳动中很少活动的部位。

五、动静相宜

动与静，是对事物动态表现形式的高度概括，动与静，不可分割，动是绝对的，静是相对的，在绝对的运动中包含相对的静止，在相对的静止中又蕴伏着绝对的运动。并以此形成动态平衡。明末清初哲学家王夫之在《思问录》中对此言简意赅地阐发说"太极动而生阳，动之动也"；"静而生阴，动之静也"；"静者静动，非不动也"。运动和静养是我国传统养生原则，中医养生学认为养生需要将运动和静养有机结合起来，形神共养。只有做到动静兼修，才能"形与神俱"，达到养生的目的。

（一）静以养神

神与人体健康有着极为密切的关系，心神为一身的主宰。我国历代养生家十分重视神与人体健康的关系，认为神气得养，可健康长寿。《黄帝内经》从医学角度提出了"恬淡虚无"的摄生防病的思想，突出强调了清静养神和少私寡欲的重要性。然而心神之静，不是提倡饱食终日、无所用心，而是指精神专一、摒除杂念、心无妄用。静以养神的原则，在"静"的大前提下，所包含的养生方法也是多方面的，如少私寡欲、调摄情志、顺应四时、常练静功等。

（二）动以养形

"动"包括劳动和运动。形体的动静状态与精气神的生理功能状态有着密切关系，《吕氏春秋·尽数》说："流水不腐，户枢不蠹，动也，形气亦然……形不动则精不流，精不流则气郁。"静而乏动则易导致精气郁滞、气血凝结，久即患病损寿。"人若劳于形，百病不能成"，形体的运动可使精气流通，气血畅达，增强抗御病邪的能力，提高生命活力。适当的动不仅能锻炼肌肉、四肢等形体组织，还可增强脾胃的功能，促进食物消化。华佗指出"动摇则谷气得消，血脉流通，病不得生"。脾胃健旺，气血生化之源充足，故健康长寿。当一个人通过努力能够非常好地完成一项运动，常使人产生满足感和欣快感，因此适当的运动还能愉悦心情、增进智慧。中医养生学主张"动以炼形"，并创造了许多行之有效的动形养生方法，如劳动、舞蹈、散步、导引、按摩等，通过活动形体来调和气血、疏通经络、通利九窍、防病健身。

（三）动静适宜

动与静，一阳一阴，相互依存，不可偏废，也不可太过，二者都要适度，从而协调互济。从《黄帝内经》的"不妄作劳"到孙思邈的"养性之道，常欲小劳"，都强调动静要适度，太过和不及都可能导致疾病。日常生活中保持动静的适宜，主要是适劳逸，应劳逸结合，动静适度。否则，"动"之过度，会损耗精气；过度安逸，也会导致气机闭阻，气血瘀滞。宋代程颢、程颐的《二程集·论学》明确指出"动静节宜，所以养生也"。至于动静适宜的具体量度，实践中应通过权衡来决定。一般而言，首先要保证动静兼修，每个人的养生都必须心体互用、劳逸结合、不可偏废，只有这样才能符合生命运动的客观规律，获得运动可延年、静养可益寿的效果。根据个人年龄、身体体质、锻炼基础、环境条件，以及个人的性格爱好等实际情况选择项目，制订方案，然后坚持。体力强的人可以适当多动，体力较差的人可以少动，皆不得疲劳过度；病情较重、体质较弱的，以静功为主，配合动功，随着体质的增强，可逐步增加动功的分量；早晨先静后动，以升发阳气，晚上先动后静，以潜藏神气；春夏宜动，秋冬宜静。

六、综合调养

综合调养是针对养生方法的运用而言。中医养生方法丰富多彩，各有所长，养生应该落实在日常生活的各个方面，根据具体的情况不拘一功一法，从起居、动静、药食、针灸、推拿按摩等多种途径、多种方式进行养生实践活动，即根据机体的具体情况，采取不同的方法进行综合调养。例如：保养正气是养生的一大重点，对保养正气的具体方法，《寿亲养老新书·保养》说："一者少言语，养内气；二者戒色欲，养精气；三者薄滋味，养血气；四者咽津液，养脏气；五者莫嗔怒，养肝气；六者美饮食，养胃气；七者少思虑，养心气。"综合运用行为、精神、饮食、气功吐纳等多种方法对机体进行全方位保养，达到机体脏腑阴阳气血的平衡协调，有利于防病延寿。

需要注意的是，在养生的过程中并不是需要用到每一种养生方法。养生方法的运用一定要符合机体的具体需求，要做到调养适度。过度的保养对机体健康会有损伤。在养生的过程中要注意不能调养过度，过犹不及。例如，运动在养生中是必不可少的一种方法，适度的运动有利于增加人体的新陈代谢，有利于保持气血运行通畅，有利于机体健康；但是过度运动会使机体处于超负荷状态，消耗大于供给，使新陈代谢失调，虽然主观愿望是养生保健，但是结果往往事与愿违。所以，综合调养主张动静结合、劳逸适度、形神共养、有补有泻，以达到养生的目的。

答案解析

练习题

一、单项选择题

1. "后天之本，气血生化之源"是哪个脏腑（　　）

    A. 心　　　　　　　　B. 肝　　　　　　　　C. 脾　　　　　　　　D. 肾

2. "春夏养阳，秋冬养阴"养生观强调的是（　　）

    A. 正气为本　　　　　B. 天人相应　　　　　C. 形神共养　　　　　D. 动静相宜

3. 身体虚羸，精神不振，未老先衰的主要原因是（　　）

    A. 正气不足　　　　　B. 邪气亢盛　　　　　C. 阴阳失调　　　　　D. 劳逸失常

二、简答题

简述中医养生的辨因施养。

书网融合……

本章小结　　　　　　　微课　　　　　　　　题库

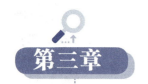

第三章

PPT

阴阳五行学说

 学习目标

知识目标

1. **掌握** 阴阳、五行的含义；阴阳学说、五行学说的基本内容。
2. **熟悉** 阴阳学说、五行学说在中医养生中的应用。
3. **了解** 中医学的哲学基础和思维方法。

能力目标

1. 能够对事物、现象进行阴阳属性划分；能够按照五行特性对事物、现象进行五行归类。
2. 能运用阴阳学说、五行学说的内容，初步指导日常养生。

素质目标

通过本章的学习，正确理解阴阳五行学说。

 情境导入

情境 太极图由一个圆形和内部的黑白两色S形曲线（阴阳鱼）组成，线条简洁、图像简单，但又蕴含着博大精深的哲理。一是阴阳平衡：太极图中的黑白两色代表阴阳，它们既相互对立又相互依存，形成一个完整的圆，阴阳的平衡是宇宙间一切事物发展的基本规律。二是动态变化：阴阳鱼首尾相连，象征着事物的不断变化和发展。三是圆与曲线：太极图的圆形和阴阳鱼的S形曲线体现了直中有曲，方中有圆的哲学思想。四是阴阳互化：阴阳鱼的头部和身体由曲线构成，象征着阴阳互化的过程。在太极图中，小阳发展到阳极时，则生小阴，反之亦然，体现了阴阳能量的转换。五是社会与自然：太极图中的阴阳鱼也象征着社会和自然界的和谐统一。

思考 1. 你对阴阳学说有哪些认识？
2. 尝试用阴阳学说理论解释日常现象及人体的生理、病理现象。

第一节　阴阳学说

一、阴阳的基本概念与特性

（一）阴阳的基本概念

阴阳，是对自然界相互关联的某些事物或现象对立双方属性的概括。既可以代表两个相互对立的事物，又可以代表一个事物内部相互对立的两个方面。

阴阳最初的涵义是朴素的，仅指日光的向背，即向光为阳，背光为阴。随着人类观察范围的扩展，阴阳的涵义逐渐被引申，宇宙间一切相互关联的事物或现象都可以划属为阴与阳两个范畴。正如明代张介宾在《类经·阴阳类》中概括的"阴阳者，一分为二也"。

（二）阴阳的特性

1. 阴阳的普遍性　指阴阳属性并不局限于某一特定的事物或现象，而是普遍存在于自然界中的各种事物或现象之中，代表着相互关联又相互对立的两个方面，凡属于相互关联的一对事物或现象或一个事物的两个方面，都可以用阴阳对其各自的属性加以概括。一般来说，凡是运动的、外向的、上升的、温热的、无形的、明亮的、兴奋的都属于阳；相对静止的、内守的、下降的、寒冷的、有形的、晦暗的、抑制的都属于阴。以天地而言，天气轻清为阳，地气重浊为阴；以水火而言，火性热而炎上属阳，水性寒而润下属阴。

2. 阴阳的相对性　指各种事物或现象的阴阳属性不是一成不变的，而是在一定条件可以转化。如四季中的春季，与冬季比较，因其气温而属阳；若与夏季比较，则因其气凉而属阴。事物的阴阳属性因比较的对象不同而发生改变。因此阴阳属性不是绝对的，而是相对的。

3. 阴阳的相关性　即相互关联的事物或现象才可以分阴阳，用阴阳所分析的事物或现象应该在同一范畴、同一层次。如天体中的日月，日为阳，月为阴；方位中的上下，上为阳，下为阴；性别中的男女，男为阳，女为阴等。不具有相关性的事物或现象没有比较基础，不宜分阴阳。

4. 阴阳的可分性　指事物或现象的阴阳属性具有无限可分性，属性相反的事物或一事物内部相互对立的两个方面可以划分阴阳，而阴阳的任何一方又可以再分阴阳。例如：白天为阳，夜晚为阴。而白天的上午与下午相对而言，则上午为阳中之阳，下午为阳中之阴；夜晚的前半夜与后半夜相对而言，则前半夜为阴中之阴，后半夜为阴中之阳。

二、阴阳学说的基本内容

阴阳学说的基本内容包括阴阳的对立制约、互根互用、消长平衡和相互转化四个方面。

（一）阴阳对立制约

阴阳对立制约表现为属性相反的阴阳双方在一个统一体中相互斗争、相互制约，从而维持阴阳之间的动态平衡，推动事物的发生、发展和变化。如春、夏、秋、冬四季有温、热、凉、寒的气候变化，春夏之所以温热，缘于春夏阳气上升抑制了秋冬的寒凉之气；秋冬之所以寒冷，是因为秋冬阴气上升抑制了春夏的温热之气。人体正常的生命活动，也是阴阳双方相互对立、相互制约的结果。就人体的生理功能而言，亢奋为阳，抑制为阴，二者相互制约，从而维持人体功能的动态平衡，正如《素问·生气通天论篇》所谓"阴平阳秘"。若这种动态平衡遭到破坏，就会导致疾病的发生。如阴阳双方中的一方过于亢盛，则过度制约另一方而致其不足，即如《素问·阴阳应象大论篇》所说"阴胜则阳病"或"阳胜则阴病"；如一方过于虚弱，无力抑制另一方而致其相对偏盛，则会出现"阳虚则阴盛"或"阴虚则阳亢"的病理变化。

（二）阴阳互根互用

阴阳互根是指阴阳双方相互依存、互为根本的关系，即阴阳双方任何一方都不能脱离另一方而单独存在，都以另一方的存在作为自身存在的前提。如上为阳，下为阴，没有上，就无所谓下，没有下，也就无所谓上；热为阳，寒为阴，没有热，就无所谓寒，没有寒，也就无所谓热等等。

阴阳互用，是指阴阳之间具有相互资生、促进和助长的关系。如《素问·阴阳应象大论篇》所说"阴在内，阳之守也；阳在外，阴之使也"。

如果阴阳之间互根互用的关系遭到破坏，就会导致疾病的发生。如阴阳互根的关系失常就会导致"孤阴不生，独阳不长"，甚至"阴阳离决，精气乃绝"。如果阴阳间互用关系失常，也会出现"阳损及阴"或"阴损及阳"的病理变化。

（三）阴阳消长平衡

阴阳的消长平衡是指阴阳双方不是静止不变的，而是在此消彼长的变化中维持着一种相对的动态平衡。以四时气候变化而言，从冬至春及夏，气候从寒冷逐渐转暖，是阳长阴消；从夏至秋及冬，气候由炎热逐渐转凉变寒，是阴长阳消。就人体的生理功能而言，如从子夜到中午，阳气渐盛，人体的生理功能逐渐由抑制转向兴奋，即阴消阳长；而从中午到子夜，阳气渐衰，则人体的生理功能由兴奋渐变为抑制，即阳消阴长。若阴阳的消长变化超越了正常的限度，就会出现阴阳某一方面的偏盛或偏衰，便会引起阴阳平衡失调，在自然界就会形成灾害，在人体就会导致疾病的产生。

（四）阴阳相互转化

阴阳转化是指阴阳对立的双方，在一定条件下，可以各自向其相反的方向转化，即阴可以转化为阳，阳可以转化为阴。如果说"阴阳消长"是一个量变过程，那么"阴阳转化"则是在量变基础上的质变。

阴阳转化必须具备一定条件。一般都表现在事物的极盛阶段，即"物极必反"。如《素问·阴阳应象大论篇》中记载"重阴必阳，重阳必阴""寒极生热，热极生寒"。"重""极"就是阴阳转化的条件。如自然界四季之中的寒暑交替、昼夜变化等。在人体的病理变化，阴阳的转化常表现为表证与里证、热证与寒证、实证与虚证的相互转化，如急性热病患者的症状由高热突然转为体温下降、四肢厥冷等。

三、阴阳学说在中医养生学中的应用

（一）说明人体的组织结构

人体是一个有机整体，人体的脏腑、经络、组织都可以按其所在部位、功能特点划分阴阳属性。就部位而言，上部为阳，下部为阴；体表属阳，体内属阴；背为阳，腹为阴；四肢外侧为阳，四肢内侧为阴。就脏腑而言，六腑传化物而不藏，为阳，五脏藏精气而不泻，为阴；五脏之中又分阴阳，心、肺居于上部的属阳，肝、脾、肾居于下部的属阴；每一脏腑又有阴阳之分，如心有心阴、心阳，肾有肾阴、肾阳等。故《素问·宝命全形论篇》言"人生有形，不离阴阳"。

（二）说明人体的生理活动

人体的生理活动可以用阴阳来概括说明。如人体之气可分为阴气与阳气，阴气主凉润、宁静、抑制、沉降，阳气主温煦、推动、兴奋、升发。《素问·生气通天论篇》说"阴平阳秘，精神乃治；阴阳离决，精气乃绝"。说阴阳二气的相互作用推动着人体生命活动，维系着人体的协调平衡。如阴阳二气分离，人的生命活动也就随之终止了。

知识链接

以阴阳划分的三种体质

阴阳平和质：功能协调的体质类型。身体强壮结实、胖瘦适度、面色明润含蓄、目光有神、性格开朗、二便通畅、思维敏捷、自身调节能力和对外适应能力强。

偏阳质：偏热、亢奋、多动的体质类型。形体偏瘦、面色多偏红或微黑、性格外向、喜动易急躁、大便易干燥、精力旺盛、反应灵敏。

偏阴质：偏寒、抑制、多静的体质类型。形体偏胖、易疲劳、面色偏白而欠华、性格内向、喜静少动或胆小易惊、平时畏寒喜暖、精力偏弱、动作迟缓、反应较弱。

（三）说明人体的病理变化

中医学认为人体疾病的发生，是阴阳失衡，出现偏盛或偏衰的结果。

1. 阴阳偏盛　包括阳偏盛和阴偏盛，指阴阳任何一方高于正常水平的病理状态，而一方的亢盛，必然导致另一方的相对不足。"阳盛则热"，若阳绝对亢盛，则临床可见壮热、面赤等实热证，而阳气亢盛必然制约机体阴气，出现口干舌燥、舌红少津等阴液亏少的表现，即"阳盛则阴病"。"阴盛则寒"，若阴绝对偏盛，临床可见形寒、肢冷等实寒证，而阴气亢盛必然损耗机体阳气，出现形寒肢冷、面色苍白、脉沉迟等阳亏之象，即"阴盛则阳病"。

2. 阴阳偏衰　包括阴偏衰和阳偏衰，指阴阳任何一方低于正常水平的病理状态，而一方的不足，必然导致另一方的相对亢盛。如人体的阳气虚损，不能制阴，导致阴相对偏盛，出现"阳虚则寒"的虚寒证。人体的阴液不足，不能制阳，导致阳相对偏亢，则出现阴"阴虚则热"的虚热证。

（四）指导养生防病

中医历来重视养生和对疾病的预防，强调"上工治未病"。疾病发生、发展变化的内在机制是阴阳失调，因此，调整阴阳，恢复阴阳平衡，是养生防病的基本原则。

1. 说明养生防病理论　中医认为养生的关键在于顺应自然，人体内的阴阳变化应与四时的阴阳变化相适应，保持人与自然的协调统一，从而达到延年益寿的目的。正如《素问·四气调神大论篇》所说"夫四时阴阳者，万物之根本也，所以圣人春夏养阳，秋冬养阴，以从其根本，故与万物沉浮于生长之门。逆其根，则伐其本，坏其真矣"。

2. 说明养生原则方法　根据中医养生"调和阴阳"的基本理论，在养生原则和方法上主张顺应自然，春夏养阳，秋冬养阴，饮食有节，起居有常，从而保持机体内部及机体内外环境之间的阴阳平衡，达到保持健康、防治疾病的目的。根据人体质阴阳盛衰的不同，可予以适宜的饮食调补。如阴虚体质，可予养阴滋润的食物；阳虚体质，可予以温阳的食物；阳盛体质，宜多食清热泻火的食物；阴盛体质，宜多食辛温散寒的食物。同时还要根据体质阴阳偏盛偏衰的不同，予以适当的体育锻炼，避免外邪的侵袭。

（五）用于疾病的诊断

由于疾病发生、发展的根本原因是阴阳失调，因此，无论疾病的表现如何复杂，均可用阴阳加以概括。故《素问·阴阳应象大论篇》言"善诊者，察色按脉，先别阴阳"。

四诊是中医诊断疾病的基本手段，对于四诊所得的资料可以用阴阳来判断其属性，如望诊见色泽鲜明者属阳，晦暗者属阴；闻诊语声高亢洪亮者属阳，语声低微者属阴；问诊口渴喜冷饮者属阳，口淡不渴或喜热饮者属阴；切诊见脉浮、数、滑、实者属阳，沉、迟、涩、虚者属阴。

（六）确立治疗原则

调整阴阳使机体恢复相对平衡，是治疗的基本原则。对于阴阳偏盛的实证，应"实则泻之"，损其有余；对于阴阳偏衰的虚证，应"虚则补之"，补其不足。

（七）归纳药物性能

药物的性能主要包括四气、五味、升降浮沉等。"四气"指寒、热、温、凉四种药性，"五味"即酸、苦、甘、辛、咸，"升降浮沉"是指药物在体内发挥作用的趋向，这些药性都可以用阴阳属性来归纳说明。如寒凉药属阴，温热药属阳；药味酸、苦、咸者属阴，辛、甘、淡者属阳；作用沉降的药物属阴，作用升浮的药物属阳。防治疾病，就是根据机体阴阳偏盛偏衰的不同来选用药物，调整阴阳，以平为期。所以，根据病性的不同，选用适宜的药物，才能取得良好的治疗效果。如阳盛热证，宜选用寒凉之药以清热；阴虚的虚热证，则宜选用凉润药物以滋阴清热等。

第二节　五行学说 ℮微课

一、五行的基本概念与特性

（一）五行的基本概念

"五"指木、火、土、金、水五种基本物质，"行"指五种物质的运动变化。五行，即木、火、土、金、水五种物质及其运动变化。五行学说是以木、火、土、金、水五种物质的特性及其相生、相克规律来认识世界、解释世界和探求宇宙变化规律的一种世界观和方法论。中医学把五行学说应用于医学领域，以此说明人体的生理、病理，并指导疾病的诊疗。

（二）五行的特性

1. 五行的特性　五行的特性是人类在对木、火、土、金、水五种基本物质朴素认识的基础上，进行抽象概况，用以分析各种事物的五行属性，研究事物之间的相互联系。《尚书·洪范》记载的"水曰润下，火曰炎上，木曰曲直，金曰从革，土爱稼穑"是对五行特性的高度概况。

（1）水的特性　"水曰润下"。"润下"，指水具有滋润、下行的特性。引申为凡具有滋润、下行、寒凉、闭藏等性质或作用的事物和现象，归属于水。

（2）火的特性　"火曰炎上"。"炎上"，指火具有炎热、上升、光明的特性。引申为具有温热、上升、光明等性质或作用的事物和现象，归属于火。

（3）木的特性　"木曰曲直"。"曲直"，指树木的枝条具有生长、柔和、能屈能伸的特性，引申为具有生长、升发、条达、舒畅等性质或作用的事物和现象，归属于木。

（4）金的特性　"金曰从革"。"从革"，即变革。指金属质地刚硬，可做兵器用以杀戮，引申为具有沉降、肃杀、收敛等性质或作用的事物和现象，归属于金。

（5）土的特性　"土爱稼穑"。"稼穑"，指种植和收获农作物。引申为具有生化、承载、受纳等性质或作用的事物和现象，归属于土。故有"土为万物之母"之说。

2. 事物属性的五行归类　五行学说以五行的特性为依据，运用取象比类法和推演络绎法，将自然界各种事物和现象，以及人体的脏腑组织、生理病理现象分别归属于木、火、土、金、水五行，从而构建了五行系统（表3-1）。

（1）取象比类法　即将事物的性质和五行的特性进行比较，凡与五行中的某一行属性相似，就归属为五行中的某一行。如肝主疏泄，喜条达，与木的特性相似，故肝属于木。

（2）推演络绎法　根据已知事物的五行属性，推演与之相关的其他事物的五行属性。如通过取象比类法已知肝属木，肝与胆相表里，肝开窍于目，肝主筋，其华在爪，肝的情志活动主怒。于是推演出"胆""目""筋""爪""怒"亦属于五行中的"木"。

表3-1　事物属性的五行归类表

自然界							五行	人体						
五音	五味	五色	五化	五气	五方	五季		五脏	五腑	五官	形体	情志	五声	变动
角	酸	青	生	风	东	春	木	肝	胆	目	筋	怒	呼	握
徵	苦	赤	长	暑	南	夏	火	心	小肠	舌	脉	喜	笑	忧
宫	甘	黄	化	湿	中	长夏	土	脾	胃	口	肉	思	歌	哕
商	辛	白	收	燥	西	秋	金	肺	大肠	鼻	皮	悲	哭	咳
羽	咸	黑	藏	寒	北	冬	水	肾	膀胱	耳	骨	恐	呻	栗

二、五行学说的基本内容

五行学说以五行之间的生克关系来探索和阐述事物之间的相互联系，在人体属于生理状态；以五行之间的乘侮关系来解释事物之间的协调平衡被破坏后出现的异常现象，在人体则表现为病理状态。

（一）五行的生克和制化

1. 相生　生，即资生、助长、促进。相生是指五行中的某一行对另一行具有资生、助长和促进作用。五行之间存在着有序的递相资生和促进的关系。五行相生次序：木生火，火生土，土生金，金生水，水生木。在五行相生关系中，任何一行都具有"生我"和"我生"两方面的关系。《难经》将此关系比喻为母子关系："生我"者为母，"我生"者为子。以土为例，生我者火，则火为土之母；我生者金，则金为土之子（图3－1）。

2. 相克　克，即制约、克制、抑制之意。相克是指五行中的某一行对另一行具有抑制和制约的作用。五行之间存在着有序的递相克制、制约的关系。五行相克次序：木克土、土克水、水克火、火克金、金克木。在五行相克关系中，任何一行都具有"克我"和"我克"两方面的关系。《黄帝内经》把相克关系称为"所胜""所不胜"关系："克我"者为"所不胜"，"我克"者为"所胜"。以木为例，由于木克土，故"我克"者为土，土为木之"所胜"；由于金克木，故"克我"者为金，金为木之"所不胜"（图3－1）。

3. 制化　制，即制约、克制。化，即化生、变化。制化是指五行之间既相互资生，又相互制约，维持协调平衡，推动事物间稳定

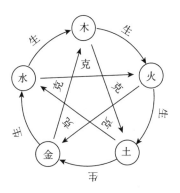

图3－1　五行生克示意图

有序的变化与发展。五行的相生和相克是不可分割的两个方面：没有生，就没有事物的发生和成长；没有克，就不能维持事物间的正常协调关系。正如《类经图翼》所说"造化之机，不可无生，亦不可无制。无生则发育无由，无制则亢而为害"。五行制化的规律：五行中一行亢盛时，必然随之有制约，以防止亢而为害。具体地说，即木生火，火生土，而木又克土；火生土，土生金，而火又克金；土生金，金生水，而土又克水；金生水，水生木，而金又克木；水生木，木生火，而水又克火，如此循环往复。

（二）五行的乘侮

当五行之间正常的生克制化关系遭到破坏时，就会出现异常的乘侮现象。

1. 相乘　乘，即乘虚侵袭之意。相乘是指五行中某一行对其所胜一行的过度克制。相乘次序与相克次序一致，但相克为生理现象，相乘为病理现象。导致五行相乘的原因有两方面：一是五行中的某一行过于亢盛，对其所胜一行进行过度的克制，造成其所胜一行的虚弱。如由于木气亢盛，对土克制太过，可致土的不足，称为"木旺乘土"。二是五行中某一行过于虚弱，难以抵御其所不胜一行正常限度的克制，使其本身更显虚弱。如土气不足，木虽然处于正常水平，土仍难以承受木的克制，因而造成木乘虚侵袭，使土更加虚弱，称为"土虚木乘"。

2. 相侮　侮，即欺侮，恃强凌弱之意。相侮是指五行中一行对其所不胜一行的反向克制，又称"反克"。导致五行相侮的原因也有两方面：一是五行中的某一行过于强盛，使原来克制它的一行反受到它的反向克制。如木气过于亢盛，反而欺侮所不胜行金，出现"木反侮金"的逆向克制现象，称为"木亢侮金"。二是五行中某一行过于虚弱，反而受到其所胜一行的"反克"，如木气虚弱，不但不能克制其所胜的土，反而受土的反向制约，称为"木虚土侮"。

三、五行学说在中医养生学中的应用

（一）解释生理现象

1. 说明脏腑的生理特性　中医学以五行属性来概括五脏的生理特性。如肝喜条达，主疏泄，木有屈伸生发的特性，故肝属"木"；心阳有温煦作用，火具炎热的特性，故心属"火"；脾为后天之本、生化之源，土具生化万物的特性，故脾属"土"；肺主肃降，金有清肃、收敛的特性，故肺属"金"；肾主水、藏精，水有润下的特性，故肾属"水"。

2. 说明五脏之间的关系　五行学说还用以说明脏腑组织之间的内在联系。如肾之精以养肝，此乃水生木；肝藏血以济心，此乃木生火；心之阳以温脾，此乃火生土；脾化生水谷精微以养肺，此乃土生金；肺气清肃下行以助肾水，此乃金生水，以上都是五脏相生关系的体现。肺气清肃下降，可以抑制肝阳上亢，即金克木；肝性条达，可疏泄脾土之壅郁，即木克土；脾之运化，可制肾水泛滥，即土克水；肾水可遏制心火亢盛，即水克火；心阳可制肺之清肃太过，即火克金，以上都是五脏相克关系的体现。

（二）说明脏腑的病理变化

五行学说还可说明病理情况下脏腑间的相互影响、相互传变，可以分相生关系传变与相克关系传变两类。如肝病可以传脾，为木乘土，脾病也可以影响肝，为土侮木，此为相克关系的传变。肝病还可以影响心，为母病及子，影响肾则为子病及母，此为相生关系的传变。可见，各脏腑的病变都可用五行生克乘侮来阐述其病理上的相互影响。

（三）指导疾病的诊断

人体是一个有机整体，内脏的功能异常可以反映到体表，出现色泽、声音、形态、脉象等诸方面的异常变化。通过分析望、闻、问、切四诊所搜集的病情资料，依据五行归类和五行生克乘侮规律，可确定五脏病变部位，推断病情进展，判断疾病的预后。如面色青、喜食酸味、喜怒、脉弦，多见于肝病；面色赤、口苦、脉洪数，多见于心病等。

（四）确立养生防治原则

根据五行相生规律确立的养生防治原则是"虚则补其母""实则泻其子"。虚则补其母，用于母子关系的虚证。"实则泻其子"，用于母子关系的实证。

根据五行相克规律确立的养生防治原则是"抑强扶弱"。抑强，抑制强盛一行而使虚弱一行易于恢复，主要用于相克太过引起的相乘、相侮。扶弱，扶助虚弱一行使其免受乘侮，用于相克不及引起相乘、相侮。《难经》提出的"见肝之病，则知肝当传之于脾，故先实其脾气"，此即应用五行生克乘侮理论，确立养生防治原则，防止疾病发生传变。

（五）指导养生保健

良好的情志活动，有助于使各脏腑间的功能协调，增强抗病能力。情志分属五脏与五行相配，彼此间存在生克关系，故临床可以运用情志间的相互抑制关系来调整情志，以养生防病，叫"情志相胜法"。正如《素问·阴阳应象大论》所说"怒伤肝，悲胜怒……喜伤心，恐胜喜……思伤脾，怒胜思……忧伤肺，喜胜忧……恐伤肾，思胜恐"。

五行学说还可用于指导饮食用药，食物、中药的色味与五脏的五行归属之间存在密切联系，如青色、酸味入肝；赤色、苦味入心；黄色、甜味入脾；白色、辛味入肺；黑色、咸味入肾。玄参色黑味咸入肾经可滋养肾阴；白术色黄味甘入脾可补脾气等。

答案解析

练 习 题

一、单项选择题

1. 下列属阴的是（　　）

  A. 面色鲜明　　　　　B. 下降　　　　　　C. 背　　　　　　　D. 升高

2. 下列属阳的是（　　）

  A. 晦暗　　　　　　　B. 黄，赤　　　　　　C. 呼吸微弱　　　　D. 声音低怯

3. 以昼夜分阴阳，则前半夜为（　　）

  A. 阴中之阳　　　　　B. 阳中之阴　　　　　C. 阳中之至阳　　　D. 阴中之阴

4. 具有"从革"特性的是（　　）

  A. 木　　　　　　　　B. 火　　　　　　　　C. 土　　　　　　　D. 金

5. 下列属于木的是（　　）

  A. 春　　　　　　　　B. 夏　　　　　　　　C. 秋　　　　　　　D. 冬

二、简答题

1. 阴阳学说的基本内容是什么？

2. 五行各有什么特性？

3. 何谓五行的生、克、制化？

书网融合……

本章小结

微课

题库

第四章

PPT

藏象学说 _{微课}

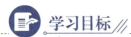

学习目标

知识目标

1. **掌握** 藏象的基本概念，五脏六腑的生理功能。
2. **熟悉** 五脏的生理特性，五脏的系统联系。
3. **了解** 藏象学说的形成、特点。

能力目标

1. 能够阐述藏象学说的基本理论知识。
2. 能够运用藏象学说指导养生保健、康复治疗等。

素质目标

通过本章的学习，深刻感悟中医学认识人体生理病理的整体观。

情境导入

情境 患者因乏力、食欲不振、腹胀便溏来看中医，医生望闻问切后给出诊断，诊断为脾虚，需要用补气健脾的中药调理，患者一听马上火冒三丈："我两年前做手术已经把脾切了！脾都没有，还怎么健脾？"

思考 1. 你认为患者所说的脾与中医学中脾的作用一样吗？

2. 你知道哪些调理脾虚的方法？

第一节 概　述

一、藏象及藏象学说的基本概念

（一）藏象

藏象，又称"脏象"，指脏腑生理功能、病理变化表现于外的征象以及与自然界相通应的应时而表现于外的生理现象。"藏"有隐藏、贮藏之意，是指藏于体内的脏腑，由于五脏是所有内脏的中心，故"藏"之所指，实际上是以五脏为中心的五个生理病理系统。"象"是指外在的现象、征象和比象。中医学认为"有诸内，必形于外"。一般来说，任何外在的表象都有其内在的依据，而外界环境各种变化与脏腑功能活动也存在着一定的关联性。所以，可以通过观察外在的征象来研究内在脏腑的功能活动，探寻其生理病理变化规律，即所谓"视其外应，以知其内脏"。

（二）藏象学说

藏象学说，是研究藏象的概念内涵，各脏腑的形态结构、生理功能、病理变化及其与精气血津液神之间的相互关系，以及脏腑之间、脏腑与五体官窍及自然社会环境之间的相互关系的学说。藏象学说旨在通过人体外部的征象来探索内在脏腑的活动规律，进而有效地指导养生防病、疾病诊治与康复，是中医学理论体系的核心内容。

> **知识链接**
>
> #### 古代解剖知识
>
> 《灵枢·经水》篇记载："夫八尺之士，皮肉在此，外可度量切循而得之，其死，可解剖而视之。其脏之坚脆，腑之大小，谷之多少，脉之长短，血之清浊，气之多少，十二经之多血少气，与其少血多气，与其皆多血气，与其皆少血气，皆有大数。"
>
> 《难经》"肠胃凡长五丈八尺四寸""肾有两枚""胆在肝之短叶间，重三两三铢，盛精汁三合"等。

二、中医学脏腑的分类

藏象学说依据形态结构与生理功能特点，将内脏分为脏、腑和奇恒之腑三类。脏有五，即心、肺、脾、肝、肾，合称五脏。腑有六，即胆、胃、小肠、大肠、膀胱、三焦，合称六腑。奇恒之腑亦有六，即脑、髓、骨、脉、胆、女子胞。

五脏内部组织相对充实，共同生理功能是化生和贮藏精气；六腑多呈中空的囊状或管腔形态，共同生理功能是受盛和传化水谷。如《素问·五脏别论篇》说："所谓五脏者，藏精气而不泻也，故满而不能实；六腑者，传化物而不藏，故实而不能满也。"简明概括了五脏、六腑各自的生理特点与主要区别。所谓"满而不实"是强调五脏精气宜充满；所谓"实而不满"是指六腑水谷宜充实而虚实更替。

奇恒之腑功能上贮藏精气与五脏相似，形态上中空有腔与六腑相类，似脏非脏，似腑非腑，故以"奇恒之腑"名之。《素问·五脏别论篇》说："脑、髓、骨、脉、胆、女子胞，此六者，地气之所生也，皆藏于阴而象于地，故藏而不泻，名曰奇恒之腑。"

五脏六腑的生理特点，对临床辨证论治有重要指导意义。一般来说，病机上"脏病多虚""腑病多实"；治疗上"五脏宜补""六腑宜泻"，还可根据脏腑表里关系进行调整，"脏实者泻其腑，腑虚者补其脏"。

第二节　五脏的生理功能

五脏，即肝、心、脾、肺、肾的合称，共同维持生命活动。

一、心

心位于胸中，两肺之间，膈膜之上，外有心包络卫护。形态尖圆，如未开之莲蕊。

心在五行属火，为阳中之太阳。心系统包括心藏神，在志为喜，在体合脉，其华在面，在窍为舌，在液为汗，与夏气相通应。心与小肠通过经络构成表里关系。

心主宰人的整个生命活动，故称心为"君主之官""生之本""五脏六腑之大主"。

（一）心的主要生理功能

1. 心主血脉　心主血脉，指心气推动血液运行于脉中，发挥营养和濡润作用。心主血脉包括主血和主脉两个方面。

（1）心主血　心主血的基本内涵，指心气推动和调控血液运行，输送营养物质于全身各脏腑形体官窍。人体脏腑组织以及心脉自身，其生理功能的正常发挥皆有赖于血液的濡养。血液运行与五脏功能密切相关，其中心的搏动作用尤为重要。心脏的搏动，主要依赖心气的推动和调控，心阳激发心的搏动，心阴抑制心的搏动。

心主血的另一内涵是心生血，即所谓"奉心化赤"，指饮食水谷经脾胃运化而生成的水谷精微，其化为血液，须经心火（即心阳）的"化赤"作用。如《灵枢·痈疽》："中焦出气如露，上注溪谷，而渗孙脉，津液和调，变化而赤为血。"可见，心有总司一身血液的运行及参与血液生成的作用。

（2）心主脉　心主脉，是指心气推动和调控心脏的搏动，维持脉道通利的作用。"脉为血之府"，是容纳和运输血液的通道。血液的正常运行及其作用的正常发挥，除心气充沛外，还有赖于血液充盈和脉道通利。其中心气充沛又起着主导作用，故说"心主身之血脉"。

心主血脉的功能是否正常，可从心胸部感觉、面色、舌色、脉象反映出来。心主血脉功能正常，则心胸部舒畅，面色红润有光泽，舌质淡红，脉和缓有力。若心气不足，推动血液无力，可见心悸怔忡，胸闷气短，面色无华，舌质淡，脉虚无力；甚则气虚血瘀，导致心脉痹阻，可见心胸部憋闷疼痛，面色紫暗，舌质瘀斑或青紫，脉细涩或结代。心血亏虚，则心悸心烦，面色淡白，舌质淡，脉细弱无力等。

2. 心主神明　心主神明，指心具有主宰五脏六腑、形体官窍等生命活动和意识、思维等精神活动的功能。心主神明，既包括广义之神，又包括狭义之神。广义之神，指整个人体生命活动的外在表现；狭义之神，指人的意识、思维、情志等精神活动。

人体的脏腑、经络、形体、官窍，各有不同的生理功能，但都必须在心神的主宰和调节下分工合作，共同完成整体生命活动。心神正常，各脏腑功能协调有序，则身心康泰。神驭精气，并调节血液和津液的运行输布，而精藏于脏腑之中而为脏腑之精，脏腑之精所化之气为脏腑之气，脏腑之气则推动和调控着脏腑的功能。因此，心神通过协调各脏腑之精气以达到调控各脏腑功能之目的，故被称为"五脏六腑之大主"。

心主血脉与主神明密切相关。血是神志活动的物质基础之一，而心主神明，又能驭气以调控心血的运行。病理状态下，两者也常相互影响。如心血不足，心神失养，可致心神失常，而见精神恍惚、心悸失眠等症；心神异常，亦可影响心主血脉功能，出现心慌等异常表现。

（二）心的系统联系

1. 心在体合脉，其华在面　体，即五体；脉，即血脉。心在体合脉，指全身的血脉都属于心，心脏不停地搏动，推动血液在脉中循行。脉与心脏的关系最为密切，故称心主血脉。

华，外荣。全身血气皆上注于面，面部色泽，可以反映心血、心气的盛衰及其功能的强弱。心气旺盛，血脉充盈，则面色红润光泽。心气不足，可见面色㿠白；心血亏虚，则面色无华；心脉痹阻，则见面色晦滞；心火亢盛，则见面色红赤。

2. 心在窍为舌　心开窍于舌，指舌为心之外候，也称"舌为心之苗"。心主血脉、藏神功能正常，则舌体红活荣润，柔软灵活，味觉灵敏，语言流利。若心血不足，则舌淡；心火上炎，则舌红生疮；心血瘀阻，则舌质紫暗，或有瘀斑。若心主神明的功能失常，则可见舌强、语謇，甚或失语等。

3. 心在志为喜　心在志为喜，是指心的生理功能与情志的喜有关。一般来说，喜是心对外界刺激而产生的良性情绪反应。适度的喜乐愉悦，对心的生理功能有调节作用。喜乐过度则可使心神涣散不收，注意力难以集中，甚至心神错乱、精神失控或异常等，所以中医认为"喜伤心"。

4. 心在液为汗　汗为五液之一，是津液经阳气蒸化后，由汗孔排于体表的液体。大汗可大量耗散津液，致心气或心阳无所依附而亡失，出现心气脱失或心阳暴脱的危候。又因津血同源，汗出过多，津液大伤，必然耗及心气、心血，可见心悸之症。

5. 心与夏气相通应　夏季是一年之中最热的季节，属阳中之阳的太阳。心为火脏，阳气最盛，同气相求，故与夏季相通应，因此夏季养心、护心、清心尤为重要，对于失眠、心脑血管疾病的患者更是重要。

（三）心的生理特性

1. 心为阳脏而主阳气　心之阳气能推动心脏搏动，温通全身血脉，兴奋精神，以使生机不息。《素问·六节藏象论》："心为阳中之太阳。"

2. 心主通明　是指心脉以通畅为本，心神以清明为要。心脉畅通和心神清明，是心阳的温煦和推动作用与心阴的凉润和宁静作用相协调的结果。

3. 心气宜降　心位于上焦，为君主之官，因此心气要下降以温肾，维持人体上下协调。若心气不降，心火上炎，则出现上热下寒，如咽喉肿痛、口舌生疮等症。

二、肺

肺位于胸腔，左右各一。肺在五行属金，为阳中之少阴。肺系统包括肺藏魄，在志为悲（忧），在体合皮，其华在毛，在窍为鼻，在液为涕，与自然界秋气相通应。肺与大肠构成表里关系。

肺具有治理调节全身气、血、津液的作用，概括为"肺主治节"，如《素问·灵兰秘典论》说"肺者，相傅之官，治节出焉"。

（一）肺的生理功能

1. 肺主气司呼吸

（1）**肺主呼吸之气**　指肺具有吸入自然界清气，呼出体内浊气的生理功能。通过肺气的宣发与肃降运动，吸清呼浊，吐故纳新，实现机体与外界环境之间的气体交换，以维持人体的生命活动。若邪气犯肺，宣发肃降失调，影响气体交换，则出现胸闷、咳嗽、喘促、呼吸不利等症状。

（2）**肺主一身之气**　指肺主司一身之气的生成和运行的功能。

1）肺主一身之气的生成　肺司呼吸，吸入自然界的清气，而清气是人体之气的重要来源之一，尤其体现于宗气的生成。宗气是由肺吸入的自然界清气与脾胃运化的水谷之精化生的水谷之气在肺中相结合而成。

2）肺主一身之气的运行　一身之气皆受肺之统领。凡元气、宗气、营气、卫气等，皆需通过肺的呼吸得以敷布；而人体各脏腑活动之气及经络、营卫之气，也都赖肺的调节而实现其升降出入，发挥其各自特有的功能。可见，肺为气之主宰，对全身气机具有调节作用。

2. 肺主通调水道，主行水　肺主通调水道，指通过肺气宣发肃降对体内水液的输布、运行和排泄具有疏通和调节作用。由于肺为华盖，居位最高，参与调节体内水液代谢，所以说肺为水之上源。

肺主行水的功能是通过肺气的宣发和肃降作用来实现的。若外邪袭肺，肺气失于宣肃，则会导致水道不调、水液输布和排泄会出现障碍，出现痰饮、水肿等，可用"宣肺利水"和"降气利水"的方法进行治疗，而"宣肺利水法"即《黄帝内经》所谓"开鬼门"之法，古人喻之为"提壶揭盖"，《医学源流论》则称之为"开源以利下流"。

3. 肺朝百脉，主治节　朝，朝会、汇合。肺朝百脉，指全身的血液，都要通过经脉而会聚于肺，经肺的呼吸进行气体交换，而后输布于全身，即肺气助心行血的生理功能。

治节，为治理、调节，即肺对气、血、津液的治理和调节作用，称为"肺主治节"，也是对肺的主要生理功能的高度概括。

若肺气虚弱或壅塞，不能助心行血，则可导致心血运行不畅，甚至血脉瘀滞，出现心悸胸闷、唇青舌紫等症；反之，心气虚衰或心阳不振，心血运行不畅，也能影响肺气的宣降，出现呼吸困难、气喘等症。

4. 肺主宣发肃降 肺主宣发，是指肺气具有向上升宣和向外周布散的作用；肺主肃降，是指肺气具有向内向下清肃通降和使呼吸道保持洁净的作用。

（1）肺主宣发 肺主宣发的功能，主要体现在三个方面。一是通过肺的宣发作用，将体内的浊气排出体外。二是通过肺气的向上向外布散运动，将脾转输至肺的津液和水谷精微向上布散于头面诸窍，外达于四肢百骸、皮毛肌腠；三是宣发卫气于皮毛肌腠，卫气具有护卫肌表、温养肌腠皮毛、调节腠理开合的作用，并促进汗液有节制地排出体外。若风寒束肺，肺失宣发，则可出现呼气不利、胸闷、咳喘、鼻塞、无汗等症。若出现皮肤干燥发痒、粗糙、色斑、起痘等症状也要考虑是否存在肺失宣发，水谷精微与津液输布不利的情况。

（2）肺主肃降 肺主肃降的功能表现在三个方面：一是能充分吸入自然界之清气，通过肺气向下向内的运动向下布散，由肾加以摄纳。二是输布精微和津液，肺为华盖，居位最高，可将脾转输至肺的津液、水谷精微向下向内布散于全身，以营养和滋润脏腑组织，并将代谢产物和多余的水液下输于肾和膀胱，变为尿液排出体外。三是清肃肺和呼吸道内的异物，以保持呼吸道的洁净。若痰湿阻肺，肺失肃降，则可出现呼吸短促、咳嗽痰多、喘鸣胸闷等肺气上逆之证。

肺的宣发和肃降作用在生理上相辅相成，在病理上相互影响。宣发与肃降协调有序，以维持呼吸均匀协调，气机调畅，实现体内外气体正常交换，促进全身津液的正常输布代谢。若外邪袭肺或肺气亏耗，均可使肺气的宣发和肃降失常而失去协调关系，出现呼吸异常的表现，称之为肺气失宣或肺失肃降，两种情况常相互影响或同时发生，称之为肺失宣肃。

（二）肺的系统联系

1. 肺在体合皮，其华在毛 毛附于皮，故常"皮毛"合称。皮毛为一身之表，具有防御外邪，调节津液代谢与体温，以及辅助呼吸的作用。肺的宣发作用能把水谷精微像雾露一样敷布到肌腠皮毛，发挥濡润、卫外之用。生理情况下，肺的阴阳气血和调，那人体腠理致密坚实，皮毛荣泽，不易感邪，反之皮疏毛枯。最常见的就是由肺气虚而导致的腠理疏松，卫气不固，易感邪，常见汗出、易感冒、瘾疹等症。

2. 肺在窍为鼻，喉为肺之门户 鼻为呼吸道的最上端，肺之经脉与鼻相连，肺的生理和病理状况可由鼻反映出来，故称"肺开窍于鼻"。肺津充足，肺气宣畅，鼻窍得养而通利，嗅觉灵敏；肺津亏虚，肺失宣发，则鼻窍失润而干燥，或鼻塞不通，嗅觉迟钝。临床治疗鼻干生疮、嗅觉失常，多用滋养肺津以润燥之法；治疗鼻塞流涕、嗅觉失常，多用辛散宣肺之法。

肺主呼吸，喉为呼吸之门户，手太阴肺经上循咽喉而行，加强了肺与咽喉的联系。肺津充足，喉得滋养，或肺气充沛，宣降协调，则呼吸通畅，声音洪亮。若各种内伤或过用，耗损肺津、肺气，以致喉失滋养或推动，发音失常，出现声音嘶哑、低微，称为"金破不鸣"，治以津气双补；若外邪袭肺，导致肺气宣降失常，壅滞不畅，出现咽喉不利，声音嘶哑、重浊，甚或失音，称为"金实不鸣"，治以宣肺祛邪。

3. 肺在志为悲（忧） 悲、忧由肺气化生而成。悲和忧虽有不同，但对人体生理活动的影响却大致相同，故忧和悲同属肺志。悲忧皆为人体正常的情绪变化或情感反应，但悲忧过度，则肺气抑郁，耗散气阴，可损伤肺精、肺气，出现呼吸气短、咳嗽等症状，"悲则气消"，反之，肺精气虚衰或肺气宣降失调，机体对外来刺激耐受能力下降，也易于产生悲忧的情绪的变化。

肺主皮毛，所以悲忧伤肺，还可表现在某些精神因素所致的皮肤病上，如情绪抑郁、忧愁悲伤可以导致荨麻疹、斑秃、银屑病等。

4. 肺在液为涕　涕，即鼻涕，为鼻窍的分泌液，有润泽鼻窍、防御外邪、利于呼吸的作用。肺津、肺气充足，则鼻涕润泽鼻窍而不外流。若外邪袭肺，涕分泌的量、性状则发生变化。如寒邪袭肺，肺气失宣，可见鼻流清涕；风热犯肺，热伤肺津，可见鼻流黄稠涕；风燥犯肺，伤及肺津，可见鼻干而痛。

5. 肺与秋气相通应　秋季，属阳中之阴的少阴；人体之肺气清肃下降，同气相求，故与秋气相应，肺气应秋而旺，清肃敛降，时至秋日，人体气血运行也随"秋收"之气而内敛，并逐渐向"冬藏"过渡，故秋三月养生宜"早卧早起 与鸡俱兴"，使心志安宁，收敛神气。治疗肺病时，秋季不宜过于发散，而应顺其敛降之性。此外，秋季气候多清凉干燥，而肺为清虚之脏，喜润恶燥，故秋季，易见肺燥之证，临床常见干咳无痰、口鼻干燥、皮肤干裂等症。

（三）肺的生理特性

1. 肺为华盖　"华盖"原指古代帝王车驾的顶盖，肺位于胸腔，覆盖五脏六腑，位置最高，覆盖于五脏六腑之上，又能宣发卫气于体表，以保护诸脏免受外邪侵袭，因而有"华盖"之称。《灵枢·九针论》说"肺者，五脏六腑之盖也"。

2. 肺为娇脏　肺为娇脏，指肺清虚娇嫩，易受邪袭的生理特性。肺体清虚，性喜濡润，不耐寒热，不容异物。肺外合皮毛，在窍为鼻，与外界相通，外感六淫之邪从皮毛或口鼻而入，常易犯肺而为病。临床上治疗肺脏疾患，以轻清、宣散为贵，过寒过热过燥之剂皆所不宜，正是由肺为娇脏的生理特性所决定的。

三、脾

脾位于腹腔上部，横膈下方，与胃相邻。

脾在五行属土，为阴中之至阴。脾系统包括脾在志为思，在形体为四肢及肌肉，其华在唇，在窍为口，在液为涎，与长夏之气相通应。脾与胃通过经络构成表里关系。

人出生后，生命过程的维持及其所需精气血津液等营养物质的生成，均依赖于脾（胃）运化所化生的水谷精微，故称脾（胃）为"后天之本""气血生化之源"。

（一）脾的生理功能

1. 脾主运化　脾主运化，指脾具有将水谷化为精微，将精微物质吸收并转输全身的生理功能，脾主运化是整个饮食物代谢过程的中心环节，为了便于理解，分为运化谷食（以固态食物为主）与运化水饮（以液态水饮为主）两个方面。

（1）运化谷食　指脾能够将食物消化为精微物质，并将其吸收、转输到全身的生理功能。食物入胃，经胃初步消化即腐熟后，变为食糜，下传于小肠以作进一步消化。小肠中的食糜，在脾气作用下经进一步消化后，分为清浊两部分。其精微部分之清者，在脾的作用下，经小肠吸收后，再经脾气的转输作用输送到全身，分别化为精、气、血、津液，内养五脏六腑，外养四肢百骸、筋肉皮毛。食物的消化吸收虽离不开胃和小肠的功能，但必须依赖脾的运化功能，才能完成。其浊者（食物残渣）下送大肠，形成粪便，经魄门排出体外。

脾气转输精微的途径有二：一是上输心肺，化生气血，布散全身；二是向四周布散到其他脏腑、四肢百骸。脾的运化功能强健，称为"脾气健运"，则能为化生精、气、血等提供充足的原料，脏腑、经络、四肢百骸以及筋肉皮毛等组织就能得到充足的营养而发挥正常的生理功能。脾的运化功能减退，称为"脾失健运"，则可影响食物消化和精微物质吸收以及转输布散，而出现食欲不振、腹胀、便溏，以及倦怠、消瘦等精气血生化不足的病变。

（2）运化水饮　指脾能够将水饮化为津液，并将其吸收、转输到全身脏腑、四肢百骸的生理功能。脾在中焦，为水液运化调节的枢纽，脾气健运，津液化生充足，输布正常，脏腑形体官窍得养。脾失健运，或为津液生成不足而见津亏之证，或为津液输布障碍而见水湿痰饮等病理产物，甚至导致水肿。正如《素问·至真要大论》所说"诸湿肿满皆属于脾"。因此在临床实践中治疗水湿痰饮类疾病须从脾论治，正如清代医典《证治汇补》云"治湿不知理脾，非其治也"。

运化谷食和运化水饮，是脾主运化的两个方面，二者是同时进行的。脾气将饮食物化为水谷精微，为化生精、气、血、津液提供充足的原料，故称脾为"气血生化之源"；脾还能将水谷精微吸收并转输至全身，以营养五脏六腑、四肢百骸，为维持人体的生命活动提供物质基础，并能充养先天之精，促进人体的生长发育，故又称为"后天之本"。

脾为"后天之本"理论，对养生防病有着重要意义。在日常生活中注意保护脾胃，脾气健运，则正气充足，不易受到邪气的侵袭，即所谓"四季脾旺不受邪"。反之，脾失健运，气血亏虚，则正气不足，容易生病。故《脾胃论》说"百病皆由脾胃衰而生也"。

2. 脾主统血　脾主统血，指脾气有统摄血液运行于脉中，不使其逸出于脉外的作用。

脾气统摄血液的功能，实际上是气的固摄作用的体现。气足则能摄血，故脾统血与气摄血是统一的。脾气充盛，不仅使气血生化有源，且能约束血液循脉运行而不逸出脉外。若脾气虚衰，统摄无权，则血溢脉外，即"脾不统血"，可见月经过多、崩漏、便血、尿血、肌衄等症。

3. 脾主升　脾气主升，是指脾气的运动特点，以上升为主，具体表现为升清和升举内脏两个方面。

（1）主升清　清，指水谷精微等营养物质。脾主升清，是指脾气上升，将水谷精微上输于心、肺、头目，通过心肺的作用化生气血，以营养濡润全身。

（2）主升举内脏　脾气主升举内脏，是指脾气上升能起到维持内脏位置的相对稳定，从而防止其下垂。

脾气充沛，脾能升清，则水谷精微能够正常吸收和输布，且内脏不致下垂。若脾气虚弱，清气不升，则水谷不化，气血生化乏源，而见神疲乏力、头晕目眩、腹胀、便溏等症；若脾气下陷，无力升举，则可导致内脏下垂，如胃下垂、肾下垂、子宫下垂、脱肛等，称之为脾气下陷证或中气下陷证，临床治疗常采用补气健脾升阳举陷的方法。

（二）脾的系统联系

1. 脾在体合肉，主四肢　肉，指肌肉。全身肌肉赖脾胃运化的水谷精微的营养滋润，才能壮实丰满，并发挥其运动功能，故说"脾在体合肉"。

四肢与躯干相对而言，是人体之末，故又称"四末"。人体的四肢同样需要脾胃运化的水谷精微的营养滋润，以维持其正常的生理活动。脾气健运，则四肢营养充足，活动有力；若脾失健运，则四肢营养缺乏，可见倦怠无力，甚或痿废不用。

2. 脾在窍为口，其华在唇　口主接纳和咀嚼食物，便于胃的受纳和腐熟。脾经"连舌本，散舌下"，食欲和口味均可反映脾的运化功能状态。脾气健运，则食欲旺盛，口味正常。若脾气虚弱，则口淡乏味；脾失健运，湿浊内生，则口中黏腻；饮食停滞，食积化热，则口臭。

唇，指口唇。口唇受水谷精微及气血的濡养，其色泽可以反映气血盈亏、脾胃运化强弱。脾气健运，气血充足，则口唇红润光泽；脾失健运，则气血衰少，口唇淡白不泽。

3. 脾在志为思　思，指思考、思虑。思虑，是人皆有之的情志活动，对机体并无不良影响。脾气健运，化源充足，气血旺盛，则思虑、思考等心理活动正常。但思虑过度或所思不遂等会影响机体正常的生理活动。如脾虚则不耐思虑，思虑太过又易伤脾，致使脾胃之气结滞，脾气不升，胃气不降，出现不思饮食、脘腹胀闷、头目眩晕等症，即所谓"思伤脾""思则气结"。

4. 脾在液为涎　涎为口津，即唾液中较清稀的部分。由脾气布散脾精上溢于口而化生。涎具有保护口腔、润泽口腔的作用，在进食时分泌旺盛，以助食物的咀嚼和消化。

脾精、脾气充足，涎液化生适量，上行于口而不溢出口外。若脾胃不和，或脾气不摄，则导致涎液异常增多，可见口涎自出。若脾精亏虚，涎液分泌减少，则见口干舌燥。

5. 与长夏或四时之气相通应　五行中脾属土，与长夏相通应。长夏（夏至~处暑）之季，炎热雨水较多，天气下迫，地气上腾，湿为热蒸，蕴酿生化，万物华实，合于土生万物之象；而人体的脾主运化，化生精气血津液，以奉生身，类似于"土爰稼穑"之理，故脾与长夏同气相求而相通应。

《素问·太阴阳明论》说"脾者土也，治中央，常以四时长四脏，各十八日寄治，不得独主于时也"。提出脾主四季之末的各十八日，表明四时之中皆有土气，而脾不独主一时。脾气健运，则四脏得养，机体功能正常发挥，正气充足，即所谓"四季脾旺不受邪"，也是"脾主四时"的意义所在。

（三）脾的生理特性

1. 脾宜升则健　脾的气机运动特点以上升为主。脾胃居中，脾气宜升，胃气宜降，为气机升降之枢纽。对维持人体气机升降出入的整体协调，起到了关键性的作用。脾能升清，则运化水谷精微的功能正常，气血生化有源，故说"脾宜升则健"。

2. 脾喜燥恶湿　脾为太阴湿土之脏，胃为阳明燥土之腑。脾主运化水液，以调节体内水液代谢的平衡。脾虚不运则易生湿，而湿邪过多又最易困脾。如《临证指南医案》说"湿喜归脾者，与其同气相感故也"，故称脾"喜燥恶湿"。

四、肝

肝位于腹腔，横膈之下，右胁之内。

肝在五行属木，为阴中之少阳。肝系统包括：肝藏魂，在志为怒，在体合筋，其华在爪，在窍为目，在液为泪，与春气相通应。肝与胆通过经络构成表里关系。

肝主疏泄而藏血，调和气血，刚柔相济，如《素问·灵兰秘典论》说："肝者，将军之官，谋虑出焉。"肝的疏泄和藏血功能正常，气血充盈，能耐受疲劳，故称肝为"罢极之本"。

（一）肝的生理功能

1. 肝主疏泄　肝主疏泄，指肝气具有疏通、畅达全身气机，进而调畅精血津液的运行输布、脾胃之气的升降、胆汁的分泌排泄及情志活动等作用，其中心环节是调畅全身气机。

肝主疏泄、调畅气机的生理作用如下。

（1）调畅精神情志　生理情况下，肝主疏泄功能正常，气机畅达，则心情开朗，心境平和。病理情况下，一方面出现因肝失疏泄而情志异常，另一方面因情志异常而致肝失疏泄，如女性乳腺增生常因情志抑郁、闷闷不乐导致。又如肝气亢逆，疏泄太过，多见性情急躁、易怒等。

（2）协调脾升胃降　肝气疏泄，畅达气机，促进和协调脾胃之气的升降运动，使脾气升、胃气降的运动稳定有序，为脾胃正常纳运创造条件。若肝疏泄功能失常，既可影响脾气升清，致脾失健运、清气下陷，见腹胀、腹泻等症；又可影响胃气降浊，致胃失通降、胃气上逆，见纳呆、脘闷、嗳气、呕吐、便秘等。前者称"肝脾不和"或"肝气犯脾"，后者称"肝胃不和"或"肝气犯胃"。

（3）促进胆汁泌泄　胆汁，又称"精汁"，由肝之精气化生汇聚而成。胆汁的分泌、排泄是在肝气的疏泄作用下完成的。肝气疏泄，畅达气机，胆汁化生正常，排出通畅。若肝气郁结，疏泄失职，胆汁的分泌排泄障碍，不仅会影响脾胃纳运功能，致厌食、腹胀；而且会导致胆汁淤积，进而形成结石，见胁痛、黄疸等症。若肝气亢逆，肝胆火旺，疏泄太过，则可致胆汁上溢，出现口苦、泛吐苦水等。

（4）调节血的循行　血液的正常循行，有赖于气的推动和调控。肝气疏泄，畅达气机，气行则血行。若肝气疏泄失常，常见血行异常。如肝气郁结，可致血行不畅，甚则停滞为瘀，出现月经后期、痛经、闭经、癥积痞块等；若肝气亢逆，疏泄太过，可致血随气逆，血不循经，出现吐血、咯血，月经先期，崩漏等。

（5）维持津液输布　气能行津，气行则津布。肝气疏泄，畅达气机，气行则津液布散。若肝气郁结，疏泄失职，气滞津停，可滋生痰饮水湿等病理产物，引起梅核气、瘰疬、痰核、瘿瘤、乳癖、水肿、鼓胀等病。

（6）调节排精行经　男子的排精、女子的月经，皆有赖于肝气疏泄。肝气条达，气机疏畅，则男子排精和女子月经正常。若肝失疏泄，则出现排精不畅或经行不畅等症。由于妇女月经及生育与肝的功能关系密切，所以古人有"女子以肝为先天"之说。

2. 肝主藏血　肝主藏血，指肝具有贮藏血液、调节血量和防止出血的功能。

（1）贮藏血液　肝藏血，有"血海"之称，有三方面含义：一是濡养肝及其形体官窍筋、爪、目等，维持其正常功能。若肝血不足，濡养功能减退，则出现肢体麻木、眼睛干涩等异常。二是为女子经血生成之源。"太冲脉盛，月事以时下"，冲脉起于胞中而通于肝，肝血充足、肝气畅达则肝血流注冲脉，冲脉血海充盛则月经按时来潮。若肝血不足，常致月经量少，甚或闭经。三是化生和濡养肝气。肝内贮藏充足的血液，能够化生和濡养肝气，使肝气充沛及冲和畅达，使之发挥正常的疏泄功能。若肝血不足，可出现肝气疏泄不及。

（2）调节血量　一般情况下，人体各组织血量是相对恒定的，但又随着机体活动量、情绪、外界气候等因素的变化而改变。如剧烈运动或情绪激动时，外周血流量增加；在安静或休息时，外周血液分配量则减少。《素问·五脏生成》说"人卧则血归于肝"。唐代王冰注解说："肝藏血，心行之，人动则血运于诸经，人静则血归于肝脏。何者？肝主血海故也。"这种变化是通过肝主疏泄与主藏血的协同作用来实现的。如肝病患者要多休息，促进肝功能恢复。

（3）防止出血　肝为藏血之脏，具有固摄血液、防止出血的功能。

肝防止出血的作用依赖于主疏泄与主藏血功能的协调。疏泄正常，气机调畅，气血运行畅达，血液不至于溢出脉外。肝主疏泄和藏血功能是相互为用、相辅相成的。

（二）肝的系统联系

1. 肝在体合筋，其华在爪　筋，附着于骨而聚于关节，具有连接关节、肌肉，主司关节运动的功能。肝血充足，筋得其养，运动灵活而有力。若肝血亏虚，筋脉失养，肢体麻木，运动能力减退。

爪，即爪甲，包括指甲和趾甲，乃筋之延续。肝血充足，则爪甲坚韧，红润光泽；肝血不足，则爪甲痿软而薄，枯而色夭，甚则变形、脆裂。

2. 肝在窍为目　目，又称"精明"，为视觉器官。肝血充足，肝气调和，循经上注眼目，则目能视物辨色。若肝阴、肝血不足，则易导致两目干涩、视物不清、目眩、目眶疼痛等；肝经风热则见目赤痒痛；肝风内动则见目睛上吊、两目斜视；因情志不畅，致肝气郁结，久而火动痰生，蒙蔽清窍，可致两目昏蒙，视物不清。

3. 肝在志为怒　怒是人在情绪激动时的反应状态。当肝气过亢，或肝阴不足、肝阳偏亢时，常可表现出易于激动，情绪失控，易于发怒。肝气虚、肝血不足，则易于产生郁怒之变。

4. 肝在液为泪　泪从目出，由肝精、肝血经肝气疏泄于目而化生，有濡润眼球、保护眼睛的功能。若肝血不足，可见两目干涩；肝经风热或肝经湿热，则见目眵增多、迎风流泪等。

5. 肝气与春气相通应　肝主疏泄，其气主升，主动。在自然界中，春季为一年之始，阳气始生，万物以荣，气候温暖多风。春三月，为肝木当令之时，肝主疏泄，调畅情志，与人的精神情志活动关系密切。

（三）肝的生理特性

1. 肝为刚脏，体阴而用阳　肝为将军之官，是指肝内寄相火，其性刚烈，具有易亢、易逆、好动的特点。肝"体阴"，一是肝与肾同居下焦，故属阴；二是肝藏血，血属阴。肝为刚脏，非柔润而不和调，必赖阴血之滋养方能发挥其正常的生理作用。肝"用阳"，一是肝主疏泄，其气主升主动，性喜条达，内寄相火，其性属阳；二是肝阳易亢，肝风易动而形成肝阳上亢、肝风内动，临床表现为眩晕、肢麻、震颤、抽搐等症状。故曰肝"体阴而用阳"。

2. 肝主升发　性喜条达而恶抑郁。

五、肾

肾左右各一，位于腰部脊柱两侧。

肾在五行属水，为阴中之太阴。肾系统包括：肾藏志，在志为恐，在体合骨，其华在发，在窍为耳及二阴，在液为唾，与冬气相通应。肾与膀胱通过经络构成表里关系。肾者，作强之官，伎巧出焉。

肾为先天之本。先天指人诞生前的胚胎时期。先天之精，又称"元精"，禀受于父母，藏之于肾，为构成胚胎的基本物质和生命来源。临床与遗传有关的先天疾病，皆责之于肾。

（一）肾的生理功能

1. 肾主藏精　肾主藏精，指肾贮存、封藏精气以主司人体的生长发育、生殖的生理功能。精藏于肾而不无故流失，是其发挥正常生理效应的重要条件。

肾中精气的构成，以先天之精为基础，以后天之精为给养。先天生后天，后天养先天，先、后天之精结合为肾中精气。肾中精气分为肾精和肾气。肾精，即肾藏之精，来源于先天，充养于后天，是肾脏生理活动的物质基础；肾气，即肾精所化之气，是肾脏生理活动的物质基础及其动力来源。两者相互化生、相互促进，共同完成肾的生理功能。

肾主藏精的主要生理作用如下。

（1）**主生长发育与生殖**　肾精、肾气具有促进机体生长发育的作用。肾藏精，精化气，肾精足则肾气充，肾精亏则肾气衰。《素问·上古天真论》记述了肾气由稚嫩到充盛，由充盛到衰少，继而耗竭的演变过程"女子七岁，肾气盛，齿更发长。二七而天癸至，任脉通，太冲脉盛，月事以时下，故有子。三七，肾气平均，故真牙生而长极。四七，筋骨坚，发长极，身体盛壮。五七，阳明脉衰，面始焦，发始堕。六七，三阳脉衰于上，面皆焦，发始白。七七，任脉虚，太冲脉衰少，天癸竭，地道不通，故形坏而无子也。丈夫八岁，肾气实，发长齿更。二八，肾气盛，天癸至，精气溢泻，阴阳和，故能有子。三八，肾气平均，筋骨劲强，故真牙生而长极。四八，筋骨隆盛，肌肉满壮。五八，肾气衰，发堕齿槁。六八，阳气衰竭于上，面焦，发鬓颁白。七八，肝气衰，筋不能动，天癸竭，精少，肾藏衰，形体皆极。八八，则齿发去"。

机体生殖器官的发育，性功能的成熟与维持，以及生殖能力等，同样取决于肾中精气的盛衰。出生之后，由于肾精及肾气的不断充盈，天癸随之产生。天癸，是肾精充盈而化生的促进生殖器官成熟，维持生殖功能的精微物质。14～16岁，天癸至，女子月经来潮，男子精气溢泻，说明性器官发育成熟，初步具备了生殖能力。其后，肾精及肾气的日趋充盈维持着机体日益旺盛的生殖功能。49～56岁以后肾精及肾气逐渐衰少，天癸亦随之衰减，生殖功能逐渐衰退，生殖器官日趋萎缩，女子绝经，男子精少。最后，天癸竭绝，丧失生殖功能而进入老年期。

临床上，防治某些先天性疾病、生长发育迟缓、生殖功能低下或一些原发性不孕、不育症，以及优生优育、养生保健、预防衰老等，多从补益肾精肾气着手。

（2）为脏腑之本 肾中精气阴阳对先天脏腑的生成和后天脏腑的功能具有重要的生理作用。肾藏先天之精，为生命之元始，呼吸之根本。

肾气由肾精所化，又分为肾阴、肾阳二部分：肾阴，又称为元阴、真阴，具有宁静、滋润和濡养作用；肾阳，又称为元阳、真阳，具有推动、温煦、振奋作用。肾阴与肾阳对立统一，相反相成，平衡协调，则肾气冲和。

肾阳为脏腑阳气之本，"五脏之阳气，非此不能发"，推动和激发脏腑的各种功能，温煦全身脏腑形体官窍。肾阳充盛，脏腑形体官窍得以温煦，各种功能旺盛，精神振奋。若肾阳虚衰，推动、温煦等作用减退，则脏腑功能减退，精神不振，发为虚寒性病证。

肾阴为脏腑阴液之本，"五脏之阴气，非此不能滋"，宁静和抑制脏腑的各种功能，滋润全身脏腑形体官窍。肾阴充足，脏腑形体官窍得以滋润，其功能健旺而又不至于过亢，精神内守。若肾阴不足，抑制、宁静、滋润等作用减退，则致脏腑功能虚性亢奋，精神虚性躁动，发为虚热性病证。

肾阴、肾阳又称为"五脏阴阳之本"。生理上，肾之精、气、阴、阳与他脏之精、气、阴、阳之间，存在着相互资助和相互为用的动态关系。病理上，两者也相互影响。各脏之精、气、阴、阳不足，最终必然会累及到肾，故有"久病及肾"之说。

（3）主生髓化血 肾藏精，精能生髓，精髓不仅可上充脑髓，还可充养脊髓、骨骼等组织器官，促进骨骼的生长发育，使骨骼健壮有力、牙齿坚固等。如《灵枢·经脉》"人始生，先成精，精成而脑髓生，骨为干，脉为营，筋为刚，肉为墙，皮肤坚而毛发长，谷入于胃，脉道以通，血气乃行"。当肾精不足，化髓减少，可导致精髓亏虚、骨失充养而影响骨的生长发育，如骨质疏松、牙齿早脱等。临床可用补肾填精、益髓壮骨的方法防治骨质疏松。

人体血液的生成，一方面是后天脾胃运化的水谷精微上输心肺而化赤为血；另一方面是肾精生髓，髓充于骨，骨中精髓为化生血液之源。故《侣山堂类辩·卷上》指出："肾为水脏，主藏精而化血。"《张氏医通·虚损》亦有"血之源头在乎肾"之说。肾精充足而精髓盈满，则血液生化有源。肾精亏虚日久可导致血虚，临床上治疗血虚亦常用补肾填精之法。

2. 肾主水 肾具有主持和调节人体水液代谢的功能。津液的输布和排泄是一个十分复杂的生理过程，肾主水的作用主要体现在以下两方面。

（1）调节并参与津液代谢 津液的生成、输布与排泄，是在肺、脾、肾、肝、胃、小肠、大肠、三焦、膀胱等脏腑的共同参与下完成的。肾为脏腑之本，肾气的蒸腾气化、肾阴的滋润宁静、肾阳的温煦推动，对各脏腑参与津液代谢功能的正常发挥具有重要的调控作用。通过对各脏腑之气及其阴阳的调控，肾主司和调节着机体津液代谢的各个环节。肾的调控作用失常，或为津液生成不足，或为津液输布和排泄障碍。

（2）调节尿液的生成和排泄 尿液的生成和排泄是津液代谢的一个重要环节。津液代谢过程中，输布于全身的津液，通过三焦水道下输于膀胱，在肾气的蒸腾气化作用下，津液之清者，上输于肺，重新参与津液代谢；津液之浊者，生成尿液。尿液排泄，主要是膀胱的生理功能，但依赖于肾中阴阳的平衡、肾气蒸化与固摄作用的协调。肾阳虚衰，激发和推动作用减弱，津液不化，可致尿少水肿；肾阴不足，相火偏亢，虚热与水湿蕴结，可见尿频而数。肾气虚衰而失其固摄，则见尿失禁。

3. 肾主纳气 肾具有摄纳肺吸入的清气而维持正常呼吸的功能。肾气摄纳肺所吸入的自然界清气，保持吸气的深度，防止呼吸表浅。肺司呼吸，呼气赖肺气宣发，吸气赖肺气肃降。但吸气维持一定的深度，除肺气肃降作用外，还有赖于肾气的摄纳潜藏。故《类证治裁·喘证》说："肺为气之主，肾为气之根。"

肾气充沛，摄纳有权，则呼吸均匀和调，气息深长。若肾气衰弱，摄纳无力，肺吸入之清气不能下纳于肾，则会出现呼吸表浅，或呼多吸少、动则气喘等病理表现，称为"肾不纳气"。

（二）肾的系统联系

1. 肾在体合骨，荣齿，其华在发　骨即骨骼，具有支持人体、保护内脏和运动的功能。肾中精气的盛衰，直接影响骨骼的生长、营养、功能等。肾精充足，骨髓生化有源，髓以养骨，则骨骼坚固有力；若肾精不足，骨髓生化无源，骨骼失养，则可出现小儿囟门迟闭，骨软无力，以及老年人骨质脆弱，易于骨折等。

齿，即牙齿，为骨之延续，亦由肾中精气充养，故称"齿为骨之余"。牙齿松动、脱落及小儿齿迟等，多与肾精、肾气不足有关。葛洪在《抱朴子》一书中就提到"清晨叩齿三百过者，永不动摇"。

发即头发，发之色泽荣枯是肾脏功能的反映。肾精、肾气的盛衰，可从头发的色泽、疏密等表现出来。青壮年肾精、肾气旺盛，发长而润泽；老年人肾精、肾气衰少，发白而脱落，皆属常理。临床所见的未老先衰，年少而头发枯萎、早脱早白等，则与肾精、肾气不足有关，应考虑从肾论治。

2. 肾在窍为耳及二阴　耳是听觉器官，其功能依赖肾精的充养，肾精及肾气充盈，髓海得养，听觉灵敏；反之，肾精及肾气虚衰，髓海失养，则听力减退，或见耳鸣，甚则耳聋。人到老年，由于肾精及肾气衰少，多表现为听力减退。

二阴，指前阴和后阴。前阴包括尿道和外生殖器，男性睾丸又有"外肾"之称，司排尿和生殖；后阴肛门主排泄粪便。前阴的排尿与生殖功能，为肾所主，前已叙述。粪便的排泄本属大肠，但亦与肾气及肾阴、肾阳的作用有关。若肾阴不足，滋润作用减退，虚热虚火内生，耗伤津液，可致肠液枯涸而见便秘；肾阳虚损，温煦作用减退，气化失常，可见泄泻或便秘；肾气虚衰，固摄失司，可见久泄滑脱。

3. 肾在志为恐　恐，是肾精、肾气对外在环境的应答而产生的恐惧、害怕的情志活动。正常情况下，恐惧，能使人自觉地避开危险，从而保护自身。过度恐惧，可导致"恐伤肾""恐则气下"等病理变化，出现二便失禁，甚则遗精、滑精等。

4. 肾在液为唾　唾为口津，具有润泽口腔，滋润食物及滋养肾精的作用。唾由肾精化生。肾精在肾气的作用下，沿足少阴肾经到达舌下或齿缝，分泌津液而出则为唾。由于唾源于肾精，若咽而不吐，则能回滋肾精；若多唾久唾，则能耗伤肾精。养生方面，古代导引家多主张以舌抵上腭，让舌下唾液缓缓泌出，待津唾满口后咽下，有补养肾精的作用。

5. 肾与冬气相通应　肾在五行属水，为阴中之太阴，外与冬气相通应。时至冬日，人体气血亦随"冬藏"之气而潜藏，故养生家主张冬三月"早卧晚起，必待日光"（《素问·四气调神大论》），保持心志静谧内守，避寒就温，保持皮肤腠理致密，同时食用补阴潜阳的膳食，以利阴精积蓄，阳气潜藏。冬季气候寒冷，阳气内收，若素体阳虚或久病伤阳怕冷者，多在冬季发病，即所谓"能夏不能冬"，又如慢性支气管炎、心脏病、关节炎等属阳虚患者，则在寒冷的冬季应加倍顾护阳气，防止病情加重或复发。

（三）肾的生理特性

1. 肾主封藏　封藏是肾的重要生理特性。肾为先天之本，生命之根，藏真阴而寓元阳，为水火之脏。肾藏精，精宜藏而不宜泄；肾主命火，命火宜潜不宜露，故曰"肾者主蛰，封藏之本，精之处也"（《素问·六节藏象论》）。

2. 肾主一身阴阳　肾为五脏六腑之本，为水火之宅，寓真阴（命门之水）而涵真阳（命门之火）。

五脏六腑之阴，非肾阴不能滋助；五脏六腑之阳，非肾阳不能温煦。故《景岳全书》曰"命门（即肾）为元气之根，为水火之宅。五脏之阴气，非此不能滋；五脏之阳气，非此不能发"。

第三节　六腑的生理功能

六腑，是胆、胃、小肠、大肠、膀胱、三焦的合称。六腑的生理功能是"传化物"，即受盛和传化水谷。六腑具有通降下行的特性，《素问·五脏别论》说"水谷入口，则胃实而肠虚。食下，则肠实而胃虚"。即每一腑都必须适时排空其内容物，以保持六腑通畅，功能协调，故有"六腑以通为用，以降为顺"之说。

一、胆

胆的主要生理功能是贮藏、排泄胆汁和主决断。

（一）胆贮藏和排泄胆汁

胆具有贮藏和排泄胆汁的功能，胆汁的生成分泌排泄需依赖肝的疏泄才能完成。胆汁又称"精汁"，故胆有"中精之府""清净之府"或"中清之府"之称。胆汁由肝之精气化生汇聚而成，贮存于胆囊，排泄进入小肠，参与饮食物的消化、吸收。若肝气郁结，胆汁分泌排泄障碍，则出现厌食、腹胀、腹泻等症状。若湿热蕴结肝胆，以致肝失疏泄，胆汁外溢，浸渍肌肤，则发为黄疸，以目黄、身黄、小便黄为特征。胆气以下降为顺，胆气不利，气机上逆，胆汁上溢，则可出现口苦、呕吐黄绿苦水等症状。

（二）胆主决断

胆主决断，指胆具有对事物进行判断、作出决定的功能。《素问·灵兰秘典论》说："胆者，中正之官，决断出焉。"胆的决断能力取决于胆气强弱，胆气强者勇敢果断，胆气弱者则谋虑不决。肝胆为表里，肝主谋虑，胆主决断，二者相成互济，谋虑定而后决断出。

二、胃

胃位于膈下，腹腔上部，上接食管，下通小肠，与脾以膜相连。胃又称为胃脘，分为上、中、下三部。胃的主要生理功能是主受纳和腐熟水谷。

（一）胃主受纳水谷

胃主受纳水谷，指胃具有接受和容纳饮食水谷的功能。饮食入口，由胃接受并容纳于其中，故胃有"太仓""水谷之海"之称。由于机体精气血津液的化生，都依赖于饮食水谷，故胃又有"水谷气血之海"之称。胃主受纳，既是胃主腐熟功能的基础，又是饮食物消化吸收的基础。因此，胃主受纳功能的强弱，可从食欲和饮食多少反映出来。

（二）胃主腐熟水谷

腐熟，是饮食物经过胃的初步消化，形成食糜的过程。胃主腐熟水谷，指胃气将饮食物初步消化，并形成食糜。容纳于胃的饮食物，经胃气磨化和腐熟作用后，精微物质被吸收，并由脾气转输至全身；而食糜则下传于小肠作进一步消化。

胃气的受纳、腐熟水谷功能，必须与脾气运化相互配合。只有纳运协调，才能将水谷化为精微，进而化生精气血津液，供养全身。故脾胃合称为后天之本，气血生化之源。

胃的生理特性有二。

1. 胃主通降 胃气具有向下运动以维持胃肠道通畅的生理特性，表现在饮食物的消化和糟粕的排泄过程中。胃气不降则出现纳呆脘闷、胃脘胀满或疼痛、大便秘结等症。若胃气不降反而上逆，则出现恶心、呕吐、呃逆、嗳气等症。胃气下降与脾气上升相反相成。

2. 胃喜润恶燥 与脾喜燥而恶湿相对而言，胃为阳明燥土之腑，赖阴液滋润以维持其正常的生理功能。胃为阳土，其病易成燥热之害，胃中津液每多受损。所以，临床治疗各种疾病时，强调保护胃中津液。若必用苦寒泻下之剂，也应中病即止，以祛除实热燥结为度，不可妄施，以免化燥伤阴。

三、小肠

小肠位于腹中，上端与胃在幽门相接，迂曲回环迭积于腹腔之中，下端与大肠在阑门相连。小肠者，受盛之官，化物出焉。小肠的主要生理功能是主受盛化物，泌别清浊。

（一）小肠主受盛化物

小肠主受盛化物，指小肠具有接受容纳胃腐熟之食糜，并作进一步消化的功能。小肠主受盛化物，包括小肠主受盛和小肠主化物两个方面：一是小肠接受由胃腑下移而来的食糜而容纳之，即受盛作用；二是食糜在小肠内必须停留一定的时间，在脾气与小肠的共同作用下对其进一步消化，化为精微和糟粕两部分，即化物作用。小肠受盛化物的功能失常，表现为腹胀、腹泻、便溏等。

（二）小肠主泌别清浊

小肠主泌别清浊，指小肠对食糜作进一步消化，并将其分为清浊两部分。清者即精微部分，包括谷精和津液，由小肠吸收，经脾气转输至全身，灌溉四旁；浊者即食物残渣和水液，食物残渣经阑门传送到大肠而形成粪便，水液经三焦下渗膀胱而形成尿液。小肠在吸收水谷精微的同时，也吸收了大量的水液。故又称"小肠主液"。临床上常用的"利小便即所以实大便"的治法，就是这个原理在临床治疗中的应用。小肠泌别清浊的功能正常，则精微与糟粕各走其道而二便正常。若小肠泌别清浊的功能失常，清浊不分，就会出现尿少而便溏、泄泻等。

四、大肠

大肠的主要生理功能是传化糟粕。故大肠又称"传导之官"，指大肠接受由小肠下移的食物残渣，吸收水分，形成糟粕，经肛门排泄粪便的功能。如大肠传导糟粕功能失常，则出现排便异常，常见大便秘结或泄泻。

五、膀胱

膀胱，位于下腹部，与肾相连，下有尿道，开口于前阴。膀胱者，州都之官，津液藏焉，气化则能出矣。膀胱的主要生理功能是贮存和排泄尿液。

人体摄入的水液通过肺、脾、肾等脏腑作用而布散全身，发挥濡润作用。被人体利用后的水液，下归于肾，经肾的气化作用而升清降浊，浊者下输于膀胱，并形成尿液贮存于此。膀胱在肾的气化作用下，开合有度，则可及时将尿液排出体外。若肾气失于固摄，膀胱合少开多，可见夜尿多、尿后余沥、尿频、遗尿、小便失禁等症状；肾的气化作用失常，膀胱开少合多，可出现小便不利或癃闭。

六、三焦

三焦是上焦、中焦、下焦的合称，历代对三焦的形态和实质认识不一，归纳起来主要有二：一是指分布于胸腹腔的一个大腑，如明代张景岳所说"三焦者，确有一腑，盖脏腑之外，躯体之内，包络诸脏，一腔之大腑也"。故有"孤府"之称；二是指划分人体上、中、下三个部位及其相应脏腑功能的概括。

（一）三焦的主要生理功能

1. 通行元气　三焦是一身之气上下运行的通道。肾精化生的元气，通过三焦输布到五脏，充沛于全身，以激发、推动各个脏腑组织的功能活动；胸中气海的宗气，自上而下达于脐下，以资先天元气。诸气的运行输布，皆以三焦为通道。因此，三焦通行元气的功能，关系到整个人体的气化作用。

2. 运行水液　三焦是全身水液上下输布运行的通道。全身津液的输布和排泄，是在肺、脾、肾等脏腑的协同作用下完成的，但必须以三焦为通道。三焦水道不利，肺、脾、肾等脏腑输布调节津液代谢的功能则难以实现。把对水液代谢的协调平衡作用称作"三焦气化"。三焦气化失常，水道不利，可导致津液代谢失调。

（二）三焦的部位化分及其生理功能特点

1. 上焦如雾　横膈以上的部位，包括心、肺两脏，以及头面部，归属上焦。"上焦如雾"，是对心肺输布营养至全身的作用形象化的描写与概括，喻指上焦宣发卫气，敷布水谷精微、血和津液的作用，如雾露之灌溉。

2. 中焦如沤　横膈以下、脐以上的部位，包括脾胃、小肠、肝胆等脏腑，归属中焦。"中焦如沤"，是对脾胃、肝胆等脏腑的消化饮食物的作用形象化的描写与概括，喻指中焦消化饮食物的作用，如发酵酿造之过程。

3. 下焦如渎　脐以下的部位为下焦，包括肾、大肠、膀胱、女子胞、精室等脏腑，归属下焦。"下焦如渎"，是对大肠、肾和膀胱排泄糟粕和尿液的作用和形式的描写与概括，喻指肾、膀胱、大肠等脏腑排泄二便的功能，如沟渠之通导。

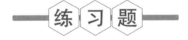

答案解析

一、单项选择题

1. 中医学中藏象的基本含义是（　　）

    A. 五脏六腑的形象　　　　　　　　　　B. 内在组织器官的形象

    C. 五脏六腑和奇恒之腑　　　　　　　　D. 脏腑生理功能、病理变化表现于外的征象

2. 五脏的生理特点是（　　）

    A. 传化物而不藏，实而不能满　　　　　B. 藏精气而不泻，满而不能实

    C. 藏精气而不泻，实而不能满　　　　　D. 传化物而不藏，满而不能实

3. 被称为"将军之官"的是（　　）

    A. 肝　　　　　　B. 胆　　　　　　C. 脑　　　　　　D. 女子胞

4. 被称为"君主之官"的脏是（　　）

    A. 肝　　　　　　B. 肾　　　　　　C. 心　　　　　　D. 脾

5. 被称为"仓廪之官""气血生化之源"的是（　　）

    A. 肾　　　　　　B. 脾　　　　　　C. 小肠　　　　　D. 大肠

6. 中医学认为脾为后天之本，养生应特别注重补养脾气，做法是有利的（　　）

    A. 过度思虑　　　　　　B. 常吃生冷油腻　　　　C. 练习八段锦　　　　　D. 穿露脐装

7. 具有"主蛰，封藏"特性，并与冬气相通应的脏是（　　）

    A. 肺　　　　　　　　　B. 脾　　　　　　　　　C. 肝　　　　　　　　　D. 肾

8. 肺痿可能与哪种情绪密切相关（　　）

    A. 惊恐　　　　　　　　B. 怒　　　　　　　　　C. 喜　　　　　　　　　D. 悲忧

9. 现代人用眼过度，两目干涩，重者视物不清，主要责之于（　　）

    A. 肝火上炎　　　　　　B. 肝血不足　　　　　　C. 肝经风热　　　　　　D. 肝风内动

10. 成人须发早白，过早衰老的根本原因在于（　　）

    A. 脾阳虚衰　　　　　　B. 心阴亏乏　　　　　　C. 命门虚寒　　　　　　D. 肾精亏损

二、病例分析题

1. 患者，女，58岁，宫颈癌术后行放化疗病史1年。自诉术后反复感冒、咳嗽，干咳少痰，咳嗽严重时可有遗尿，伴身倦乏力，稍有劳累则气短汗出，食欲不振，大便正常。请从藏象学说角度对该患者进行分析，其与哪些脏腑功能失调有关？

2. 患者，女，28岁。自诉半年来失眠多梦，月经量逐渐减少，经常上夜班，且工作压力大，心情郁闷，善太息，经常莫名发脾气。请从藏象学说角度对该患者进行分析，其与哪些脏腑功能失调有关？

书网融合……

本章小结　　　　　　　微课　　　　　　　　题库

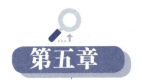 第五章

PPT

气血津液 微课

 学习目标

知识目标

1. 掌握 气、血、津液的基本概念。气的生成、分类及作用。

2. 熟悉 血、津液的作用。气、血、津液之间的关系。

能力目标

1. 能说出气、血、津液的关系。

2. 能将气血津液理论运用于日常养生中。

素质目标

通过本章的学习，树立正确的辩证哲学观。

情境导入

情境 《灵枢·本脏》说："人之血气精神者，所以奉生而周于性命者也。"气、血、津液是构成和维持人体生命活动的基本物质。在人体生命活动中，气、血、津液和脏腑之间始终存在着相互依存、相互为用的密切关系。脏腑功能活动以气、血、津液等为物质基础；同时，气、血、津液的生成与代谢又离不开脏腑经络的功能。从气、血、津液的相对属性而言，气具有推动、温煦等作用，属于阳；血和津液为液态物质，具有濡养、滋润等作用，属于阴。它们之间在生理上相互转化、相互依存和相互为用，在病理上相互影响。气、血、津液学说是研究人体基本物质的生成、运行、代谢、生理功能和相互关系的学说。

思考 1. 脏腑生理功能与气的运动有什么关系？

2. 你知道哪些与气血津液有关的中医典籍？

第一节 气

一、气的基本概念

气是人体内活力很强、运动不息的精微物质，是构成人体和维持人体生命活动的最基本物质。

《素问·宝命全形论》中提到"人以天地之气生，四时之法成"。古人认为万物由气构成，人和万物一样，都是天地自然的产物。人的躯体以气为最基本物质，同时气也是维持人体生命活动的最基本物质。人必须从自然界摄取清气、食物等物质，才能维持生命活动。人体一切生理活动变化，都是在气的作用下得以进行的。

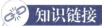 **知识链接**

气的生成

气的生成与先天禀赋、后天饮食营养，以及自然环境等因素密切相关。气生成的主要物质来源有三个方面：一是禀受于父母的先天之精气。先天之精化生先天之气，成为人体之气的根本，是人体生命活动的原动力。二是饮食物中的水谷精微之气。出生以后，摄入的饮食物由脾胃化生出水谷精微，故称后天之精。三是由肺吸入的自然界之清气。

二、气的分类

《素问·六节藏象论》有言"气和而有形，因变以正名"。人体之气多种多样，根据其生成过程、分布部分和功能特点的不同，主要分为元气、宗气、营气、卫气。

（一）元气

元气，又名"原气""真气"，是人体最根本、最重要的气，是人体生命活动的原动力。

1. 生成 元气根源于肾，由肾中精气所化生。元气生成之后，又赖于后天水谷精气的培育。《脾胃论·脾胃虚实传变论》提到"元气之充足，皆由脾胃之气无所伤，而后能滋养元气"，因此元气的生成可以概括为"源于先天，长于后天"。

2. 分布 元气根于肾，通过三焦，循行全身，内而五脏六腑，外而肌肤腠理，无处不至，作用于机体各部分。

3. 生理功能 一是推动人体的生长发育与生殖，二是推动和调节各脏腑经络的生理活动。机体的生命活动都是在元气推动和激发下进行的，元气是生命活动的原动力。元气充沛，则人体发育正常，各脏腑经络等组织器官功能旺盛，身体素质强健而少病。若先天禀赋不足，或后天失调，或久病损耗，导致元气生成不足或损耗太过，就会形成元气虚衰，则见生长发育迟缓、生殖能力低下及未老先衰，各脏腑经络功能减退，抵抗力下降，从而产生各种虚衰性病变。

（二）宗气

宗气是由谷气与自然界清气相结合而积聚于胸中的气，宗气的生成直接关系到一身之气的盛衰。宗气在胸中积聚之处，称为"气海"，又名"膻中"。

1. 生成 宗气是由脾胃运化的水谷之精气和肺从自然界吸入的清气相结合而成。因此，肺的呼吸功能和脾的运化功能正常与否，直接影响宗气的生成和盛衰。

2. 分布 宗气生成后，则积于胸中，散布于肺、呼吸道和鼻；贯注于心，通行于脉，循经三焦，向下汇于脐下三寸，并注入足阳明之气冲穴，而下行于足。

3. 生理功能 一是走息道以行呼吸。宗气上走息道，推动着肺的呼吸运动。凡语言、声音、呼吸的强弱都与宗气的盛衰有关。二是贯心脉以行气血。宗气贯注于心脉之中，推动肺的呼吸。凡气血的运行、心搏的力量及节律等皆与宗气有关。三是下蓄于脐下三寸以资元气。

（三）营气

营气又称"荣气"。是指行于脉中而具有营养作用之气。因其富有营养，在脉中营运不休而得名。由于营气在脉中，是血的重要组成部分，营与血关系密切，可分不可离。故常"营血"并称。

1. 生成 营气来源于脾胃化生的水谷精微，由水谷精微中的精粹部分所化生。《素问·痹论》曰"营者，水谷之精气也"。

2. 分布 营气运行于脉中，循脉运行全身，内入脏腑，外达肢节，终而复始，营周不休。

3. 生理功能 一是化生血液。营气富有营养，是生成血液的主要物质基础。营气与津液相结合，可化生血液。二是营养全身。营气为血中之气，推动血液运行全身，输布于各脏腑经络组织器官，发挥营养作用，维持正常的生理功能。

（四）卫气

卫气，是行于脉外而具有卫外作用的气。因其有卫护人体，避免外邪入侵的作用，故称"卫气"。

1. 生成 卫气是脾胃运化所产生的水谷精微中性质慓悍、运行滑利，反应迅速的部分。《素问·痹论》曰"卫者，水谷之悍气也"。

2. 分布 卫气运行于脉外，其分布不受脉道约束，借助肺气的宣发作用外达皮肤肌腠，内至胸腹脏腑，布散全身。

3. 生理功能 卫气具有防御外邪、温养全身、调节腠理汗孔开阖的生理作用。此外，还与人体的睡眠有关。《灵枢·营卫生会》云"昼精而夜瞑"，即当卫气行于内脏时，人便入睡，当卫气出于体表时，人便清醒。

三、气的作用

《难经·八难》："气者，人之根本也。"人体之气的生理功能可归纳为以下几个方面。

（一）推动作用

气的推动作用，指气具有激发和促进人体的生长发育及脏腑经络的生理活动，推动精、血、津液的生成、输布与排泄。

（二）温煦作用

气的温煦作用是指气有温暖、熏蒸作用。气是人体热量的来源，气通过运动变化产生热量，温煦人体。

（三）防御作用

气护卫肌肤、抗御外邪入侵及驱邪外出，同时也可驱除侵入体内的病邪。

（四）固摄作用

气的固摄作用，指气对血、津液、精等液态物质的稳固、统摄，以防止无故流失，保证其在体内发挥正常的生理功能。

（五）营养作用

指气为机体各脏腑组织器官提供营养物质，以维持其正常的生理功能。

（六）气化作用

指气的运动具有促进精、气、血、津液各自的新陈代谢及其相互转化的功能。

第二节　血

一、血的基本概念

血，即血液，是循行于脉中，流注全身的富有营养和滋润作用的红色液体，是构成人体和维持人体生命活动的基本物质之一。血与气相对而言，属性为阴，故又称为"阴血"，由于营气是化生血液的主要物质基础，又称为"营血"。

脉是血液运行的管道，又称"血府"，有约束血液运行的作用。血液在脉中运行于全身，内至脏腑，外达肢节，为生命活动提供营养，发挥濡养和滋润的作用。

二、血的作用

血是人体生命活动的主要物质之一，对人体有濡养的作用，亦是精神活动的物质基础。

（一）濡养作用

血在脉中循行，内至脏腑，外达皮肉筋骨，对全身各脏腑组织器官起到充分营养和滋润作用。

（二）运载作用

血具有载气、载津，以布散精微濡养周身的作用，同时亦能运载浊气浊物。血能载气、藏气。血是气的载体，弥散飘逸的气，必须依附于有形之血才能在体内输布。

（三）化神作用

《素问·八正神明论》提到"血气者，人之神，不可不谨养"，说明血是人体神志活动的主要物质基础。人体血液充盈，血脉调和，则精神充沛、神志清晰、思维敏捷。

第三节　津　液

一、津液的基本概念

津液是人体内一切正常水液的总称，包括各脏腑组织的内在正常体液及人体正常的分泌物，如胃液、肠液、关节液、汗、泪、涕、涎、唾等。属性为阴，又称"阴液""阴津"。

津液是津和液的总称，来源于饮食物，由脾胃化生。二者在性状、分布部位、功能等方面有所区别。一般情况下，性质清稀，流动性大，散布于体表皮肤、肌肉和孔窍等部位，并渗注于血脉，起滋润作用者是为津；性质较为稠厚，流动性小，灌注于骨节、脏腑、脑、髓等组织，起濡养作用者是为液。

津和液一般不做严格区分，二者在运行、代谢的过程中常常相互补充、相互转化，故将津液并称。在病变过程中相互影响，又有"伤津"和"脱液"的不同病理变化，临床辨证需加以区分。

二、津液的作用

（一）滋润濡养

津液广泛散布于脏腑经络、形体官窍等组织器官中，津以滋润作用为主，液以濡养作用为主。津液布散于体表能使肌肤丰润、毛发光泽；输注于孔窍能滋养鼻目、口耳等；灌注于骨、脊、脑能充养骨髓、脊髓、脑髓；流注关节能滋润骨节。

（二）化生血液

津液入脉，成为血液的重要组成部分。津液既参与血液的化生，又濡养和滑利血脉，调节血液浓度，使血液环流不息。

（三）调节阴阳

人体津液充足，既可制约亢奋之阳热，又可气化为汗，借出汗以散发身热，调节体温，从而维持体内阴阳协调平衡。通过这种津液的自我调节使机体保持正常状态，从而适应外界环境的变化，以保持和自然界的协调统一。

（四）运载排泄

津液在自身的代谢过程中，把机体的代谢废物运输到排泄器官，以汗、尿、呼气等方式及时排出体外，保证各脏腑组织器官正常的功能活动。若津液排泄功能障碍，则会使代谢产物潴留于体内，产生痰、饮、水、湿等多种病理产物。

第四节 气、血、津液之间的关系

一、气与血的关系

气属阳，主动，主温煦；血属阴，主静，主濡润。气与血的关系可以概括为"气为血之帅，血为气之母"。故《难经本义》有云"气中有血，血中有气，气血不可须臾相离，乃阴阳互根，自然之理也"。

（一）气为血之帅

气为血之帅，是指气对血的作用主要体现在气能生血、气能行血、气能摄血。

1. 气能生血 是指血的组成和化生，均离不开气及气化作用。一是指营气化血，营气与津液入脉化而为血；二是指气化是血液生成的动力。从饮食物转化为水谷精微，最终生成红色的血液，均为脾胃、心肺及肝肾气化作用的结果。

2. 气能行血 是指血液的运行离不开气的推动作用。血属阴，主静，不能自行，气是推动血液在脉中运行的动力。

3. 气能摄血 是指气具有统摄血液在脉中运行，防止其溢出脉外的作用。这一作用实际上是通过脾主统血实现的。

（二）血为气之母

血为气之母是指血对气的作用，包括血能养气、血能载气。

1. 血能养气 是指气的充盛及其功能发挥离不开血的濡养。血循环流布于周身，能够不断地为各脏腑组织之气提供营养物质，使其保持充足旺盛的状态，从而保持正常的生理活动。因此，血足则气旺，血少则气衰。

2. 血能载气 血是气的载体，气依附于血中，依赖血之运载作用而布达全身。气的活性很强，易于脱失，气必须依附于血而不致散脱，若气不载于血，则气散浮无根，而发生气脱。

二、气与津液的关系

气与津液均源于脾胃化生的水谷精微，在生成和输布过程中两者有密切的关系。

（一）气对津液的作用

1. 气能生津 气是津液生成的动力，气化作用能激发和促进津液的生成。津液源于水谷精微，而水谷精微赖脾胃之腐熟运化而生成。气推动和激发脾胃的功能活动，使中焦之气旺盛，运化正常，津液充足。

2. 气能行津 气的运动是津液输布、排泄的动力。津液的输布，依赖肺、脾、肾、肝及三焦等脏腑之气。多余的代谢产物，通过肺、肾、膀胱等脏腑的气化而化为汗、尿等排出体外。

3. 气能摄津 气具有固摄津液排泄，防止其无故流失的作用。如卫气司汗孔开合，固摄肌腠，不使津液过多外泄；肾气固摄，使膀胱正常贮尿；脾气和肾气固摄涎、唾、肠液等都是气对津液的固摄。

（二）津液对气的作用

1. 津液养气 气的化生及其功能的发挥均离不开津液的滋养。由水谷精微化生的津液，通过肺、脾、肾等脏腑输布运行于周身。在输布过程中受到各脏腑阳气的蒸腾温化，可化生为气，以敷布于脏腑、组织、形体、官窍，促进正常的生理活动。

2. 津液载气 津液也是气的载体，气无形而动，必须依附于有形之津液，才能正常运行并流布全身。津液丢失必然会导致气的损耗。

三、血与津液的关系

血与津液均属阴而主静，均具有滋润和濡养作用，表现为"津血同源"和"津血互生"的关系。

津血同源指的是两者都来源于脾胃化生的水谷精微。饮食物经脾胃运化生成津液后，在心肺作用下，不断渗入脉中，与营气汇合，化为血液；血液行于脉中，当机体需要时，其液体成分渗于脉外便化为津液，此为津血互生。

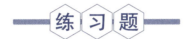

答案解析

单项选择题

1. 推动人体生长发育及脏腑功能活动的气是（　　）

　　A. 元气　　　　　　　B. 宗气　　　　　　　C. 营气　　　　　　　D. 卫气

2. 与血的生成关系最密切的脏腑是（　　）

　　A. 肝　　　　　　　　B. 心　　　　　　　　C. 肺　　　　　　　　D. 脾

3. 不属于津液的排泄途径的是（　　）

　　A. 汗　　　　　　　　B. 尿　　　　　　　　C. 呼气　　　　　　　D. 呕吐物

4. 具有推动呼吸和血行功能的气是（　　）

　　A. 元气　　　　　　　B. 宗气　　　　　　　C. 营气　　　　　　　D. 卫气

5. 布散于肌肤、孔窍，主要起滋润作用的是（　　）

　　A. 血　　　　　　　　B. 津　　　　　　　　C. 液　　　　　　　　D. 气

书网融合……

本章小结　　　　　　　微课　　　　　　　题库

第六章

病因病机

PPT

 学习目标

知识目标

1. **掌握** 六淫、七情的含义及致病特点；病机的含义与基本病机。
2. **熟悉** 痰饮、瘀血的致病特点；邪正盛衰对发病和疾病转归的影响。
3. **了解** 饮食适宜、劳逸过度等的致病特点；阴阳失调、气血失常的基本病机。

能力目标

1. 能够对疾病进行病因辨别，能初步运用病机理论分析人体的病理变化。
2. 能运用中医病因病机的内容，初步指导日常养生。

素质目标

1. 通过本章的学习，树立"辨证求因"的思维方式。
2. 认识"正气"在疾病发生、发展、变化中的重要作用。

 情境导入

情境 患者，男，32岁。洗冷水澡后出现发热、恶寒、无汗、头痛、鼻塞、流清涕、肢节酸痛、舌淡红苔薄白、脉浮紧。查血常规示：白细胞计数 11.1×10^9/L，余无明显异常。

思考 1. 你认为该患者为什么会患病？

2. 面对这样的患者，你会怎么做？

第一节 病 因

病因，又称致病因素，是破坏人体动态平衡状态，引发疾病的原因。导致人体患病的原因多种多样，临床把病因分为四大类：外感病因、内伤病因、病理产物病因及其他病因。中医学探求病因主要以临床表现为依据，通过综合分析症状来推求病因，借以指导养生、诊疗。这种方法称为"辨证求因"，又称"审证求因"，是中医特有的方法论。

一、外感病因

外感病因是指来源于自然界，通过口鼻、肌表侵入机体而导致疾病发生的因素，包括六淫和疠气。由外感病因引起的疾病称为外感病。

（一）六淫概述

六淫，即风、寒、暑、湿、燥、火（热）六种外感病邪的统称。淫，有太过和浸淫之意。正常情况下，风、寒、暑、湿、燥、火是指自然界六种不同的气候变化，称为"六气"。当自然界气候异常变化，超出人体的适应能力，或人体正气不足，抵抗力下降，不能适应气候变化时，疾病就会发生，六气则成为病因，成为"六淫"。此外，由于脏腑功能失调而产生的内风、内寒、内湿、内燥、内火等，称内生五邪，要加以区别。六淫致病有以下共同特点。

1. 外感性 六淫致病，多从肌表、口鼻而入，故其所致疾病称为"外感病"。

2. 季节性 六淫致病常有明显的季节性。如春季多风病，夏季多暑病，长夏多湿病，秋季多燥病，冬季多寒病。

3. 地域性 六淫致病与生活、工作的区域和环境密切相关。如西北高原多寒病、燥病，东南沿海多湿病、热病；久居湿地多湿病；高温环境多热病。

4. 相兼性 六淫邪气既可单独伤人，又可两种或两种以上邪气同时侵犯人体而导致疾病的发生。如《素问·痹论》说"风寒湿三气杂至，合而为痹也"。

5. 转化性 六淫致病，在一定的条件下可以相互转化。如寒邪入里可以化热。

（二）六淫各论

1. 风 风邪为病，四季常有，但以春季多见。"内风"多因肝的功能失调所致。

风邪的性质与致病特点如下。

（1）风为阳邪，其性开泄，易袭阳位 风为阳邪，具有轻扬、升发、向上、向外的特性，常伤及人体的头、面和肌表，使皮毛腠理开泄，出现头痛、汗出、恶风等症。

（2）风性善行而数变 指风性善动不居、游移不定，故其致病具有病位游移、行无定处的特征。"数变"，指风邪致病有变化无常、发病迅速的特点。如风疹、皮肤瘙痒、发无定处、此起彼伏等。同时，以风邪为先导的外感病，一般起病多急，传变也较快。

（3）风性主动 指风邪致病具有动摇不定的特征。如临床常见眩晕、震颤、抽搐、颈项强直、角弓反张、两目上视、肌肉颤动等症，多与风邪有关。

（4）风为百病之长 指风邪常为外邪致病的先导，兼合他邪伤人。如寒、湿、暑、燥、热诸邪，常依附于风而侵犯人体，形成风寒、风湿、风热、风燥等证。故《素问·风论》曰"风者，百病之长也"。

2. 寒 寒乃冬季之主气，也可见于其他季节。寒客肌表，郁遏卫阳者，称为"伤寒"；寒邪直中，伤及脏腑阳气者，称为"中寒"。"内寒"多由阳气亏虚、温煦失职所致。

寒邪的性质和致病特点如下。

（1）寒为阴邪，易伤阳气 寒为阴气盛的表现，故为阴邪。感受寒邪，最易损伤人体阳气，致机体失于温煦，而表现全身或局部寒象。如外寒侵袭肌表，寒遏卫阳可见恶寒、鼻塞、流清涕等症；寒邪直中脾胃，中阳受损可见脘腹冷痛、腹泻等症。

（2）寒性凝滞 凝滞，即凝结、阻滞之意。寒性凝滞指寒邪侵袭人体，易使气血凝结、经脉阻滞，不通则痛。其痛得温则减，遇寒则剧。如寒邪客于肌表，气血凝滞不通，可见头身、肢体关节疼痛等症；寒邪直中胃肠，则可见脘腹冷痛等症。

（3）寒性收引 "收引"，即收缩牵引之意。寒邪侵袭人体，可使气机收敛，腠理、经络、筋脉收缩而挛急。如寒邪侵袭肌表，卫阳郁闭，毛窍闭塞，可见恶寒、无汗等症；寒邪客于经络关节，则经脉收缩拘急，可见关节挛急作痛、屈伸不利等症。

3. 暑 暑乃夏季的主气，乃火热所化。多于夏至以后、立秋之前致病。起病缓，病情轻者为"伤暑"；发病急，病情重者为"中暑"。暑邪纯属外邪，无内邪之说。

暑邪的性质和致病特点如下。

（1）暑为阳邪，其性炎热　暑为夏季火热之气所化，为阳邪。暑邪伤人多表现为高热、心烦、面赤、脉洪大等一系列阳热表现。

（2）暑性升散，易伤津耗气　暑邪侵袭人体，可致腠理开泄而多汗，气随津泄，而致气虚，可见口渴喜饮、尿赤短少，兼有气短、乏力等症。

（3）暑多挟湿　暑季气候炎热，多雨而潮湿，热蒸湿动，湿热充斥，故暑邪致病，多挟湿邪。临床除见发热、烦渴等暑热症状外，还常兼见四肢困重、胸闷呕恶、大便黏腻不爽等症。

4. 湿　湿邪为病，长夏居多。长夏为夏秋之交，一年之中湿气最盛的季节，故长夏多湿病。此外涉水淋雨、居处潮湿、水中作业等环境也是湿邪为病的途径。"内湿"多由脾胃失调，水失健运，水饮停聚而成。

湿邪的性质和致病特点如下。

（1）湿为阴邪，易伤阳气，阻遏气机　水湿同类，水性属阴，故湿为阴邪，湿邪侵袭人体，易伤阳气。脾主运化水液，性喜燥而恶湿，故外感湿邪，常易困脾，致脾阳不振，运化无权，则水湿内生、停聚，发为泄泻、水肿、尿少等症。湿为有形之邪，故易阻滞气机。湿邪侵犯人体，停滞脏腑经络，影响气机升降。如湿邪阻于胸膈，气机不畅，则见胸闷；湿困脾胃，升降不利，纳运失调，则见纳差，脘腹胀满，大便不爽等。

（2）湿性重浊　"重"，即沉重、重着之意。指湿邪致病，临床表现以沉重感为特征，如头身困重、四肢酸楚沉重等。若湿邪外袭肌表，困遏清阳，清阳不升，则头重如裹。"浊"，即秽浊不清，指湿邪为患，其分泌物和排泄物具有秽浊不清的特点。如便溏、下痢脓血、小便浑浊、白带过多、湿疹浸淫流水等。

（3）湿性黏滞　"黏"，即黏腻；"滞"，即停滞。湿邪致病，多表现为黏腻、停滞不爽的特点。主要表现在两方面：一是症状的黏滞性。如痢疾湿滞大肠可见排便黏滞不爽。二是病程的缠绵性。湿邪致病，胶着难解，故湿邪致病多起病隐匿，反复发作，病程较长。如湿温、湿疹等起病缓，反复发作，病程较长，缠绵难愈。

（4）湿性趋下，易袭阴位　湿为水之类，水性趋下，故湿邪为病，多易伤及人体下部。如男性阴囊湿疹、女性带下及下肢溃疡等，多由湿邪下注所致，故有"伤于湿者，下先受之"之说。

5. 燥　燥为秋季的主气。多自口鼻而入，首犯肺卫，发为外燥病证。有温燥、凉燥之分。初秋尚有夏末之余热，燥与热合，发为温燥；深秋近冬之寒气与燥相合，则发为凉燥。"内燥"多为体内阴液亏少所致。

燥邪的性质和致病特点如下。

（1）燥性干涩，易伤津液　干，干燥；涩，涩滞。燥邪为病，最易损伤人体津液，出现各种干燥、涩滞的症状，如口鼻干燥，咽干口渴，皮肤干涩，毛发不荣，小便短少，大便干结等。

（2）燥易伤肺　肺为娇脏，燥邪伤人，多从口鼻而入，故最易伤肺，损伤肺津，影响肺气之宣降，甚或伤及肺络，出现干咳少痰，或痰黏难咯，或痰中带血，舌红少津等。

6. 火（热）　火与热程度不同，但性质相同。热为火之渐，火为热之极。火热之邪致病四季均可，没有明显的季节性。"内火"多由体内气血阴阳失调或"五志化火"引发。

火（热）邪的性质和致病特点如下。

（1）火（热）为阳邪，其性炎上　火热之性，升腾上炎，属于阳邪。火热伤人，热象显著，多见高热、面赤、烦渴、汗出、脉洪数等症。又因火性炎上，故火热致病常见上部症状，如心火上炎之口舌糜烂生疮、胃火上扰之牙龈肿痛、肝火上炎之目赤肿痛等。

（2）火易伤津耗气　火热之邪，耗伤津液主要表现在两方面：一方面直接消灼阴液，另一方面热邪蒸迫津液外泄，故火热之邪致病，除热象显著之外，往往伴随人体阴液耗伤的症状，如口渴喜冷饮、咽干口燥、小便短赤、大便秘结等症。火热逼津外泄，往往气随津泄，可见神疲乏力、少气懒言等症。

（3）火易生风动血　火热之邪侵犯人体，燔灼肝经，劫耗肝阴肝血，筋脉失于濡养，而致肝风内动，称为"热极生风"，表现为高热、神昏谵语、颈项强直、角弓反张等。另外，火热之邪可灼伤脉络，迫血妄行，临床可见吐血、衄血、尿血、便血、皮肤发斑及妇女月经过多、崩漏等。

（4）火易躁扰心神　火热至盛，扰动心神，心神不安，可出现烦躁、谵妄、昏迷等症。

（5）火易致肿疡　火热之邪入于血分，结聚于局部，使气血壅聚，血败肉腐发为痈肿疮疡。临床表现可见局部红肿热痛，甚至化脓、溃烂等。

> **知识链接**
>
> ### 疠气
>
> 疠气是指一类具有强烈传染性、致病性和流行性的病邪，属外感病邪的范畴，又称"瘟疫""疫毒""戾气"等。疫疠可通过空气传染，多从口鼻侵入人体，具有发病急、病情重、症状相似、传染性强、易于流行等特点。古籍记载的白喉、天花、霍乱、鼠疫、大头瘟、蛤蟆瘟等均属疫疠范畴。疫疠发生和流行的主要因素：①气候反常；②环境污染和饮食不洁；③预防隔离不及时或隔离措施不当；④社会因素。

二、内伤病因

内伤病因是相对外感病因而言的，此类病因直接伤及内脏，导致脏腑功能紊乱，气血阴阳失调而发病，故称内伤病因。主要包括七情内伤、饮食失宜、劳逸过度等，由内伤病因引起的疾病称为内伤病。

（一）七情内伤

七情，是指喜、怒、忧、思、悲、恐、惊七种正常的情志活动，是人体对外界刺激的反应，一般不会导致疾病发生。若情志刺激超过了人体的适应能力，或脏气虚衰，对情志刺激的适应能力低下时，导致人体脏腑气血阴阳失调，出现疾病，称之为"内伤七情"或"七情内伤"。

1. 七情与脏腑气血的关系　《素问·阴阳应象大论》说"人有五脏化五气，以生喜怒悲忧恐"。说明脏腑精气是情志活动产生的物质基础。五脏精气的变化及气血的失调，皆可影响情志的变化，如《灵枢·本神》记载"肝气虚则恐，实则怒……心气虚则悲，实则笑不休"。同时，情志的异常也可导致脏腑和气血的功能状态异常。

2. 七情的致病特点

（1）直接伤及内脏　情志异常可直接伤及脏脏，影响脏腑功能而产生病理变化。不同情志刺激伤及不同脏腑，产生不同的病理变化。如《素问·阴阳应象大论》说"喜伤心""怒伤肝""思伤脾""悲伤肺""恐伤肾"等。即过喜伤心，过怒伤肝，过思伤脾，过悲伤肺，过恐伤肾。

（2）影响脏腑气机　情志致病易影响脏腑气机，导致脏腑气机升降失常。如《素问·举痛论》说"百病生于气也，怒则气上，喜则气缓，悲则气消，恐则气下……惊则气乱……思则气结"。

怒则气上：指大怒致肝气疏泄太过，血气上逆，见头胀头痛、面红目赤、呕血等症。

喜则气缓：指过度喜乐伤心，致心气涣散甚至暴脱，见精神不能集中、神志失常等症。

悲则气消：指过度悲忧伤肺，致肺气耗伤、肺失宣降，见精神不振、气短胸闷等症。

恐则气下：指过度恐惧伤肾，致肾失固摄、气陷于下，见二便失禁、甚则遗精等症。

惊则气乱：指猝然受惊，致心神不定，气机逆乱，见惊悸不安、慌乱失措、二便失禁等症。

思则气结：指过度思虑伤脾，致脾气郁结、运化失职，见精神萎靡、纳呆、便溏等症。

（3）多发为情志病证　情志可直接致病，也可作为诱因。如情志刺激可出现郁证或癫、狂等，也可诱发眩晕、胸痹等疾病。

（4）影响病情变化　情志变化对病情的影响有两方面，一方面，良好的情绪变化有利于病情的好转和恢复；另一方面，情绪消沉、悲观失望，或情绪异常波动可使病情加重或恶化。如高血压患者，若遇事恼怒，肝阳上亢，血压升高，易发生眩晕，甚至突然昏厥、昏仆不语、半身不遂、口眼㖞斜。

（二）饮食失宜

合理膳食是人类赖以生存和维持生命活动的基本条件，饮食失宜可导致疾病发生。包括饮食不节、饮食不洁、饮食偏嗜等。

1. 饮食不节　节，为节制。饮食不节指饮食过饥、过饱、或饥饱无常。饮食应以适量为宜，长期过饥，摄食不足，气血生化乏源，致气血亏虚、脏腑功能活动衰退，表现为面色无华、心悸气短、身倦乏力等，同时又因正气亏虚，易感外邪，也易继发其他疾病。反之，饮食过饱，轻者可致饮食积滞，见脘腹胀痛、嗳腐吞酸、呕吐、泄泻等症，甚者可使脾胃受损，聚湿、生痰、化热，出现消渴、肥胖、痔疮、胸痹等病证。饥饱无常，可导致脾胃损伤。

2. 饮食不洁　进食不清洁的食物可引起胃肠疾病和肠道寄生虫病。胃肠疾病可出现吐泻、腹痛和下痢脓血等症。肠道寄生虫病如蛔虫病、钩虫病、蛲虫病等，可出现腹痛、嗜食异物、面黄肌瘦、肛门瘙痒等症。若误食毒物（腐败变质食物或有毒食物），可见剧烈腹痛和呕吐、泄泻等症，甚至可出现昏迷或死亡。

3. 饮食偏嗜　饮食均衡能为人体获得充足的营养，若饮食偏嗜，久可导致人体阴阳失调，或因某些营养物质缺乏而引发疾病。如过食生冷寒凉之品，可损伤脾胃阳气，导致寒湿内生，出现腹痛、泄泻等症；若偏食辛温燥热，又可导致胃肠积热，出现口渴、口臭、腹满胀痛、便秘等症；过食肥甘厚味，则易化生痰热，引起胸痹、肥胖、痈疽疮毒等病变。

（三）劳逸过度

适度劳作和运动，有助于人体气血流通，增强体质。必要的休息可以消除疲劳，恢复体力和脑力。长期的劳逸过度，可致人体脏腑气血失调，从而致疾病的发生。

1. 过劳　即过度劳累，包括劳力过度、劳神过度和房劳过度。劳力过度可耗伤脏腑精气，损伤形体、筋骨，临床上可见少气懒言、体倦神疲、喘息汗出等症。劳神过度多易耗伤心脾，出现心悸、失眠、多梦、纳少、腹胀、便溏等症。房劳过度，易耗伤肾精，出现腰膝酸软、眩晕耳鸣、精神萎靡、性功能减退等。

2. 过逸　即过度安逸，包括体力过逸和脑力过逸，均可致脏腑气机不畅、正气虚弱、神气衰弱，出现食少、胸闷、腹胀、肌肉痿软、水湿痰饮、心悸、气喘汗出、精神萎靡、健忘等症。

三、病理产物病因 🅔微课

疾病过程中形成的病理产物可引起机体出现新的病理变化，可以作为新的致病因素。包括痰饮、瘀血等。

（一）痰饮

痰饮是人体水液代谢障碍的病理产物，质地稠浊者为痰，清稀者为饮。痰有有形和无形之分。有形之痰是视之可见、闻之有声的痰液，如咳痰、喉中痰鸣等。无形之痰多不见其形质，但根据其征象、证候可判定为痰病，如眩晕、癫狂等。饮留积于人体脏器组织的间隙或疏松部位，具有较大的流动性，如悬饮、溢饮和支饮等。

1. 痰饮的形成　痰饮多为外感或内伤等导致肺、脾、肾及三焦等功能失调，水液代谢障碍，停聚而形成。

2. 痰饮的致病特点

（1）阻滞气血的运行　出现肢体麻木、半身不遂、瘰疬痰核、胸闷气喘、恶心呕吐、胸闷心痛等症。

（2）影响水液代谢　痰饮作为致病因素，影响肺、脾、肾的功能活动，出现痰湿困脾、痰饮阻肺、水液停蓄等症，使水液进一步停留于体内，加重水液代谢障碍。

（3）易蒙蔽心神　出现头晕目眩、精神不振、神昏谵妄，甚至癫、狂、痫等。

（4）致病广泛、变幻多端　痰饮随气流行，内而脏腑，外而肢节，可变生多种疾病，故有"百病多由痰作祟"之说。如饮溢肌肤，则成水肿；饮停胁下，则见咳唾引痛；饮停胸膈，则见咳喘、不能平卧；饮停于肠间，则见脘腹不适、肠鸣漉漉有声、呕吐清水痰涎等。

（二）瘀血

瘀血是指体内血液停积而形成的病理产物，包括凝结于体内的离经之血，或血行不畅，阻滞于经脉或脏腑的血液。瘀血又可作为致病因素，导致疾病的发生。

1. 瘀血的形成

（1）内外伤　内外伤使脉管破损而血溢脉外，未能排出体外或及时消散，留积于体内则成瘀血。

（2）气滞　气行则血行，气机郁滞，血液运行迟滞不畅而产生血瘀。

（3）气虚　气为血之帅，气能行血，亦能摄血。气虚无力运血，血液运行迟缓，又固摄失常，致血溢脉外，停聚于体内而成瘀血。

（4）血寒　寒主收引、凝滞，血得寒则凝，形成瘀血。

（5）血热　血热互结，煎灼津液，致血液黏稠，血运不畅；或热灼脉络，迫血妄行导致出血，形成瘀血。

2. 瘀血的致病特点

（1）疼痛　多为刺痛，固定不移，拒按，夜间痛甚。

（2）肿块　瘀血积于皮下或体内可见肿块，部位固定不移。

（3）出血　部分瘀血患者可见出血之象，通常出血量少而不畅，血色紫暗，或夹有血块。

（4）望诊　可见面色紫暗、口唇、爪甲青紫、舌质紫暗或有瘀斑、瘀点等。

（5）脉诊　可见脉涩、结代等。

四、其他病因

除上述外感病因、内伤病因、病理产物病因之外的致病因素，统称为其他病因，主要包括外伤、虫兽伤、药邪、医过、先天因素等。

第二节　病　机

病机，是指疾病发生、发展与变化的机制。虽然疾病发生的机制复杂，但基本病机主要包括邪正盛衰、阴阳失调、气血失常等。

一、邪正盛衰

邪正盛衰，是指在疾病过程中正气与邪气之间相互斗争所发生的盛衰变化。发病是指疾病发生的过程，是邪气侵犯人体后，邪气对正气进行损害，正气奋力抗御、驱除邪气的斗争过程。正气，是指人体正常的生命活动以及抗病能力和康复能力，简称"正"。邪气，是指对人体有害的各种致病因素，简称"邪"。正邪斗争的结果，关系着疾病的发生、发展与转归。

（一）邪正盛衰与发病

1. 正气不足是发病的内在依据　《素问·刺法论》所说："正气存内，邪不可干"，说明人体的正气在疾病的发生、发展与转归中具有重要的作用。正气旺盛，则脏腑功能强健，卫外固密，疾病无从发生。若正气虚弱，邪气乘虚侵入，疾病乃生。正如《素问·评热病论》记载"邪之所凑，其气必虚"。

2. 邪气侵袭是发病的重要条件　疾病的发生是邪正斗争的结果。邪气不仅是发病的重要条件，而且在一定环境下还会起主导作用。如交通意外、化学损伤等对人体造成的伤害便与正气的强盛无关，又如疫疠在特殊的气候和环境中，常常成为疾病发生的决定因素，而导致传染病的流行。所以《黄帝内经》既提出"正气存内，邪不可干"，又强调要注意"避其毒气"的预防措施，以防止病邪对人体的损伤。

（二）邪正盛衰与虚实变化

实证以邪气亢盛为矛盾主要方面，由于正气未衰，正邪相搏，斗争激烈，表现出一系列亢盛有余的症候。如精神亢奋、壮热烦躁、腹痛拒按、声高气粗、二便不通、脉实有力等。虚证以正气亏虚为矛盾主要方面，由于正气虚弱，正不敌邪，或正气虚弱但无邪气存在，表现出一系列虚弱不足的症候。如神疲乏力、自汗盗汗、五心烦热、畏寒肢冷、脉虚无力等。

邪正盛衰，不仅可以表现为实证与虚证，在疾病发展演变过程中，由于邪正力量的不断消长，还可出现诸如虚实错杂、虚实转化、虚实真假等复杂病机变化。

（三）邪正盛衰与疾病转归

1. 正胜邪却　在邪正盛衰的变化过程中，若正气充实，邪气衰退或被驱除，症状表现多轻浅，向好转或痊愈方向发展。

2. 邪盛正衰　在疾病过程中，正气虚衰，无力抗邪，则邪愈盛而正愈虚，病情将日益恶化或向危重方向发展。

3. 正虚邪恋　在疾病过程中，正气虚衰，邪气未尽，正气无力驱邪外出，邪气留恋，疾病缠绵不愈。是邪正相持的一种特殊病机，多见于疾病后期。

4. 邪去正虚　在疾病后期，病邪已除，正气受损，有待恢复的一种转归。

二、阴阳失调

阴阳失调是指在致病因素的作用下，机体阴阳失去相对失衡，形成阴阳偏盛、阴阳偏衰或阴阳互损等病理状态。

（一）阴阳偏盛

指机体阴或阳的某一方出现偏盛的病机状态，属于"邪气盛则实"的实证。

1. 阳偏盛　是指机体在疾病过程中出现的阳气偏盛、功能亢奋的实热证。多由感受温热之邪，或感受阴邪从阳化热，或五志化火，或因气滞、血瘀、食积等郁而化热所致。临床多见壮热、面红、目赤等表现。因"阳胜则阴病",故阳气偏盛会导致不同程度的阴液耗损,可见口干舌燥、小便短少、大便干结等伴随症状。

2. 阴偏盛　是指机体在疾病过程中出现的阴气偏盛,功能障碍或减退,病理产物积聚的实寒证。多由感受寒湿之邪,或过食生冷,导致阳不制阴、阴寒内盛而成。临床多见形寒肢冷、舌淡等表现。因"阴胜则阳病",故阴偏盛可导致不同程度的阳气耗损,可见面色苍白、小便清长、大便稀溏等症状。

(二)阴阳偏衰

指机体阴或阳的某一方出现不足的病机状态,属于"精气夺则虚"的虚证。

1. 阳偏衰　是机体在疾病过程中,阳气虚损,功能减退或衰弱,温煦功能低下,热量不足的虚寒证。多由于久病耗伤阳气,或先天不足,或后天失养,或饮食劳倦内伤等所致。临床可见畏寒喜暖、精神不振、头晕乏力、水肿便溏、舌淡苔白、脉沉迟无力等虚寒表现。

2. 阴偏衰　是机体在疾病过程中,精、血、津液等物质亏损,阴不制阳,阳气相对偏旺,功能活动虚性亢奋的虚热证。多由于外感阳热病邪伤阴,或五志过极,化火伤阴,或久病伤阴等所致。临床可见五心烦热、形体消瘦、颧红盗汗、咽干口燥、舌红少苔、脉细数等虚热表现。

(三)阴阳互损

在阴或阳任何一方虚损的前提下,病变发展影响到相对的另一方,形成阴阳两虚的病理状态。

1. 阴损及阳　指在阴偏衰的基础上,随着病情发展导致阳也偏衰,形成了以阴偏衰为主的阴阳两虚。

2. 阳损及阴　指在阳偏衰的基础上,随着病情发展导致阴也偏衰,形成了以阳偏衰为主的阴阳两虚。

三、气血失常

在疾病过程中,由于邪正斗争的盛衰,或脏腑功能的失调,导致气血不足,运行异常,以及相互之间关系失调的病理变化,称气血失常。

(一)气的失常

指气的亏虚以及气的运行失常而产生的病理变化。包括气虚、气滞、气逆、气陷、气闭、气脱等气机失调。

1. 气虚　指气的不足而致功能低下的病机。主要由气的生成不足或消耗太过而致。临床可见神疲乏力、气短、自汗、易感外邪等。

2. 气滞　指气运行不畅的病理状态。多由情志刺激,或痰饮、瘀血、食积等邪气阻滞或脏腑功能失调等而致。气滞部位不同,临床表现也各异,但气滞是其共同病机,因此胀、闷、痛及气行则舒是常见的共同临床表现。

3. 气逆　指气的上升太过或下降不及的病理状态。主要由情志所伤、饮食不当、感受外邪或痰浊壅阻等而致。气逆最常见于肺、胃、肝等脏腑。肺气上逆可见咳嗽、喘等症;胃气上逆可见恶心、呕吐、呃逆等症;肝气上逆可见急躁易怒、头痛、眩晕等症。

4. 气陷　指气的上升不足或下降太过的病理状态,多由气虚进一步发展而来。多由劳累过度、久泄久痢、年老体衰、女性产育过多等而致。气陷与脾胃气虚关系最为密切,故又称"中气下陷"。临床可见胃下垂、肾下垂、子宫脱垂、脱肛等。

5. 气闭　指气机郁闭不能外达的病理状态。多由情志刺激、痰浊内阻或触冒秽浊之气而致。大多病情较急。临床可见呼吸困难、口唇青紫、四肢厥逆、不省人事等症。

6. 气脱 指气不内守而大量外脱的病理状态。主要由正气骤伤、慢性消耗等而致。临床可见面色苍白、不省人事、冷汗淋漓、二便失禁等症。

(二) 血的失常

指血液亏虚或运行失常而产生的一系列病理变化，包括血虚、血瘀等。

1. 血虚 指体内血液不足或血的濡养功能减退的病理状态。其成因主要有失血过多、脾胃虚弱化生不足、久病等。临床可见面色无华、口唇爪甲色淡、头晕、心悸等症。

2. 血瘀 指血行不畅，甚至停滞的病理状态。多由气虚、气滞、血寒、血热、局部损伤等而致。临床可见刺痛、部位固定不移，肿块、出血、面色黧黑、肌肤甲错、舌质紫暗，或有瘀斑瘀点、脉涩等症。

(三) 气血关系失常

指气与血之间的关系发生紊乱而导致的病理变化。包括气滞血瘀、气虚血瘀、气不摄血、气随血脱、气血两虚等。

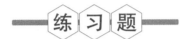

答案解析

一、单项选择题

1. 下列各项，易阻遏气机的外邪是（ ）

    A. 风邪   B. 火邪   C. 湿邪   D. 寒邪

2. 过度思虑可导致（ ）

    A. 气下   B. 气结   C. 气消   D. 气乱

3. 疾病的发生归结到一点，就是人体（ ）

    A. 感受外邪   B. 阴阳失调   C. 先天禀赋不足   D. 正气虚衰

4. 疾病治疗及时，趋于好转的病机是（ ）

    A. 正胜邪退   B. 邪去正虚   C. 邪盛正衰   D. 邪正相持

5. 疾病发生的内在因素是（ ）

    A. 邪气   B. 正气不足   C. 邪正相搏   D. 体质

二、简答题

1. 何谓六淫？六淫中风邪有什么致病特点？

2. 何谓七情？七情有什么致病特点？

书网融合……

本章小结

微课

题库

第七章

体 质

 学习目标

❰知识目标❱

1. **掌握** 体质的概念。
2. **熟悉** 体质形成的因素。体质的分类。
3. **了解** 体质学说在中医临床上的应用。

❰能力目标❱

1. 能辨别九种体质。
2. 能根据体质进行养生。

❰素质目标❱

通过本章的学习，树立正确的养生观。

 情境导入

情境 《灵枢·寿夭刚柔》曰："人之生也，有刚有柔，有弱有强，有短有长，有阴有阳。"中医学对体质的认识源于《黄帝内经》，中医体质学说研究人类各种体质特征。生物—心理—社会医学模式与中医体质学说不谋而合。在亚健康状况下，根据中医体质类型进行辨体防治，针对体质特征合理用膳，采取相应的身体锻炼，可调整和优化体质，干预亚健康，预防疾病的发生。

思考 1. 你认为体质是先天形成还是后天养成？
2. 你了解的体质养生有哪些？

第一节 体质的概念

体质是个体在生命过程中，在先天禀赋和后天获得的基础上表现在形态结构、生理功能和心理活动方面综合的相对稳定的特性，是在生长、发育和衰老过程中所形成的与自然、社会环境相适应的相对稳定的个性特征。

体质的概念包括了形、神两方面，且二者之间有内在的、必然的联系。张介宾《类经·藏象类》"形神俱备，乃为全体"，一定的形态结构必然产生相应的生理功能和心理状态，而不同的心理特征会直接或间接影响生理功能及人体脏腑组织结构。

中医体质学发展简史

在秦汉时期，中医体质学发展的代表性事件是《黄帝内经》的问世，书中蕴含了大量关于中医体质学的内容，是中医体质理论初步形成的源头。东汉时期医圣张仲景的《伤寒杂病论》是我国第一部法理方药完善、理论联系实际的中医临床巨著，也是中医体质理论应用到中医临床的开始。此后中医体质理论蓬勃发展，百家争鸣。明清时期，中医体质理论在临床上的应用日趋成熟。

第二节 体质的形成

体质禀于先天，得养于后天。先天禀赋是人体体质形成的重要因素，但体质的形成、发展与强弱很大程度上又受到后天因素的影响。

一、先天因素

又称禀赋，指出生以前在母体内所禀受的一切，包括父母双方所赋予的遗传性，也包括子代在母体内发育过程中的营养状况。

（一）遗传因素

遗传因素是体质形成的基础，是人体体质强弱的前提条件，父母生殖之精气的盛衰，决定着子代禀赋的厚薄强弱，从而影响着子代的体质。子代的形体始于父母，父母的体质是子代体质的基础。父母体质的强弱，使子代禀赋有厚薄之分，表现出体质的差异，诸如身体强弱、肥瘦、刚柔、长短、肤色，乃至先天性生理缺陷和遗传性疾病，如鸡胸、龟背、癫痫等。

（二）胎孕因素

妊娠期间的母体健康状况和将息调养也至关重要。母体怀胎期间，注意寒温、调饮食、慎起居、心情愉悦、忌房事等，古代称之为"养胎"。

二、后天因素

后天因素是人出生后赖以生存的各种因素的总和。体质在后天各种因素的影响下可以发生变化，通过培补后天可弥补先天禀赋的不足。

（一）饮食营养

人以水谷为本，饮食营养是决定体质强弱的重要因素。合理的膳食结构，科学的饮食习惯，保持适当的营养水平，能促进身体正常生长和发育，使体质强壮。人长期的饮食习惯和相对固定的膳食结构，可影响脏腑气血阴阳的盛衰偏颇，形成稳定的体质特征。如偏食、偏嗜造成体内某种成物质缺乏或过多，从而影响体质，乃至于引起疾病。如嗜食肥甘厚味可助湿生痰，易形成痰湿体质；嗜食辛辣则易化火灼津，易形成阴虚火旺体质。

（二）劳动和运动

劳逸适度，可增强体质。一般来说，适当的体力劳动对增强体质有积极的作用。古往今来，人们从

"流水不腐，户枢不蠹"的自然现象中体会出"生命在于运动"的真谛，认为体育锻炼能增强体质。适度的劳作或体育锻炼，可使筋骨强壮、关节滑利、气机通畅、气血调和、脏腑功能旺盛。历代医家总结的"养生导引之法"，诸如太极拳、五禽戏等，便是以运动来调养体质的典范。但是，过于繁重的体力劳动，则易于损伤筋骨，消耗气血，致脏腑精气不足，形成虚性体质。《素问·举痛论》曰"劳则气耗"。

（三）地理因素

地理环境又称自然环境或自然地理环境。个体因居住地域的差异，生活环境、水土性质、气候而形成的生活习惯，会形成体质上的差异。早在《素问·异法方宜论》中就曾详细地论述过东西南北中各地人的体质特征。地理环境及其资源的均一性，在一定程度上，影响着不同地域人类的发育，形成了人类体质明显的地区性差异。一般而言，北方人形体多壮实，气候寒冷，易形成阳虚体质；东南人多体形瘦弱，气候炎热，易形成阴虚体质。因此，中医学在诊断和治疗上强调"因地制宜"，所谓"善疗疾病者，必先别方土"。

（四）情志因素

情志是人体对外界客观事物刺激的正常反应，情志变化会影响脏腑精气的盛衰，从而影响体质。精神情志贵在和调。情志和调，则气血调畅，脏腑功能协调，体质强壮；反之，长期或强烈的精神刺激，超过了人体的生理调节功能，可致脏腑精气不足或紊乱，影响体质。如郁怒不解，气郁化火或伤阴灼血，易致阳热或阴虚体质。

（五）疾病因素

疾病是促使体质改变的一个重要因素，特别是一些重大疾病，即使痊愈后，也会因为损伤人体正气带来体质的改变。疾病的发生、发展和转归的整个过程都是人体正气与病邪做斗争的过程，若感受病邪过强或正邪斗争持续日久，势必损伤人体正气，造成亏虚，所谓"久病多虚"。

第三节　体质的分类

人们在各自的生理及心理过程中表现出纷繁的差异性。地域、年龄、性别以及民族的生活方式及行为习惯等，也可形成体质的群体趋同性，具有相应的规律性。中医学理论从人的形态、脏腑功能、阴阳五行、气血津液以及性格行为等多个角度描述并划分了不同的体质类型。

一、传统分类法

（一）五行划分法

《灵枢·阴阳二十五人》根据人皮肤、形态特征、生理功能、行为习惯、对环境的适应和调节能力，将人体的体质归纳为木、火、土、金、水五种类型。

（二）阴阳划分法

《灵枢·通天》根据个体阴阳之气盛衰的不同，将人的体质分为太阴型、少阴型、太阳型、少阳型、阴阳和平型。此外，张介宾采用藏象阴阳分类法，叶天士采用阴阳属性分类法，章虚谷则以阴阳虚实分类。

（三）形态与特征分类法

这种方法是以人体外在形态结构特征联系内在生理功能对体质予以分类的方法。《灵枢·逆顺肥瘦》从形态结构、气血情况等方面分为肥人、瘦人和常人三种类型。

此外还有根据劳逸导致的形与神特征进行的形志苦乐分类法、刚柔分类法和禀性勇怯分类法等心理特征分类法。

二、现代分类法

结合临床实践，在传统分类的基础上，进行分类，如六分法、九分法和十二分法等。现在使用较多的是九分法。即平和质、气虚质、阴虚质、阳虚质、湿热质、气郁质、痰湿质、血瘀质和特禀质。

（一）平和质

平和质是功能较为协调的体质类型，即正常、理想的体质。

1. 总体特征　阴阳气血调和，以体态适中、面色红润、精力充沛等为主要特征。

2. 形体特征　体形匀称健壮。

3. 常见表现　面色、肤色润泽，头发稠密有光泽，目光有神，鼻色明润，嗅觉通利，唇色红润，不易疲劳，精力充沛，耐受寒热，睡眠良好，胃纳佳，二便正常，舌色淡红，苔薄白，脉和缓有力。

4. 心理特征　性格随和开朗。

5. 发病倾向　平素患病较少。

6. 对外界环境适应能力　对自然环境和社会环境适应能力较强。

（二）气虚质

1. 总体特征　元气不足，以疲乏、气短、自汗等气虚表现为主要特征。

2. 形体特征　肌肉松软不实。

3. 常见表现　平素语音低弱，气短懒言，容易疲乏，精神不振，易出汗，舌淡红，舌边有齿痕，脉弱。

4. 心理特征　性格内向，不喜冒险。

5. 发病倾向　易患感冒、内脏下垂等病；病后康复缓慢。

6. 对外界环境适应能力　不耐受风、寒、暑、湿邪。

（三）阴虚质

1. 总体特征　阴液亏少，以口燥咽干、手足心热等虚热表现为主要特征。

2. 形体特征　体形偏瘦。

3. 常见表现　手足心热，口燥咽干，鼻微干，喜冷饮，大便干燥，舌红少津，脉细数。

4. 心理特征　性情急躁，外向好动，活泼。

5. 发病倾向　易患虚劳、失精、不寐等病；感邪易从热化。

6. 对外界环境适应能力　耐冬不耐夏；不耐受暑、热、燥邪。

（四）阳虚质

1. 总体特征　阳气不足，以畏寒怕冷、手足不温等虚寒表现为主要特征。

2. 形体特征　肌肉松软不实。

3. 常见表现　平素畏冷，手足不温，喜热饮食，精神不振，舌淡胖嫩，脉沉迟。

4. 心理特征　性格多沉静、内向。

5. 发病倾向　易患痰饮、肿胀、泄泻等病；感邪易从寒化。

6. 对外界环境适应能力　耐夏不耐冬；易感风、寒、湿邪。

（五）湿热质

1. 总体特征　湿热内蕴，以面垢油光、口苦、苔黄腻等湿热表现为主要特征。

2. 形体特征　形体中等或偏瘦。

3. 常见表现　面垢油光，易生痤疮，口苦口干，身重困倦，大便黏滞不畅或燥结，小便短黄，男性易阴囊潮湿，女性易带下增多，舌质偏红，苔黄腻，脉滑数。

4. 心理特征　容易心烦急躁。

5. 发病倾向　易患疮疖、黄疸、热淋等病。

6. 对外界环境适应能力　对夏末秋初湿热气候，湿重或气温偏高环境较难适应。

（六）气郁质

1. 总体特征　气机郁滞，以神情抑郁、忧虑脆弱等气郁表现为主要特征。

2. 形体特征　形体瘦者为多。

3. 常见表现　神情抑郁，情感脆弱，烦闷不乐，舌淡红，苔薄白，脉弦。

4. 心理特征　性格内向不稳定、敏感多虑。

5. 发病倾向　易患脏躁、梅核气、百合病及郁证等。

6. 对外界环境适应能力　对精神刺激适应能力较差；不适应阴雨天气。

（七）痰湿质

1. 总体特征　痰湿凝聚，以形体肥胖、腹部肥满、口黏苔腻等痰湿表现为主要特征。

2. 形体特征　体形肥胖，腹部肥满松软。

3. 常见表现　面部皮肤油脂较多，多汗且黏，胸闷，痰多，口黏腻或甜，喜食肥甘，苔腻，脉滑。

4. 心理特征　性格偏温和、稳重，多善于忍耐。

5. 发病倾向　易患消渴、中风、胸痹等病。

6. 对外界环境适应能力　对梅雨季节及湿重环境适应能力差。

（八）血瘀质

1. 总体特征　血行不畅，以肤色晦暗、舌质紫黯等血瘀表现为主要特征。

2. 形体特征　胖瘦均见。

3. 常见表现　肤色晦暗，色素沉着，容易出现瘀斑，口唇黯淡，舌黯或有瘀点，舌下络脉紫黯或增粗，脉涩。

4. 心理特征　易烦，健忘。

5. 发病倾向　易患癥瘕及痛证、血证等。

6. 对外界环境适应能力　不耐受寒邪。

（九）特禀质

1. 总体特征　先天失常，以生理缺陷、过敏反应等为主要特征。

2. 形体特征　过敏体质者一般无特殊表现；先天禀赋异常者或有畸形，或有生理缺陷。

3. 常见表现　过敏体质者常见哮喘、风团、咽痒、鼻塞、喷嚏等；患遗传性疾病者有垂直遗传、先天性、家族性特征；患胎传性疾病者具有母体影响胎儿个体生长发育及相关疾病特征。

4. 心理特征　随禀质不同情况各异。

5. 发病倾向　过敏体质者易患哮喘、荨麻疹、花粉症及药物过敏等；遗传性疾病如血友病、先天愚型等；胎传性疾病如五迟（立迟、行迟、发迟、齿迟和语迟）、五软（头软、项软、手足软、肌肉软、口软）、解颅、胎惊等。

6. 对外界环境适应能力　适应能力差，如过敏体质者对易致过敏季节适应能力差，易引发宿疾。

答案解析

练 习 题

单项选择题

1. 不属于中医评价健康标准的是（ ）
    A. 呼吸微徐　　　　B. 面色红润　　　　C. 形体纤瘦　　　　D. 记忆力好

2. 中医养生的核心目标是（ ）
    A. 顺应四时　　　　B. 和谐平衡　　　　C. 动静结合　　　　D. 形神合一

3. 不属于痰湿质特征的是（ ）
    A. 体形肥胖，腹部肥软　　　　　　B. 常感到肢体酸困沉重
    C. 性格温和，多善忍耐　　　　　　D. 易患疮疖、热淋等病

4. 属于阴虚质特征的是（ ）
    A. 体质虚弱，易患感冒　　　　　　B. 体形偏瘦
    C. 易患泄泻、阳痿等病　　　　　　D. 耐夏不耐冬

5. 不属于特禀质特征的是（ ）
    A. 性格内向、敏感多疑　　　　　　B. 易患哮喘
    C. 易患荨麻疹　　　　　　　　　　D. 对季节适应能力差

6. 特禀质的形体特征（ ）
    A. 先天正常　　　　B. 生理无缺陷　　　　C. 容易感冒　　　　D. 过敏反应

7. 痰湿体质总体特征（ ）
    A. 脾气暴躁　　　　B. 形体消瘦　　　　C. 腹部肥满　　　　D. 口苦口干

8. 阳虚质常见表现（ ）
    A. 平素畏冷，手足不温　　　　　　B. 喜冷饮食，精神不振
    C. 舌红苔黄，脉弦细　　　　　　　D. 感邪易从热化

9. 血瘀质表现是（ ）
    A. 脸上有钞票纹，身上容易长斑，舌下静脉容易瘀紫发暗
    B. 不易患癥瘕及痛证、血证等
    C. 血行通畅，以肤色红润
    D. 以胖人多

10. 阳虚质的调理（ ）
    A. 中药可用甘温补气之品
    B. 体育锻炼：在大风大寒大雾大雪的冬天及空气污染的环境中锻炼
    C. 饮食调理：宜食寒凉食品
    D. 环境起居调摄：冬避寒就温，春夏培补阳气，多日光浴。注重足下、背部及小腹部位的保暖

书网融合……

本章小结

微课

题库

第八章

常见的养生方法

PPT

 学习目标

《知识目标》

1. 掌握 经络腧穴养生、按摩养生、艾灸养生、拔罐养生、运动养生和雅趣养生的概念以及具体方法、注意事项。

2. 熟悉 经络腧穴、按摩、艾灸、拔罐、运动和雅趣在中医养生中的应用。

3. 了解 经络的组成、腧穴的分类、时辰与经络腧穴养生的关系。

《能力目标》

1. 能掌握常见养生方法的操作步骤及动作要领。

2. 能运用常用的养生方法，初步指导日常养生。

《素质目标》

通过本章的学习，树立正确的生命观、健康观和养生观。

情境导入

情境 北宋政治家、文学家、史学家欧阳修因为遭受打击，患了忧劳之疾，久治不愈。后来跟着友人孙道滋习琴而愈。欧阳修记述音乐疗疾的体会："予尝有幽忧之疾，退而闲居，不能治也。既而学琴于友人孙道滋，受宫音数引，久而乐之，不知其疾之在体也。"他不知不觉在弹琴中除去了幽忧之疾。

思考 1. 欧阳修通过哪些方法进行养生？

2. 你喜欢哪些养生方法？

第一节　经络腧穴养生

经络腧穴，是古人在长期的医疗实践中逐步总结形成的，是中医学的重要组成部分，几千年来一直指导着中医各科的临床实践与养生保健，在生理、病理、诊断、治疗乃至养生保健、导引、按摩上都非常重要，其科学性及有效性已在实践中得到验证。经络分布全身内外上下，腧穴布散于经络之中，当刺激了某些腧穴时便能按照经络的循行调节相应内脏的功能。经络和腧穴是两个不可分割的整体，在养生保健中发挥重要的作用。

一、经络腧穴的概念

经络是人体运行气血，联络脏腑形体官窍，沟通上下内外的通道。经，有路径之意，指经脉，是经络系统的主干，多循行于人体的深部，有一定的循行路径。络，有网络之意，指络脉，是经脉的分支，多循行于人体的浅部，呈纵横交错状网罗全身。经络是经脉和络脉的总称。

腧穴是人体脏腑经络气血输注于体表的特殊部位，也是针灸推拿以及其他外治法施术的部位。腧穴通过经络与脏腑密切联系，脏腑的生理、病理变化可以反映到腧穴，同样对腧穴给予刺激，也能调整脏腑的生理功能和病理变化。

二、经络系统的组成

经络系统由经脉、络脉和连属部分组成，其中经脉包括十二正经、奇经八脉、十二经别，络脉包括十五络脉、浮络、孙络等。

三、腧穴的分类

腧穴可分为经穴、奇穴和阿是穴三类。

1. 经穴　是指分布在十二经脉和任督二脉循行路线上的腧穴，亦称为"十四经穴"，简称"经穴"。经穴有明确的固定位置和专用名称，是腧穴的主要组成部分，目前公认的经穴有362个。

2. 奇穴　是指既有专用名称，又有固定位置，因主治范围比较单纯，对某些病证有特殊疗效，目前尚未归入十四经系统的腧穴。历代对奇穴记载不一，也有一些奇穴在发展过程中被归入经穴。

3. 阿是穴　是指既无固定位置，又无专用名称，亦无经脉归属，而是以压痛点或病变部位或其他反应点等作为针灸施术部位的一类腧穴，又称"天应穴""不定穴""压痛点"等。阿是穴无一定数目，始见于唐代孙思邈的《备急千金要方》。

> **知识链接**
>
> ### 有趣的腧穴名称
>
> 腧穴的名称均有一定的含义。《千金翼方》曰"凡诸孔穴，名不徒设，皆有深意"。腧穴的命名规律：以所在部位命名，如腕骨、颧髎、大椎等；以治疗作用命名，如睛明、牵正、气海等；以天体地貌命名，如合谷、水沟、曲泽等；以交通要冲命名，如关冲、内关、水道等；以动植物命名，如鱼际、犊鼻、攒竹等；以建筑物命名，如内庭、地仓、梁门等；以生活用具命名，如缺盆、悬钟、大杼等；以中医学理论命名，如阴陵泉、心俞、三阴交等。

四、经络的生理功能

1. 联系脏腑，沟通内外　经络纵横交错，出表入里，通上达下，内达脏腑，外达肌腠，联系人体各个脏腑，沟通人体五脏六腑、四肢百骸、五官九窍、皮肉筋骨，使人体构成了一个有机整体。

2. 通行气血，营养全身　气血是人体生命活动的物质基础，经络是人体气血运行的通道，能使气血通达全身各组织脏器，使脏腑组织得以营养，筋骨得以濡润，关节得以通利，从而维持人体正常生理活动。

3. 传导感应，指导诊疗　经络系统对于针刺及其他刺激有感觉传递和通导作用。即体表感受病邪和各种刺激，可传导于脏腑；脏腑的生理功能失常，亦可反映于体表。如脏腑的生理功能失常，可在经络循行部位表现出压痛，或结节、条索等异常。通过针刺等经络刺激可以调整脏腑功能，使其恢复正常。

4. 平衡阴阳，调整虚实　经络能协调阴阳、抗御病邪、保卫机体，使人体功能活动保持相对的平衡状态。当疾病导致机体阴阳失调时，即可运用针灸等治法，激发经络的调节作用，通过补虚泻实，促使阴阳平复。

五、腧穴的治疗作用

腧穴的治疗作用包括近治作用、远治作用和特殊作用。

1. 近治作用 指所有腧穴都有治疗其所在部位局部及邻近组织、器官等局部病证的作用，是"腧穴所在，主治所在"规律的体现。如眼区的睛明、承泣、攒竹等穴均能治疗眼疾；耳区的翳风、听宫、听会等穴位均能治疗耳疾；膝关节周围的足三里、梁丘、阳陵泉等穴位均能治疗膝关节病变；阿是穴均能治疗所在部位局部的病变。腧穴的近治作用是腧穴最基本的治疗作用。

2. 远治作用 指腧穴不仅能治疗局部病证，而且还能治疗距离腧穴较远、本经经脉循行部位的组织、器官、脏腑的病证，是"经脉所过，主治所及"规律的反映。十四经穴，尤其是十二经脉中位于四肢肘膝关节以下的经穴，远治作用尤为突出。如列缺穴不仅能治疗手腕部局部病证，还能治疗本经经脉循行处头项部的病证。

3. 特殊作用 指某些腧穴具有特殊的治疗作用或双向良性调节功能。如大椎穴退热，至阴穴矫正胎位，少泽穴通乳等。天枢穴既可以治疗腹泻，又可以治疗便秘；内关穴既可以治疗心动过速，又可以治疗心动过缓。

六、经络腧穴学说的应用

经络腧穴学说被广泛应用于临床，可用于说明人体的病理变化，亦可指导疾病诊断、治疗及养生保健。

1. 说明病理变化 正常情况下，人体脏腑之间的相互沟通、彼此联系，是通过经络的传导作用而实现的。但在疾病的情况下，经络也可以成为传导病邪的途径。外邪侵犯人体，常以经络为通道，从皮毛腠理向内传至五脏六腑。脏腑之间又因经络的沟通联系而使病变相互传变，如足厥阴肝经挟胃、注肺中，所以肝病可犯胃、犯肺；互为表里的两条经脉，更因相互络属于对方脏腑，而出现相表里的一脏一腑在病理上相互影响，如心火可下移至小肠；大肠实热，腑气不通，可使肺气不利而出现喘咳胸闷等。

2. 指导疾病诊断 经络是脏腑病变反映于外的途径，临床上可运用"以表知里"的思维方法诊察疾病。应用经络学说诊断疾病，主要体现在通过经络的循行部位，判断病位。如心火上炎引起的舌尖赤痛；肝火上炎引起的两目红赤；肾虚可致耳聋、足跟痛等。又如头痛，痛在前额，多与阳明经有关；痛在两侧，多与少阳经有关；痛在后头部及项部，多与太阳经有关；痛在巅顶，多与厥阴经有关。另外人体发生疾病时，常在体表的某些穴位或部位出现病理性反应，或表现为压痛，或呈现出结节状、条索状的反应物，或局部出现色泽变化等。如肺病患者常在肺俞穴出现结节或中府穴位有压痛；肠痈可在阑尾穴上出现压痛等。

3. 指导疾病治疗 经络学说广泛地指导临床各科的治疗，对针灸、推拿和药物治疗，都具有指导意义。针灸与推拿治疗常采用"循经取穴"的方法治疗某一脏腑的病变。如胃病取胃经的足三里穴，肝病取肝经的期门穴等。耳针疗法、针刺麻醉等都是在经络理论的指导下创立和发展起来的。在药物治疗方面，以经络为基础，根据某些药物对某一脏腑经络具有特殊选择性作用，而产生的"药物归经"的理论，对临床用药有很大的指导作用。如在头痛的治疗中，太阳经头痛者，可选用羌活；阳明经头痛者，可选用白芷；少阳经头痛者，可选用柴胡；厥阴经头痛者，可选用藁本等。这样，就可以针对病位，优选药物，以提高疗效。

4. 指导养生保健 临床可以通过调理经络达到调整脏腑、运行气血、协调阴阳、养生保健的目的。

如常灸足三里穴，可以强身、防病、益寿；灸风门穴可以预防感冒；灸足三里、悬钟穴可预防中风等。

七、时辰与经络腧穴养生

1. 子时（23～1点） 胆经当道，主要分泌并储存胆汁，为明天的需要作准备；同时营血入阴，造血；人一定要熟睡，否则影响胆的工作，会使胆汁分泌不足。

2. 丑时（1～3点） 肝经当道，肝开始解毒，过滤血液中的毒素，并且把多余的血藏在肝脏里。

3. 寅时（3～5点） 肺经当道，肺主一身之气，均衡一身的气血，此时一定要进入深度睡眠。

4. 卯时（5～7点） 大肠经当道，此时太阳初升，人应该醒来，地户开，要起身去如厕。

5. 辰时（7～9点） 胃经当道，此时一定要吃一顿精美丰富的早餐，早餐关系到一天的精气神，不吃早餐将损伤胃肠系统。

6. 巳时（9～11点） 脾经当道，主运化，长一身的肌肉，所以是锻炼肌肉的好时机。

7. 午时（11～1点） 心经当道，是阴阳交汇点，此时，吃过午饭后最好午睡半小时。

8. 未时（13～15点） 小肠经当道，此时正在吸收午饭消化后的精华。

9. 申时（15～17点） 膀胱经当道，这段时间，最好喝多点水，多排尿液可以把代谢的废液及时排出。

10. 酉时（17～19点） 肾经当道，此时可以补肾气，是养元气的好时机。

11. 戌时（19～21点） 心包经当道，此时可以敲打、按摩心包经、轻揉膻中穴，可以缓解心慌，是保健的好时候。

12. 亥时（21～23点） 三焦经当道，新的轮回又要重新开始了，此时最好不吃不喝，准备入睡。

从亥时开始到寅时结束，是人体休养生息、推陈出新的时间，也是睡眠的良辰，此时休息，才会拥有良好的身体和精神状态。

第二节 按摩养生

按摩是我国古老的医疗方法，早在商代殷墟出土的甲骨文卜辞中，就有"按摩"的文字记载。按摩，又称推拿，古称按跷（指按摩矫捷，舒畅筋骨）、案杌（案，通按；杌，通玩。案杌，按摩）等，是我国劳动人民在长期与疾病斗争中逐渐总结认识和发展起来的一种保健和治疗方法。《素问·血气形志篇》说："形数惊恐，经络不通，病生于不仁，治之以按摩、醪酒。"指出了经络不通，气血瘀滞，人体中的某个部位就会出现疾患，在治疗上可以用按摩的方法疏通经络气血，达到治疗的目的。随着社会的进步、经济的强盛和科技的发展，辅以现代科技和传统手法的按摩已经成为一种被大众接受并认可的日常养生保健方式，传统的按摩手段与方法也得到了较大的改进。从内容上分为保健按摩、运动按摩和医疗按摩。从性质上来说，它是一种物理治疗方法。

一、按摩的概念

指运用手、指的技巧或者辅助医疗器械，在人体皮肤、肌肉组织上推、按、捏、揉等连续动作，以促进血液循环来预防和治疗疾病、养生保健的一种方法。按摩是以中医的脏腑、经络学说为理论基础，并结合西医的解剖认识，用手法或器械作用于人体体表的特定部位以调节机体生理、病理状况，达到治疗的目的。

对于急性传染病、传染性皮肤病、皮肤湿疹、水火烫伤、皮肤溃疡、肿瘤、疮疡、月经期妇女、孕妇及身体过度虚弱、素有严重心血管病或高龄体弱者，不宜按摩。

二、按摩的分类

根据按摩的内容，将按摩分为保健按摩、运动按摩和医疗按摩等几类。

1. 保健按摩 运用按摩手法或辅助医疗器械，在人体的适当部位进行操作，从而达到消除疲劳、增强体质、健美防衰、延年益寿的目的。

2. 运动按摩 运用按摩手法或辅助医疗器械，舒缓运动员紧张的心情，松弛肌肉，促进机体运动代谢产物的排泄，以使运动员保持良好的竞技状态，开发运动员潜在体能，以达到提高运动成绩的目的。

3. 医疗按摩 又称推拿疗法，是中医传统外治特色疗法之一，也是人类最古老的一种治疗疾病的手段和方法。通过按摩以达到治病目的的物理疗法。通常适用骨伤科疾病，内科、妇科、儿科等慢性疾病，功能性疾病。

三、常用的按摩手法

（一）推法

推法，用手或掌等部位部分着力于被按摩部位上，进行单向的直线推动。分为轻推法和重推法。轻推法具有镇静止痛、缓和不适感等作用，用于按摩的开始和结束时，以及穿插于其他手法之间。重推法具有疏通经络、理筋整复、活血散瘀、缓解痉挛、加速静脉血和淋巴液回流等作用，可用于按摩的不同阶段。

1. 方法与步骤

（1）用指或掌等部位着力于被按摩的部位上。

（2）根据推法用力的大小，选择合适的力度，然后进行单向的直线推动，一般推 3～5 次。

2. 动作要领

（1）轻推法压力较轻；重推法压力较重。做全掌重推法时，四指并拢，拇指分开，要求掌根着力，虎口稍抬起，必要时可用另一手掌重叠按压于手背上，双手同时向下加压，沿着淋巴流动的方向向前推动。

（2）指、掌等着力部分要紧贴皮肤，用力要稳，推进的速度要缓慢而均匀，但不要硬用压力，以免损伤皮肤。

（二）擦法

擦法，用手的不同部位着力，紧贴在皮肤上，做来回直线的摩擦运动。擦法具有温经通络，行气活血，镇静止痛，提高皮肤温度，增强关节韧带的柔韧性等作用。轻擦法多用于按摩开始和结束时，以减轻疼痛或不适感。重擦法多穿插于其他手法之间。

1. 方法与步骤

（1）用手掌、大鱼际、小鱼际或掌根部位着力于皮肤上。

（2）根据力量大小选择轻重手法做来回直线摩擦运动。

2. 动作要领

（1）操作时腕关节要伸直，使前臂与手接近相平，以肩关节为支点，带动手掌做前后或左右直线往返摩擦运动，不可歪斜。

（2）手掌向下的压力要均匀适中，在摩擦运动时以不使皮肤褶叠为宜。

（3）擦法的速度一般较快，往返擦动的距离要长，动作要均匀而连贯，但不宜久擦，以局部皮肤充血潮红为度，防止擦损皮肤。

（三）揉法

揉法，用手的不同部位，着力于一定的部位上，做圆形或螺旋形的揉搓运动，以带动该处的皮下组织随手指或掌的揉动而滑动的手法。揉法具有加速血液循环、改善局部组织的新陈代谢、活血散瘀缓解痉挛、缓和强手法刺激和减轻疼痛的作用。全掌或掌根揉，多用于腰背部和肌肉肥厚部位。拇指揉法多用于关节、肌腱部。拇、中指端揉是穴位按摩常用的手法。

1. 方法与步骤

（1）用手掌、掌根、大鱼际、小鱼际、拇指或四指指腹部分着力于皮肤上。

（2）做圆形或螺旋形的揉动，以带动该处的皮下组织随手指或掌的揉动而滑动。

2. 动作要领

（1）揉动时手指或掌要紧贴在皮肤上，不要在皮肤上摩擦运动。

（2）手腕要放松，以腕关节连同前臂或整个手臂做小幅度的回旋活动，不要过分牵扯周围皮肤。

（四）搓法

搓法，用双手挟住被按摩的部位，相对用力，方向相反，做来回快速地搓动的手法。搓法具有疏经通络，调和气血，松弛组织，缓解痉挛，加速疲劳消除，提高肌肉工作能力等作用。适用于腰背、胁肋及四肢部，以上肢部和肩、膝关节处最为常用，常在每次按摩的后阶段使用。

1. 方法与步骤

（1）双手呈抱物状着力于肢体部位，夹住被按摩的部位。

（2）相对用力、方向相反，做来回快速地搓动，同时做上下往返移动。

2. 动作要领

（1）操作时两手用力要对称，动作柔和而均匀，搓动要快，移动要慢。

（2）运动前，若采用压力大、频率快而持续时间短的搓动，能提高肌肉的工作能力；运动后，若采用压力小、频率缓慢而持续时间较长的搓动，能加速消除肌肉的疲劳。

（五）按法

按法，用指、掌、肘或肢体的其他部分着力，由轻到重地逐渐用力按压在被按摩的部位或穴位上，停留一段时间，再由重到轻地缓缓放松的手法。按法具有舒筋活络，放松肌肉，消除疲劳，活血止痛，整形复位等作用。拇指按法适用于经络穴位，常与拇指揉法相结合，组成"按揉"复合手法，以提高按摩效应及缓解用力按压后的不适感，掌按法多用于腰背部、肩部及四肢肌肉僵硬或发紧的部位，也用于关节处，如腕关节、踝关节等。用指端、肘尖、足跟等点按穴位，是穴位按摩常用的手法。

1. 方法与步骤

（1）用指、掌、肘或肢体其他部分着力于皮肤上。

（2）由轻到重地逐渐用力按压在被按摩的部位或穴位上，停留一段时间，再由重到轻地缓缓放松。

（3）按法中以指按法和掌按法两种最为常用。拇指、食指、中指或无名指指端着力，按压体表某一部位或穴位，称指按法。用单掌或双掌掌面或掌根或双掌重叠按压体表某一部位，称掌按法。

2. 动作要领

（1）按压着力部位要紧贴体表不可移动，操作时用力方向要与体表垂直，力度由轻逐渐到重，稳而持续，使力达组织深部。

（2）拇指按穴位要准确，用力不宜过大，应以患者有酸、胀、热、麻等感觉为度。

（六）拍击法

拍击法，用手掌或手的尺侧面等拍击体表的手法。常用的有拍打法、叩击法和切击法三种手法。拍击法具有促进血液循环，舒展肌筋，消除疲劳和调节神经肌肉兴奋性的作用，多用于肩背、腰臀及四肢等肌肉肥厚处。缓缓地拍打和叩击，常用于运动后消除疲劳；用力较大，频率较快，持续时间短的切击，常用于运动前提高神经肌肉兴奋性。单指或多指的叩击是穴位按摩常用的手法。

1. 方法与步骤

（1）拍打时，两手半握拳或五指并拢，拇指伸直，其余四指的掌指关节屈曲成空心掌，掌心向下。叩击时，两手握空拳，尺侧面向下。也可用5个手指或3个手指或一个手指指端叩打在一定的部位上。切击时，两手的手指伸直，五指并拢，尺侧面向下。

（2）两手有节奏地进行上下交替拍打。

2. 动作要领

（1）拍打时，肩、肘、腕要放松，以手腕发力，着力轻巧而有弹性，动作要协调灵活，频率要均匀。

（2）叩击和切击时，以肘为支点进行发力。叩击时肩、肘、腕要放松；切击时肩、肘、腕较为紧张，力达组织深部。动作要协调、连续、灵活。

（七）抖法

抖法，分肢体抖动法和肌肉抖动法两种。抖法具有舒筋通络、放松肌肉、滑润关节的作用。多用于肌肉肥厚的部位和四肢关节，常用于消除运动后肌肉疲劳，是一种按摩结束阶段的手法。

1. 方法与步骤

（1）运用肢体抖动法时，用双手或单手握住肢体远端，微用力作连续小幅度的快速抖动（上肢可做上下左右的抖动，下肢一般可做上下抖动）。

（2）运用肌肉抖动法时，用手轻轻抓住肌肉，进行短时间的左右快速抖动。

2. 动作要领　抖动时动作要连续、均匀，频率由慢到快，再由快到慢；抖动的幅度要小，频率一般较快，用力不要过大。

（八）揉法

揉法具有活血散瘀、消肿止痛、缓解肌肉痉挛、增强肌肉的活动能力和韧带的柔韧性，促进血液循环及消除肌肉疲劳等作用。本法压力较大、接触面积较广，适用于肩背部、腰骶部及四肢部等肌肉较肥厚的部位，常用于治疗运动损伤及消除肌肉疲劳。

1. 方法与步骤

（1）用手指背侧小指、无名指、中指的掌指关节突起部分着力于皮肤上。

（2）通过腕关节伸屈和前臂旋转的复合运动，持续不断地作用于被按摩的部位上。

2. 动作要领

（1）肩臂和手腕要放松，肘关节微屈约120°，即腕关节屈曲、前臂旋后时向外滚动约80°，腕关节伸展，前臂旋前时向内滚动约40°。

（2）着力要均匀，动作要协调而有节律，一般滚动的频率每分钟约140次。

知识链接

古代按摩小知识

按摩是中医学宝库中一颗璀璨的明珠，历史悠久。在春秋战国或者更早时期，按摩疗法就被广泛地应用于临床治疗。据《周礼·疏案》曰："扁鹊过虢境，见虢太子尸厥，就使其弟子子明炊汤，子仪脉神，子游按摩。"数法并下，扁鹊成功抢救尸厥患者。

隋唐时期，随着生产力的发展，文化的昌盛，医学科目开始逐步完善。按摩已列入国家医学教育的正式科目。按摩设有专科，有按摩专科医生，按摩博士。据《新唐书·百官志》记载："按摩博士一人，按摩师四人，并以九品以下，掌教导引之法以除疾。"也就是说当时已经把古老的导引之法正式作为教学内容。

第三节　艾灸养生

艾灸养生又称保健灸，是用艾条或艾炷等在身体某些特定腧穴或部位上施灸，以达到和气血、调经络、固肌表、升阳气、养脏腑、培元气、补后天、益寿延年目的的中医养生方法。

该法不仅用于强身保健，亦可用于久病体虚之人的调养，是我国独特的养生方法之一，具有悠久的历史。《扁鹊心书》曰："人于无病时，常灸关元、气海、命门、中脘……虽未得长生，亦可保百年寿矣。"《医说》曰："若要安，三里莫要干。"运用艾灸养生有着丰富的实践经验。

一、艾灸操作方法

常用艾灸方法有艾条灸、艾炷灸、温针灸和温灸器灸四种。

1. 艾条灸　运用特制的艾条在腧穴或局部进行熏烤的施灸方式。常用的操作方法有温和灸、雀啄灸和回旋灸。

（1）温和灸　将艾条点燃的一端对准穴位或施灸部位，距离皮肤 2～3cm 处进行熏灸，以使局部产生温热感而无灼痛感为佳，一般每穴 10～15 分钟，以皮肤红润为度，可根据患者的实际情况调整施灸时间。该法应用较广泛，灸法适用的病证均可用。

（2）雀啄灸　将艾条点燃的一端对准腧穴或施灸部位，像鸟雀啄食一样进行一上一下地熏灸。该法适用于患部面积较小的疾病。

（3）回旋灸　将艾条点燃的一端在腧穴或施灸部位上方保持一定距离进行左右方向或反复旋转地熏灸。该法适用于患部面积较大的疾病。

2. 艾炷灸　将艾绒做成的艾炷置于施灸部位，点燃后进行施灸的方法，分为直接灸和间接灸。

（1）直接灸　又称"着肤灸"，是将艾炷直接放置在皮肤上点燃的施灸方法。根据施灸程度的不同分为瘢痕灸和无瘢痕灸。瘢痕灸，也称"化脓灸"，是将艾炷直接放在穴位上施灸，使皮肤溃破、化脓，结痂愈合后留下瘢痕。无瘢痕灸，即施灸时以温熨为主，使局部皮肤红润或轻微烫伤，不起疱化脓，不留瘢痕。

（2）间接灸　也称"隔物灸"，是在艾炷和皮肤间隔一层物品的艾灸方法。常用的间接灸有隔姜灸、隔蒜灸、隔盐灸、隔附子饼灸等。

隔姜灸多用于阳虚证和寒证。隔蒜灸可用于未溃破的化脓性肿块。隔盐灸适用于脐部施灸，用于阳气虚脱证。隔附子饼灸有温肾壮阳的功效，可用于肾阳虚衰等各类阳虚病证。

3. 温针灸 温针灸是将艾灸与针刺结合的一种方法。即在得气留针过程中，将少量艾绒搓捏成团于针尾，并点燃，待艾绒燃尽，再取出针。该法通过针体将艾绒燃烧时的热力传入穴位，适用于关节痹痛、肌肤麻木不仁等病证。操作过程中为了避免艾绒灰烬掉落而烫伤患者的皮肤，可在艾灸部位的皮肤上置一硬纸片。

4. 温灸器灸 温灸器灸是一种用温灸器施灸的方法。常用的温灸器有温灸盒和温灸筒。施灸时，将艾绒装入温灸器，点燃后将温灸器的盖扣好，即可将温灸器置于腧穴或施灸部位进行熨灸，直到所灸部位的皮肤红润。该法具有调和气血、温中散寒作用。凡需要灸治者均可采用该法。对小儿、妇女及畏惧灸治者最为适宜。

二、艾灸养生方法

1. 艾灸足三里 常灸足三里，可健脾益胃、促进消化吸收、强壮身体，中老年人常灸足三里可预防中风。艾炷灸每次灸 3~5 壮，或艾条灸每次 5~15 分钟。

2. 艾灸中脘 中脘穴具有健脾益胃、培补后天的作用。艾炷灸每次灸 3~5 壮，或艾条灸每次 5~15 分钟。

3. 艾灸神阙 神阙穴为任脉之要穴，具有补阳益气、温肾健脾的作用。用于调节肠胃功能、提高免疫力、延缓衰老和预防中风等。灸时用间接灸法，先将盐填满脐心，再将艾炷置于脐上灸之，每次灸 3~5 壮。也可用艾条灸每次 10~15 分钟。

4. 艾灸膏肓 膏肓穴为全身强壮穴，常灸膏肓，具有补虚作用。艾炷灸每次灸 3~5 壮，或艾条灸每次 5~15 分钟。三伏灸膏肓可预防哮喘的发生。

> **知识链接**
>
> ### 三伏灸
>
> 三伏灸是利用中医"冬病夏治"原理，在三伏天时进行天灸防治疾病的一种方法，是中医时间医学、针灸学与中药外治相结合的一种疗法。《张氏医通》记载有在三伏天用白芥子涂法防止哮喘复发。三伏灸是我国传统医学中最具特色的伏天保健疗法，是充分体现了天人合一的自然疗法。
>
> 该法是利用全年中阳气最盛的三伏天，人们体内阳气也相对充沛的时机，应用具有温经散寒、补虚助阳的中药制成药饼，选择相应的穴位进行贴敷灸治疗，以达到温阳利气、驱散内伏寒邪、温补脾肾、增强机体抗病能力，使肺气升降正常，防治疾病的目的。该法主要用于呼吸系统疾病和虚寒有关的疾病，如哮喘、老年慢性支气管炎、关节痛、虚寒头痛、小孩冬天易患的感冒等。

5. 艾灸关元 关元穴为人体强壮保健要穴，具有培补元阴元阳、培元固本、调理冲任的作用，艾灸能防治脏腑虚损诸疾。艾炷灸每次灸 3~5 壮，或艾条灸每次 10~15 分钟。

6. 艾灸气海 气海穴为人体强壮保健要穴，具有培补元气、补益强壮的作用，艾灸能增强人体免疫功能，增强人的抗病能力。艾炷灸每次灸 3~5 壮，或艾条灸每次 10~15 分钟。

7. 艾灸涌泉 涌泉穴具有补肾填精、温肾壮阳、养心安神的作用，是养生保健常用穴位。常灸此穴可健身强心、增强体质和益寿延年。艾炷灸每次灸 3~5 壮，或艾条灸每次 10~15 分钟。

8. 督脉灸 督脉灸是采用传统艾绒灸疗法对督脉进行施灸的一种方法。该法具有温补督脉、温阳散寒、调和阴阳、温通气血等作用，能够增强机体免疫功能。操作时沿脊柱督脉从大椎穴至腰俞穴施以隔药、隔姜或隔蒜灸等，形如长蛇，故又称长蛇灸、铺灸。该法刺激较大，易起水泡，应注意防护与处理。一般每次灸 2 ~ 3 壮，两次操作需间隔 7 ~ 10 天。

三、艾灸养生注意事项

1. 艾灸顺序 艾灸时一般先灸上部、后灸下部，先灸背部、后灸腹部，先灸左侧、后灸右侧，先灸阳部、后灸阴部。特殊情况下，可灵活运用。

2. 艾灸剂量 每处艾灸壮数不宜过多，时间不宜过长。艾炷灸的多少、大小当因人及所灸部位的不同而有所区别。一般体弱者，宜小宜少；体壮者，宜大宜多。头部宜小宜少，四肢末端宜少，腰背部可适当增大增多。

3. 艾灸时间 艾灸时间不宜过长。春季、夏季施灸时间宜短，秋季、冬季可适当延长。头部、胸部和四肢部施灸时间宜短，腹部、腰背部可适当延长。老年、儿童、妇女、体弱者艾灸时间宜短，青壮年可略长。

4. 灸后处理 艾灸局部出现小水疱，嘱勿擦破水疱，任其吸收，一般数日即可愈合。如水疱较大，可用消毒毫针刺破水疱，放出水液，再适当外涂烫伤药，保持创面洁净。施灸结束后艾条等确保彻底熄灭，防止复燃。

5. 艾灸意外 艾灸时需要严格按照规程操作，避免烧伤、烫伤及火灾等。

6. 艾灸禁忌 灸法能益阳伤阴，阴虚阳亢及邪热内炽者不宜艾灸；颜面五官，有大血管的部位，孕妇的腹部、腰骶部及阴部，不宜艾灸；饥饿、过饱、醉酒、过度劳累等不宜艾灸。

第四节　拔罐养生 微课

拔罐法故称角法，又称吸筒法，是一种以罐为工具，借助热力排除其中空气，造成负压使之吸附于腧穴或应拔部位的体表而产生刺激，使局部皮肤充血、瘀血以达到防治疾病目的的方法。拔罐法在古代主要用于外科治疗疮疡，用以吸拔脓血。后来又应用于肺结核、风湿病等内科疾病。

西医认为拔罐能使患者皮肤的毛细血管充血破裂，以至自身溶血，从而产生一种组胺和类组胺的物质。这种组胺和类组胺的物质可以刺激机体的各个器官，增强各器官的功能，以起到提高机体抗病能力的作用。拔罐可使机体局部的血管扩张，起到促进细胞组织的新陈代谢及血液循环的作用。拔罐还可以通过刺激患者的皮肤感受器和血管感受器，而起到调节神经系统功能的作用。另外，拔罐还可以促进肌肉及脏器排出代谢产物，以及促进人体内淋巴液的循环，促进胃肠蠕动。

拔罐虽好，但也要适宜有度，取穴用罐宜少而精。

一、罐的种类

（一）按照罐的材质分类

1. 竹罐 用直径 3 ~ 5cm 坚固的竹子截成 6 ~ 10cm 不同长度磨光而成。这种罐的优点是取材容易，制作简单，轻巧价廉，且不易损坏，适于药煮，临床多有采用。缺点是易爆裂漏气。

2. 陶罐 用陶土烧制而成，罐的两端较小，中间略向外凸出，状如瓷鼓，底平，口径大小不一，口径小者较短，口径大者略长。这种罐的特点是吸力大，但质地较重，容易摔碎损坏。

3. 玻璃罐 用玻璃制成，形如球状，肚大口小，口边外翻，有大、中、小三型。其优点是质地透明，使用时可直接观察局部皮肤的变化，便于掌握时间。临床应用较普遍，其缺点也是容易破碎。

4. 抽气罐　又叫真空拔罐器，透明塑料制品上面加置活塞，抽气成真空负压状态的无火拔罐器具。罐体透明，罐内负压可根据患者的体质情况和病情随意调整，易于观察罐内皮肤变化，便于掌握拔罐时间，操作简便，不易烫伤，不易破碎。

（二）按照使用方法分类

1. 按排气方法分类　火罐、水罐、抽气罐、挤压罐。

2. 按拔罐形式分类　单罐、多罐、闪罐、留罐、走罐（推罐）。

3. 按综合运用分类　药罐、针罐、刺血（刺络）拔罐。

二、拔罐的方法

（一）火罐法

属于传统方法，它利用燃烧时的热力，排去空气，使罐内形成负压，将罐具吸着于皮肤上。分为投火法、闪火法、贴棉法及架火法四种。

1. 投火法　用蘸有95%乙醇的棉球（注意，不可蘸得太多，以避免火随乙醇滴燃，烧伤皮肤）或纸片，点燃后投入罐内，迅速扣在所选的区域。扣时要侧面横扣，否则易造成燃烧的棉球或纸片烧伤皮肤。

2. 闪火法　用镊子夹住乙醇棉球，点燃后，在罐内绕一圈，立即抽出，将罐扣在施术部位上。

3. 贴棉法　将边长2 cm正方形的乙醇棉片贴敷于火罐内壁底部，点燃后迅速扣于穴区。

4. 架火法　用一不易燃烧及传热的块状物，上置一乙醇棉球，放在穴区，点燃后，扣以火罐。

上述各法中，以闪火法和架火法最为安全，用得较多。闪火法要求动作熟练，否则火罐往往不易拔紧；在闪烧时不可烧燎罐口，以免烫伤皮肤；点燃的乙醇棉球不可太湿，否则易着火伤人皮肤。架火法吸力虽大，然而操作较为繁琐。

（二）煮罐法

此法一般适用于竹罐。将竹罐倒置于沸水或药液之中，煮沸1～2分钟，然后用镊子夹住罐底，倒提出液面，甩去水液，趁热按在皮肤上即可吸住。药液可根据病情需要自行调整。

（三）抽气法

这是现代发展起来的方法。由两部分组成。一为抽吸器，一为不同型号的带有活塞的塑料罐具。使用时先将罐具放在所拔穴区，抽吸器插入罐顶部的调节活塞，以手指反复拉动的方式，将罐内气体排出至所需的负压后，取下抽吸器。取罐时，只要将罐顶的塑料芯向上一拔即可。抽气罐法不用火力而用机械力，不仅不会造成烫伤等意外事故，而且还可根据患者体质、病情及部位调节吸拔的程度。

三、拔罐的操作

（一）留罐法

最常见的吸拔形式。是指罐具吸着之后，停留5～20分钟再取掉。面部及皮肤比较娇嫩的部位，留罐时间宜短，肌肉丰厚的部位可长一些。一般以局部显现红润或瘀斑为宜。

注意，若留罐时间太长，施术部位会出现水泡，可涂以甲紫溶液，必要时加以包扎，多在数日内吸收结痂，不留瘢痕。留罐法适于火罐治疗的各种病证。

（二）闪罐法

罐具吸着之后，立即取下，如此反复多次，直至局部潮红或出现瘀斑。多用于局部麻木和生理功能减退的病证。

（三）走罐法

又称为推罐法。多用于病灶面积较大，肌肉丰厚的部位。先在该部位擦上一层凡士林或植物油脂，选择罐口光滑的玻璃罐（多选中等型号），将罐吸上后，左手按紧扣罐部位上端的皮肤，使之绷紧，右手拉罐向下滑移，达到一定距离后，再将左手按紧下端皮肤，右手拉罐向上滑移。如此上下或左右反复推拉数次，至皮肤潮红。本法常用于腰背部肌肉劳损等病证。

（四）刺络拔罐法

也称絮刺法。拔罐前，先在穴区用消毒三棱针或皮肤针点刺或叩刺，然后拔罐留罐 10～15 分钟。去罐后，拭去血迹。本法适用于各种扭挫伤及疼痛固定的肌肉疾病。

以上各种方法，一般留罐 10～15 分钟，待留罐部位的皮肤充血、瘀血时，将罐取下。若罐大，吸拔力强时可适当缩短留罐的时间以避免起泡。

四、拔罐的保健作用和使用范围

1. 保健作用　拔罐具有行气活血、疏经活络、消肿止痛、祛风散寒、调理脏腑虚实、活血化瘀的作用。

2. 使用范围　常用于治疗腰背痛、颈肩痛、风湿痛、落枕、感冒、咳嗽、消化不良、眩晕、失眠、更年期综合征以及部分皮肤病等。

五、辨证施罐

（一）体质辨识

1. 体虚　舌头瘦而小，苔薄而白，舌色淡或者舌边有齿痕等，一般为虚证。

2. 体实　舌头大而有力，苔厚而黄，舌色深者多为实证。

3. 血瘀体质　舌头、嘴唇甚至手脚指甲都是紫色，则多属于血瘀。

（二）对证施罐

1. 体实者　可以选择背后脊柱两侧的膀胱经用排罐法来进行调理。排罐就是沿着膀胱经的分布拔上一排罐子。罐子排布得密集，叫密排法。罐子排布得稀疏，叫疏排法。可以一周拔罐 3～4 次，每次时间可 15～20 分钟，切忌时间不宜过长。

2. 体虚者　可以选择足三里、脾俞、关元和肾俞这四个穴位来作为保健穴位。每周拔罐 1～2 次，每次 10 分钟左右，坚持 7～10 天。在拔罐之前，最好先用温水把要拔的罐子加热后再施罐，其补益的效果会更佳。

3. 血瘀体质者　可以选用胸前的膻中穴、背后的膈俞穴和手臂上的内关穴作为保健穴位。

六、拔罐的注意事项

（1）施术部位宜肌肉丰满、毛发较少，体位舒适，拔罐时不要移动体位。

（2）拔罐要稳、准、轻、快。

（3）拔罐过程中和拔罐后都要注意保暖，拔罐后不要立即洗澡。

总之，拔罐时间不是越长越好，胸腹部不宜拔罐，不宜同一位置反复拔罐。有出血倾向的疾病禁用，如血小板减少症、白血病、过敏性紫癜。新伤骨折、瘢痕、恶性肿瘤、局部静脉曲张、体表大血管处、局部皮肤弹性差者禁用。伴有心、肾、肝严重疾病及高热抽搐者禁用。皮肤过敏、外伤、溃疡处禁用。妇女月经期下腹部慎用，妊娠期下腹部、腰骶部、乳房处禁用。五官部位、前后二阴部位不宜用。醉酒、过饱、过饥、过劳、大渴、大汗、大出血等禁用。

第五节　运动养生

一、中医运动养生

中医理论深谙"流水不腐，户枢不蠹"这一哲理，强调运动对于养生保健的重要性。这一古老智慧源自《吕氏春秋》，借自然界中流动之水不易腐败、常转之门轴不受蛀蚀的现象，寓意人体若保持适度的活动，同样能够避免气血凝滞、功能衰退，从而维护健康，延缓衰老。中医运动养生被视为防病强身的重要手段之一，并衍生出诸多科学且富有文化内涵的锻炼方式。

太极拳、八段锦、五禽戏堪称是中医运动养生方法的典型代表。太极拳，将其行云流水般的动作与阴阳相生、刚柔相济的理念相结合，通过缓慢而连贯的招式演练，调和脏腑，畅通经络，达到身心和谐、内外兼修之效。八段锦，一套由八个动作组成的健身功法，集导引、呼吸、意念于一体，旨在舒展筋骨、调理脏腑、平衡阴阳，适合各类人群日常保健。五禽戏，是由东汉名医华佗所创，模仿虎、鹿、熊、猿、鸟五种动物的动作神态，寓医理于仿生之中，通过模拟五禽之灵动姿态，锻炼筋骨，调畅气机，使形神相合，身强体健。

🔗 知识链接

陈家沟太极拳

陈家沟太极拳，作为太极拳大家族中一个举足轻重的分支与流派，其起源至今仍存争议，位于河南省温县的陈氏家族自古即有研习太极拳的传统。因其拳法蕴含无尽变化，后人遂借中国古老的"阴阳""太极"哲学理念来诠释其深邃拳理，故得此名。陈氏一族传承的太极拳历经世代演变，逐渐分化为众多支脉。为与其他各派太极拳明确区分，这一独特的太极拳体系被正式命名为"陈家太极拳"，而在不同场合或文献中，亦常称为"陈氏""陈派"。

二、运动养生的好处

1. 提升能量水平　在进行锻炼时，身体会出现一系列生理反应，包括血液循环加快、生成新的线粒体以及释放内啡肽。这些反应使人感到精神焕发。此外，运动不仅能使身体活跃起来，还有助于改善情绪状态。研究显示，在锻炼后感受到的负面情绪，如愤怒、困惑或紧张感明显降低。

2. 改善睡眠品质　体育锻炼对睡眠有着显著的积极影响。研究显示，定期进行体育活动能够有效提升睡眠质量，使人更快进入深度睡眠状态，并减少夜间觉醒次数，从而确保整夜安眠。

3. 预防跌倒　随着年岁增长，持续锻炼能在很大程度上避免居家意外的发生。据统计，每年约有四分之一的 65 岁以上成年人会发生跌倒，其中 20% 的跌倒会导致不同程度的伤害。然而，通过规律的力量训练和平衡练习，可以有效对抗肌肉流失，增强身体的本体感觉，从而大大降低在家中跌倒的风险。

4. 促进肌肉康复 通常来说，强壮的体魄更不易受伤。在受伤后，适当的锻炼对于改善肌肉功能、加速康复进程至关重要。同样，定期进行拉伸运动有助于激活僵硬的肌肉组织，缓解疼痛，进一步助力康复。

5. 抵御肥胖 运动是维持理想体型的有效途径。运动过程中，身体会消耗脂肪储备，加速新陈代谢，有助于减轻体重。虽然仅依赖饮食控制而不参与运动也可在一定程度上实现减重效果，但从长期来看，结合力量训练和耐力运动者更有可能成功达到并保持理想体重。

6. 降低慢性病风险 坚持规律锻炼有助于预防与肥胖相关的多种常见疾病，如高血压、糖尿病、骨关节炎和睡眠呼吸暂停等。因此，越早养成积极的生活方式和锻炼习惯，对我们的整体健康益处越大。

7. 增强免疫力并降低癌症风险 运动对身体的益处广泛而深远，甚至能够影响免疫系统的功能。研究证实，体育锻炼可以增强机体抵抗感染的能力，降低感冒乃至癌症等疾病的发生概率。

8. 优化大脑功能 运动对认知健康的益处与对身体健康的益处同样显著，且适用于各类人群。例如，对于重度抑郁症患者而言，规律的锻炼能有效缓解抑郁症状，可辅助药物治疗。另有研究指出，孕妇在孕期进行适当锻炼，可降低未来罹患产后抑郁症的风险。随年龄增长，定期锻炼对大脑的益处依然显著。研究显示，中年时期坚持有氧运动的人在步入老年后患痴呆症的风险较低。无论年龄大小，利用锻炼来提升认知功能永远都不晚，它可通过改善记忆力、防止灰质损失等方式帮助预防和治疗老年人的痴呆症。

9. 延长寿命 经常锻炼的人普遍享有更长的寿命。部分研究揭示，较高水平的体力活动能使预期寿命延长多达7年。这一看似惊人的结论实则有其科学依据：保持健康的体重、保证充足的休息、妥善管理压力与焦虑、优化心脏健康状况，这些无疑都是通往长寿、健康生活的关键要素。

三、运动养生的注意事项

生命在于运动，培养定期锻炼的习惯至关重要。然而，运动虽有益，却也需明确注意事项以确保运动安全有效。运动养生的注意事项及原则包括以下内容。

1. 充分热身，防患拉伤 当肌肉处于收缩状态时，倘若未经充分准备便直接进行剧烈活动，易引发肌肉拉伤，严重时可能影响日常生活。因此，在正式运动前务必进行准备活动，通过温和的动作舒展筋骨，促使肌肉逐渐松弛并展开，为后续锻炼做好充分准备。

2. 适度为宜，避免过度 并不是运动强度越大，锻炼效果越好，抵抗力越强。实际上，运动如同饮食与睡眠，贵在适度。正确的做法是从小运动量开始，逐步递增，循序渐进。理想的运动状态表现：锻炼时身体微微发热，稍有出汗；锻炼后感到轻松愉快，无明显疲倦感。反之，若运动后极度疲劳，且休息后仍伴有头痛、头晕、胸闷、食欲减退等不适症状，说明运动量过大，下次应适当减少。

3. 晨练勿忘早餐 晨间锻炼被许多人视为一天之始的最佳选择，这一点无可厚非。然而，清晨锻炼前务必摄入早餐。由于经过整夜的消化，体内已无剩余能量供给，此时空腹运动可能导致低血糖等健康问题。故而，务必在享用早餐、补充能量后进行晨练，以保护身体健康。

4. 饭后运动，留足间隔 面对快节奏生活，许多人选择在餐后进行锻炼。但饭后立即进行任何形式的运动，包括散步，均不利于健康。刚进食后，消化系统的血液循环显著增强，相对减少了其他部位的血液供应。此时立即运动，会干扰消化过程，增加胃肠疾病风险。因此饭后等待至少30分钟，待消化过程初步稳定后再进行运动，以保障锻炼效果与身体健康。

第六节　雅趣养生

中医养生，旨在运用各种方式维护生命活力、强化机体功能、预防疾病发生，以此实现延缓衰老、增进健康的目的。其范畴广泛，涵盖了药物调理、膳食调理、顺应四季变化等多元养生方式。那么，"雅趣养生"这一概念所指为何呢？

"雅"，意指高尚、美好、合乎礼法。"趣"，指向个人的兴趣爱好。"雅趣养生"便是指通过培养并施展个人高雅的兴趣爱好，以愉悦身心、调养生命的养生之道。具体来说，诸如琴棋书画、赏花观鸟、游历观光、艺术鉴赏等富含意趣的娱乐形式，能够在营造优雅生活氛围、陶冶高雅情操的过程中，使人的心情舒畅、精神安宁、智慧增长、体质增强，真正实现寓养生于娱乐，达到滋养心灵、强健形体、延年益寿的目标。

诸如音乐演奏、弈棋对弈、书法绘画、阅读品鉴、垂钓休闲、花鸟饲养、旅行观光、茶艺品茗、收藏鉴赏、香薰疗法、色彩美学等，均可纳入养生体系，灵活运用。雅趣养生的独特之处在于它巧妙地将养生与娱乐融为一体，实现"寓养于乐，身心共养"。

首先，用于雅趣养生的各种娱乐活动，其内容积极健康，格调高雅，形式生动，能在轻松愉快的环境中给人带来美的享受，从而具有启迪心智、滋养心神的功效。

其次，这些娱乐活动形式多样，动静适宜，刚柔并济，既能调适心境，又能活动肢体，从而具备调理心神与锻炼身体的双重作用，实现形神兼顾的养生效果。

最后，这类养生活动主要在闲暇之余进行，不仅能够有效地调节生活节奏，还能极大地丰富个人的生活内容，增添生活的趣味性和品质感。

一、音乐养生

音乐对于养生及疗病的功效已获得国内外众多学者的普遍认同，尤其是我国传统古典音乐，以其曲调温婉、音色平和、旋律悦耳动人，能够帮助人们暂时抛却忧虑，拓宽心胸，进而促进身心健康。在音乐养生的具体实践中，五声音阶——宫、商、角、徵、羽及其对应的五脏关系在音乐养生中扮演了核心角色。

1. 宫音与脾胃调理　宫音对应简谱中的"do"，其音乐风格悠远、庄重、宁静且深沉，宛如厚重宽广的"土"，作用于人体时可入脾经。宫调式音乐通常包含笙、葫芦笙等乐器，如《秋湖月夜》《鸟投林》《十面埋伏》等名曲。建议在餐后一小时内聆听此类曲目，它们能有效刺激脾胃，有助于食物的消化吸收。

2. 商音与肺气调和　商音对应简谱中的"re"，此类音乐往往融入编钟、磬、锣鼓、铃钹、长号、三角铁等元素，呈现出高亢激昂、悲壮磅礴的特点，具有"金"之属性，故能入肺，调节肺气的宣发与肃降功能。代表性作品如《阳关三叠》《阳春白雪》《黄河大合唱》等。肺部状况欠佳者，可欣赏这些曲目，伴随旋律进行轻松呼吸，从而达到养肺的目的。

3. 角音与肝胆养护　角音相当于简谱中的"mi"，常由古箫、竹笛、木鱼等乐器演绎，风格舒展、悠扬而深远，犹如枯木逢春、生机勃发，蕴含"木"之特性，故能入肝胆之经，有益肝胆健康。

4. 徵音与心神安抚　徵音具有疏导心经的作用，能使人心绪平和、血压稳定，实现心神和谐。

5. 羽音与肾气提振　羽音具有疏导肾经的作用，能激发先天肾脏之气，疏通肾经。

综上所述，中医音乐疗法是依据宫、商、角、徵、羽五种民族调式音乐各自独特的音乐特性与五脏五行之间的对应关系，有针对性地选择曲目进行治疗。例如，对于情绪压抑、多思多虑、情感细腻之人（五行属"土"），推荐多听宫调式乐曲，如《春江花月夜》《月儿高》《月光奏鸣曲》等，有助于舒缓情绪、调养脾胃。通过科学合理地运用音乐疗法，人们能够在欣赏美妙音乐的同时，潜移默化地调理身体，实现身心健康的双重提升。

二、弈棋养生

弈棋养生，是指人们在参与棋类对弈的过程中，沉浸于弈棋之乐，使得精神得以专注，情绪趋于宁静，从而对内在脏腑功能、气血运行等生理环境产生积极影响，实现调养身心、保持健康之目的。弈棋不仅是一项考验智力的竞技活动，更是一种历史悠久、广为普及的身心滋养之道，兼具娱乐性与保健价值。

棋类游戏种类繁多，诸如围棋、象棋、军棋、跳棋、五子棋等，各具特色，吸引不同爱好者。弈棋要求参与者摒弃杂念，精神高度集中，全神贯注于棋盘之上，深思熟虑，运筹帷幄。在这一过程中，弈者达到了调心、调息的微妙效果。棋局的瞬息万变，使弈者的思绪在紧张与松弛间交替，这种精神层面的张弛有度，无形中带动了人体气血津液的顺畅流通，以及脏腑经络功能的协调运作。弈棋不仅能涤荡心神，消解烦忧，达到安神养身之效，还能够在对弈过程中培养人们温文尔雅、谦逊审慎、沉稳冷静的性格特质，以及面对竞争时积极进取、从容应对、胜不骄败不馁的心理定力。棋局如人生的缩影，弈棋的过程犹如对人生的反思，有助于提升个人的人生智慧与心理韧性。

尤为值得一提的是，对于中老年群体，定期弈棋尤其有益。它能有效保持大脑神经活动的活跃度，有助于预防老年痴呆，使晚年生活保持思维敏捷，精神矍铄。总之，弈棋养生作为一种雅趣盎然、益智健心的休闲方式，将娱乐、竞技与养生巧妙融合，为追求高品质生活的人们提供了宝贵的修身养性之选。

三、书画养生

书画是一种高雅艺术形式，更是一种颇具实效的养生之道，常被赞誉为"纸上的太极拳"。"书画养生、书画延年"的理念早已深入人心，无论是亲自提笔挥毫的习书作画者，还是静心品味书画之美的欣赏者，均可从中受益。

对于习书作画者而言，正确的姿势至关重要。头部应保持端正，两肩平行舒展，胸部挺起，背部直立，双脚平稳着地，形成全身松紧适宜的状态。如此，不仅可以养成良好的书画习惯，避免过度疲劳，而且能在创作过程中使身体各部位协调运作，以达到心手合一的境界。

若将书画作为养生手段，需遵循一定的规律与节奏。建议制订合理的练习时间表，并持之以恒。这样既能稳步提升书画技艺，又能切实享受到养生延年的双重效益。进行书画创作时，心态的平和至关重要。唯有心境澄明，摒除烦躁与激动，方能真正入静，使书画养生的效果得以显现。中国书画尤重意、气、神三者的交融，其中，"意"即意境深远，"气"乃气势磅礴，"神"为神韵生动。创作者既要做到静心凝神、精神专注，又要将全副心思倾注于笔端，力求作品既展现出个人的气势风格，又富有独特的神韵魅力。

习书时，尤需心无旁骛，彻底摒除杂念，使思想高度集中。值得注意的是，当身体处于劳累之后或病后虚弱状态时，不宜强行振作精神进行书画创作；当处于大怒、惊恐等情绪波动，或心情抑郁不畅时，亦不宜立即提笔；此外，饭后应适当休息，不宜立刻进行写字作画，以免影响消化。综上所述，书画养生讲究身心和谐，需在适宜的时机、良好的状态下进行，方能实现艺术与身心健康的有效结合。

四、品读养生

品读养生，是一种以深度阅读、吟咏、鉴赏及歌唱为主要方式的综合养生之道，涵盖品读诗文、吟诵歌赋、品鉴书画以及学唱戏曲等诸多领域。这些活动不仅能够启迪智慧、滋养品德、熏陶性情，更能在精神层面优化个体生活方式，提升生活品质。

书籍作为人类文化积淀的重要载体，是人们品鉴文化、汲取知识、修养身心的核心途径。古人以"书香"一词赞美读书人的超凡脱俗之气，并以此衍生出"书香门第"以表彰钟爱读书的家庭，以及"书香国度"以赞誉崇尚阅读的国家。宋朝文豪苏轼在《和董传留别》诗中"腹有诗书气自华"一句，更是直接点明了高雅气质源于深厚的阅读积累。

品读养生在心理层面发挥着多重功效。首先，阅读具有养心怡神之效，让人们在品味不同作品的过程中获得丰富的情感体验，提升心理素养。其次，书籍能激发心智，引领读者进入高尚的精神世界，塑造坚韧不拔的心理素质。再者，阅读有助于调节情绪，使人在面对生活起伏时保持从容淡定、洒脱乐观的人生姿态。尤为重要的是，品读对延缓大脑衰老具有积极作用。遵循"大脑常用则进，不用则退"的生理规律，阅读如同为大脑做体操，通过持续的思维锻炼，可以有效保持甚至增强脑功能。

对于预防老年痴呆而言，读书堪称是最有益的日常保健方式之一。它能激活大脑神经网络，提升认知能力，以确保晚年仍能保持清晰思维与良好记忆力。总之，品读养生融知识摄取、审美享受与身心健康于一体，是实现乐享智慧人生的理想选择。

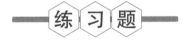

答案解析

一、单项选择题

1. 根据中医理论，最适合调理脏腑功能的运动是（　）

   A. 游泳　　　　　　B. 太极拳　　　　　　C. 长跑　　　　　　D. 举重

2. 根据多项研究，定期进行适量运动最主要的好处是（　）

   A. 增强体重　　　　B. 改善皮肤状态　　　C. 提高体能　　　　D. 增强免疫系统功能

3. 运动前应注意的重要事项是（　）

   A. 立即进行高强度训练　　　　　　B. 忽略身体的不适和疼痛

   C. 进行充分的热身活动　　　　　　D. 穿着不合适的运动鞋和服装

4. 音乐养生主要是通过哪种方式来促进身心健康（　）

   A. 跳舞　　　　　　B. 唱歌　　　　　　C. 聆听音乐　　　　D. 演奏乐器

5. 书画养生主要是通过哪种方式对人的身心健康产生积极影响（　）

   A. 增强体质　　　　　　　　　　　B. 锻炼意志力

   C. 通过书画培养审美兴趣　　　　　D. 提高社交能力

6. 品读养生主要是通过哪种方式对人的身心健康产生积极影响（　）

   A. 提高知识水平　　　　　　　　　B. 增强心理素质

C. 加深人生理解，带来"书香"　　　　　　D. 锻炼阅读技巧

二、简答题

1. 运动养生的好处有哪些？

2. 请简述雅趣养生。

书网融合……

本章小结

微课

题库

下 篇

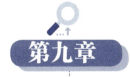

第九章

食疗的基础知识

 学习目标

知识目标

1. 掌握 中医食疗的基本理念，包括其概念、食物的性味分类、食物间的配伍原则、食疗的整体观以及辨证施膳的个性化应用方法。

2. 熟悉 食物的归经理论以指导膳食选择，理解平衡膳食的原则，以均衡营养、维护健康。

3. 了解 中医食疗的历史起源与发展脉络，食物在养生保健中的合理应用原则，不同类型食物的特性和功能，以及在不同体质与病证情况下应遵循的饮食禁忌知识。

能力目标

1. 能够熟练运用中医食疗理念，进行食物性味分析、配伍设计及辨证施膳，能指导个性化饮食决策。

2. 具备判断食物归经、制订平衡膳食、合理选用食物类型及遵守饮食禁忌的专业能力。

素质目标

认识并尊重中医食疗的科学价值与文化内涵，提升在日常生活中的食疗实践意识与能力。

 情境导入

情境 孙思邈，隋唐之际著名医家，历经战乱与盛世，见证了历史变迁。他在行医生涯中观察到穷人常患"雀蒙眼"（即夜盲症），夜间视物困难，犹如麻雀；而富人则多发脚气病，表现为浮肿、肌肉疼痛及乏力。通过对富人与穷人饮食结构的比较，孙思邈发现前者偏食荤腥油腻与精米细粮，后者则以粗粮素食为主。据此，他推测穷人夜盲症或源于肉类摄入不足，富人脚气病或与粗粮摄入过少有关。于是，孙思邈尝试以动物肝脏帮助缓解夜盲症，以米糠和麦麸帮助缓解脚气病，这一实践比国外发现早逾千年。

思考 1. 孙思邈缓解夜盲症和脚气病的原理是什么？

2. 生活中该如何平衡膳食？

PPT

第一节　中医食疗的起源与发展

食疗，这一词汇承载着至少3000年的中华文明史，其在中医药体系中占据核心地位。自原始社会人类从自然环境中辨别食物可食与否，至燧人氏发明取火推动饮食卫生革新，"医食同源、药食同源"的观念初见端倪。随着社会演进与生存经验累积，人类在与疾病的斗争中逐渐区分食物与药物，并愈发认识到食物对健康的作用。历经漫长岁月，古人通过实践积累了丰富的食物养生与治疗经验，构建起系统的食疗理论。

我国自古以来高度重视食疗，现在临床广泛开展的医学营养学，其理论根基与古代本草食疗学紧密相连。作为一门历久弥新、底蕴深厚的学科，中医食疗学必将继续焕发出璀璨光彩，持续为人类健康保驾护航。

一、中医食疗学的定义和特点分类

1. 定义　中医食疗学是在中医药理论指导下，研究食物的性能、配伍、制作和服法，以及食物与健康的关系，并利用食物来维护健康的一门学科。它和药物疗法、针灸、推拿、气功等学科一样，都是中医学的重要组成部分，尤其在预防医学、康复医学和老年医学领域中占有重要地位。食疗的概念要从"食"字本身及其作用开始，饮食是人不可或缺的营养与能量来源，摄食也是人们本能的行为，"人以食为天"的思想让饮食与社会文化紧密联系。

2. 特点分类　中医食疗学是在中医理论的指导下，应用整体观念和辨证论治，遵循药性和食物的归经理论、性味理论，注重五味与五脏的关系，辨证施膳，因人、因时、因证用膳。运用营养学、营养卫生学和烹饪学等相关知识，根据药食同源，医养同理，达到防病养生的目的。

（1）以中医理论为依据　强调整体观念、辨证施膳，从宏观出发着眼于整体性和综合性，始终与中医理论密切相关。

（2）烹调方法多样　食品的烹调方法是由其本身的特点所决定的。概括起来，常用的烹调方法主要有炖、焖、煨、蒸、煮、熬、炒、卤、炸、烧等数十种类型。中医食疗强调合理的烹调方法，通过烹调改变食物的性质和功效，进而影响身体的健康。例如，清蒸、煮汤、煮粥等烹调方法可以保留食物的营养成分。

（3）食物疗法适用范围较广泛　主要针对亚健康人群，也可作为药物或其他治疗措施的辅助手段，随着日常饮食生活自然地被接受。药物疗法主要使用药物，药物性质刚烈，自古有"毒药"之称，主要是为治病而设，因此药物疗法适应范围较局限，主要针对患者，是治疗疾病和预防疾病的重要手段。如若随意施药，虚证用泻药，实证用补药，或热证用温性药物，寒证用寒凉性质药物，不仅不能治疗疾病，反而会使原有的病情加重，甚至恶化，因此用药必须十分审慎。食物疗法和药物疗法有很大的不同。也就是说，利用食物（谷肉果菜）性味方面的偏颇特性，能够有针对性地用于某些病证以起到辅助作用，调整阴阳，预防疾病，帮助康复。食物含有人体必需的各种营养物质，主要在于弥补阴阳气血的消耗。名医张锡纯在《医学衷中参西录》中所说"食疗病人服之……并可充饥，不但充饥，更可适口，用之对症，病自渐愈，即不对症，亦无他患"。

（4）未病先防　未病先防是中医食疗非常重视的养生原则，"治未病"中重要一环就是加强饮食滋养作用。重视饮膳调养，以保养气血，使五脏阴阳平和，正气充足，从而预防疾病。

二、中医食疗的历史

"人以食为天"食物是人类生存的基本需求之一，食物是人们为了维持生命所需的各种营养物质。可见饮食对于人类的重要性。人们日常生活所必需的七样东西，俗称开门七件事，分别是柴、米、油、盐、酱、醋、茶，全部与吃有关，可见中医食疗从古到今和人们的生活密不可分。

食物疗法可以追溯到原始人类时代，那时候他们只能将天然材料作为食物。后来，人们发现和使用火，探索用火加热、烘烤食物。这给人类健康带来了质的飞跃，使人类了解了一些健康和营养知识，帮助人类认识冷热现象的本质。

我国饮食疗法的起源与中医学的起源密切相关。古人发现，有些食物可以解除他们的饥饿感，并作为日常饮食的一部分存在，有些不能却有非常明显的治疗效果，被用作药物。也有许多食物是可以食用的，也可以治疗疾病，这是中医药膳食疗法的物质基础。

相传夏禹时期的仪狄发明了酿酒。史籍中有多处仪狄"作酒而美""始作酒醪"的记载，公元前2世纪史书《吕氏春秋》云"仪狄作酒"。汉代刘向编辑的《战国策》则进一步说明：昔者，帝女令仪狄作酒而美，进之禹，禹饮而甘之。由于酒性善行，能宣通血脉，提高药效，酒性善走窜，温热而升，有导引他药直达病所的功能，逐渐就有了药酒，这也是中医药膳食疗法上的一大亮点。

自从夏朝（公元前21～公元前16世纪）发酵制酒发明以来，商朝酒的生产和应用变得更加普遍。伊尹原是汤王的厨师，后被起用为宰相。《史记·殷本纪》"伊尹以滋味说汤"，故有《汤液经》，又称《古汤液经》，描述了将汤与治疗疾病的药物结合起来的烹饪过程，这表明中医药膳食疗法已经萌芽。

西周时期（公元前11世纪～公元前771年），周王宫中有专门从事"食疗"的官员，专门从事御膳、养生、食品制作。"食医"这一职业的出现，反映了西周时期传统饮食的发展已有相当高的水平，对食疗的发展起到了非常重要的推动作用。

随着饮食营养制作经验积累，出现了食疗理论；在春秋战国时期（公元前2世纪），逐渐形成了有利于中医药膳食疗理论发展的社会环境，在此期间，农业有了极大的发展。食物有四性和五味，可以根据疾病的性质，使用不同种类的食物，这也是饮食疗法的基本原则。

《神农本草经》简称《本草经》或《本经》，是我国现存最早的药物学专著。《神农本草经》成书于东汉时期，这本书非常注重收集强身、抗衰老的食物。医学家张仲景也非常善于使用食物，在他的《伤寒杂病论》中，记录了许多有关食物的方剂，如"猪肤汤""当归生姜羊肉汤"，迄今一直使用。

综上所述，从东周到秦汉，中医药膳食疗学的理论基础已经形成。为此后中医药膳食疗法的广泛应用奠定了坚实的基础。

在魏晋南北朝（265～589年）时期，通过饮食预防疾病的论述大大增加。在食疗理论和方法上都有新的发现和提升。仅在魏晋南北朝就有四十多本食疗书籍，魏武帝亲自撰写《四时食制》，建立了"食制"；南北朝时期，刘休为代表的作者著有《食经》等；东晋时期葛洪著《肘后方》，陶弘景著《本草经集注》，对食疗的发展起到了重要作用。

唐代（618年～907年），中医药膳食疗学大大发展，形成了独立的学科。孙思邈在《备急千金要方》中并设"食治"专篇，指出"食能排邪而安脏腑，悦神爽志以资血气"。强调在一般情况下应把食疗放在首位。孙思邈的弟子孟诜集前人之大成编成了《补养方》，共收集食物241种，详细记载了食物的性味、保健功效、过食、偏食后的副作用，以及其独特的加工、烹调方法。后经孟氏弟子张鼎补充了89条，合计为227条。《食疗本草》是我国乃至世界上最早的一部集食物、药物为一体的食疗学（药用食物）专著。

宋代（960年~1279年），用食物来预防疾病是很普遍的。在这一时期，陈直的《养老奉亲书》中特别记载老年病的食疗和许多相对简单的食疗方。在此期间，滋补食疗处方迅速发展，包括粥、汤、饼、茶、粉、果、酒等。

元代（1206年~1368年），食疗的发展达到了一个新的高度，其中最有价值的是忽思慧的《饮膳正要》。这本书非常注重日常食物的合理搭配，并添加了适当的药物，详细描述了更实用的饮食烹饪。

明朝（1368年~1644年），随着药学和食疗学的发展，本草类书籍中所含的食物数量也大幅增加。在此期间，食疗法进入了一个更高的阶段。食疗法在这一时期也有明显的特点，强调素食的思想得到了进一步的发展。

清朝（1616年~1911年），食疗法受到了医家的广泛关注。医家非常重视营养，他们强调饮食对人类生活的重要性。医生们从整体的角度详细讨论了食物的有效性，主张辨证食养。中医食疗在预防和康复过程中发挥着重要作用，从理论到实践形成了独立的学科，明清时期食疗逐渐成熟。

如今，我国的食疗学得到了充分的保护和发展，尤其是中医药膳食疗学发展迅速。1983年，我国第一家食疗餐厅在成都开设，随后在上海、北京、南京、天津出现了众多的食疗餐馆，另外还有《中医食疗大全》等各种食疗书籍出版。相关学校也开设了食疗专业，培养了大批人才。目前，中医领域已经基本建立了中医食疗这门学科，中医食疗将会有更广阔的发展前景，为人类健康做出应有的贡献。

> **知识链接**
>
> **《饮膳正要》**
>
> 　　该书是一部古代营养学专著，该书记载的药膳方和食疗方非常丰富，注重阐述各种饮膳的性味与滋补作用，并有妊娠食忌、乳母食忌、饮酒避忌等内容。从健康人的实际饮食需要出发，以正常人膳食标准立论，制订了一套饮食卫生法则。书中还具体阐述了饮食卫生，营养疗法，乃至食物中毒的防治等。附录版画二十余幅，图文并茂，为我国现存第一部完整的饮食卫生和食疗专书，也是一部颇有价值的古代食谱。该书共分三卷，卷一讲养生避忌、妊娠食忌、乳母食忌、饮酒避忌和聚珍异馔等；卷二讲原料，饮料和食疗，即包括诸般汤煎、神仙服饵、四时所宜、五味偏走、食疗诸病、食物利害、食物相反、食物中毒等内容；卷三讲粮食、蔬菜、各种肉类和水果等。这是一部翔实的食物资源大全。

PPT

第二节　食物的性能

食物的性能即食物的偏性，是食物具有营养和预防的物质基础，具体包括四性、五味、归经、升降浮沉等，这是食疗的基础。

一、食物的性味

1. 四性　也被称为"四气"。食物的四性与药物的四性一样，有寒、热、温、凉四种不同的特性，换句话说，食物的四性是由食物作用于身体时发生的反应总结出来的，与食物摄入的效果一致。这种作用主要表现在疗效上，但也可能表现在副作用上。一般来说，寒凉性质食物能够减轻热证，具有清热泻火、凉血解毒、平肝、安神、通利二便等作用，如绿豆、蚕豆、赤小豆、黄豆、生萝卜、茄子等。温热性质食物能够减轻寒证，具有温中散热、助阳益气、通经活血等作用，如辣椒、胡椒、牛羊肉等。我们日常食用的食物中，以平性食物居多，温热者次之，寒凉者较少。

2. 五味　五味是指食物有酸、苦、甘、辛、咸不同的食味，因而具有不同的作用。有些还具有淡味或涩味，所以实际上不止五种。但由于酸、苦、甘、辛、咸是最基本的五种食味，所以仍然称为五味。五味的产生，首先是通过口尝，即用人的感觉器官辨别出来的，它是食物真实味道的反映。然而和四气一样，五味更重要的还是通过长期的临床实践观察，不同味道的食物作用于人体，会产生不同的反应，获得不同的效果，从而总结归纳出五味的理论。也就是说，五味不仅是食物味道的真实反映，更是对食物作用的高度概括。自从五味作为归纳药物作用的理论出现后，五味的"味"也就超出了味觉的范围。总之，五味的含义既代表了味道，又包含了作用。

五味的作用如下。

（1）辛味　能散、能行。辛味的食物有发散、行气、活血、通窍、化湿等作用，主要用来醒脾开胃、化湿辟浊、活血调经、活血消肿、外解六淫（风、寒、暑、湿、燥、火）邪毒、祛风湿等，如葱、蒜、韭菜、生姜、酒、辣椒、花椒、胡椒、桂皮、八角、小茴香、玫瑰花、茉莉花等。

（2）甘味　能补、能缓、能和。甘味的食物有缓急止痛、调味、矫味等作用。主要用来滋养补虚、调和药性、缓解疼痛等，如红枣、红薯、玉米、糯米、蜂蜜、南瓜、甜菜、甘蔗、葡萄、甘草、红糖、蜂蜜、白糖等。

（3）酸味　能收、能涩。酸味的食物有止泻、敛汗、涩精、缩尿、止带、止血等制止人体阴液滑脱的作用，以及敛肺气、收敛心神等无形的作用，可用于缓解津液耗伤、筋脉失养而致的筋脉拘挛、屈伸不利等，如醋、柠檬、山楂、乌梅、李子、蔓越莓、蓝莓、覆盆子等。

（4）苦味　能泄、能燥、能坚。苦味的食物有清泄火热、泄降气逆、通泄大便、燥湿、坚阴（泻火存阴）等作用，如莴笋叶、莴笋、生菜、芹菜、茴香、香菜、苦瓜、萝卜叶、苜蓿、苔菜等。

（5）咸味　能软、能下。咸味的食物有泻下通便、软坚散结的作用，如紫菜、海蜇、海藻、海带、蟹、海参、田螺、猪髓、猪肾、猪蹄、猪血、猪心等。

（6）淡味　能渗能利，淡味的食物有渗湿利小便的作用，用于缓解痰饮、湿浊、水肿等症状，如冬瓜、薏苡仁、茯苓、淡竹叶、银耳、芦笋等。

五脏对五味的嗜欲各有不同，而五味对五脏也各有所通。如"酸入肝，辛入肺，苦入心，咸入肾，甘入脾"。

二、食物的归经

1. 归经的含义　食物归经论也来源于传统中药学。归是指食物作用部位的归属，经是对脏腑经络的统称。食物归经则是指一些食物相对来说对人体某些脏腑及其经络有较为明显的作用，对其他脏腑或经络没有作用或者作用较小。

2. 归经的依据　归经是根据食物在食用后所反映出来的效果，以及人体脏腑经络的生理病理特点概括而出的。如核桃、甜杏仁、香蕉，既能润肺，又能通便，故以上三物属于肺和大肠二经。猪肝和枸杞子对夜盲有缓解作用，荠菜和菊花可以缓解眼红眼肿痛，肝开窍于目，所以上面四物属于肝经。

归经和四性五味一样，只是食物性能的一方面，它们必须相互结合才能更完整地表示一种食物的性能。

食物不仅具有性味、归经和功能，还具有升降浮沉的作用趋向。与药物相比，这种趋向并不明显，并且缺乏与特定趋向相对应的功能，因此，本书不会专门介绍这些功能。

知识链接

中国八大菜系

中国饮食文化瑰宝"八大菜系"，包括鲁菜、川菜、粤菜、苏菜、闽菜、浙菜、湘菜、徽菜。各菜系的特点如下：鲁菜以口味咸鲜为主，讲究原料质地优良，以盐提鲜，以汤壮鲜，调味讲求咸鲜纯正，突出本味。咸鲜为主，火候精湛，精于制汤，善烹海味。川菜以口味麻辣为主，菜式多样，口味清鲜醇浓并重，善用麻辣调味（鱼香、麻辣、辣子、陈皮、椒麻、怪味、酸辣诸味）。粤菜以口味鲜香为主。选料精细，清而不淡，鲜而不俗，嫩而不生，油而不腻。擅长小炒，要求掌握火候和油温恰到好处。苏菜以口味清淡为主。用料严谨，注重配色，讲究造型，四季有别。烹调技艺以炖、焖、煨著称；重视调汤，保持原汁，口味平和。闽菜以口味鲜香为主。尤以"香""味"见长，有清鲜、和醇、荤香、不腻的风格。浙菜以口味清淡为主。菜式小巧玲珑，清俊逸秀，菜品鲜美滑嫩，脆软清爽。湘菜以口味香辣为主，品种繁多，色泽上油重色浓，讲求实惠；香辣、香鲜、软嫩，重视原料互相搭配，滋味互相渗透。徽菜擅长烧、炖、蒸，而爆炒菜少，重油、重色，重火功，强调就地取材，以鲜制胜。

第三节　食物的应用

PPT

食物通常被认为是一种可食用的物质，为身体提供生长、发育和健康生存所需的各种营养。中医很早就认识到食物不仅能提供营养，而且还能预防保健，并在长期的临床实践中，形成了经典的"药食同源"理论。早在宋代《太平圣惠方》中就有关于附子粥的记载。强调食物具有"养""疗"的功效。

《黄帝内经》指出"五谷为养，五果为助，五畜为益，五菜为充"。通过养、助、益、充，从宏观上阐述了各类食物之间的比例要平衡、全面，并指出正确的饮食是防病益寿必不可少的一环。如何正确饮膳，本章将从平衡膳食、食物的合理应用、食物的类型、饮食禁忌等方面介绍。

一、平衡膳食

2022年4月26日，《中国居民膳食指南（2022）》发布，与2016版膳食指南相比，《中国居民膳食指南（2022）》从6条"核心推荐"变为8条"膳食准则"。

（一）食物多样，合理搭配

坚持谷类为主的平衡膳食模式，每天的膳食应包括谷薯类、蔬菜水果、畜禽鱼蛋奶和豆类食物，每天摄入12种以上食物，每周25种以上，合理搭配，每天摄入谷类食物200～300g，其中包含全谷物和杂豆类50～150g、薯类50～100g。

（二）吃动平衡，健康体重

各年龄段人群都应天天进行身体活动，保持健康体重，食不过量，保持能量平衡，坚持日常身体活动，每周至少进行5天中等强度身体活动，累计150分钟以上；主动身体活动最好每天6000步，鼓励适当进行高强度有氧运动，加强抗阻运动，每周2～3天，减少久坐时间，每小时起来动一动。

（三）多吃蔬果、奶类、全谷、大豆

蔬菜水果、全谷物和奶制品是平衡膳食的重要组成部分，餐餐有蔬菜，保证每天摄入不少于300g

的新鲜蔬菜，深色蔬菜应占 1/2。天天吃水果，保证每天摄入 200 ~ 350g 的新鲜水果，果汁不能代替鲜果。吃各种各样的奶制品，摄入量相当于每天 300ml 以上液态奶。经常吃全谷物、大豆制品，适量吃坚果。

（四）适量吃鱼、禽、蛋、瘦肉

鱼、禽、蛋类和瘦肉摄入要适量，平均每天 120 ~ 200g，每周最好吃鱼 2 次或 300 ~ 500g，蛋类 300 ~ 350g，畜禽肉 300 ~ 500g，少吃深加工肉制品，鸡蛋营养丰富，吃鸡蛋不弃蛋黄，优先选择鱼，少吃肥肉、烟熏和腌制肉制品。

（五）少油控糖

培养清淡饮食习惯，少吃高盐和油炸食品。成年人每天摄入食盐不超过 5g，烹调油 25 ~ 30g。控制添加糖的摄入量，每天不超过 50g，最好控制在 25g 以下。反式脂肪酸每天摄入量不超过 2g。不喝或少喝含糖饮料。儿童青少年、孕妇、乳母以及慢性病患者不应饮酒。成年人如饮酒，一天饮用的酒精量不超过 15g。

（六）规律进餐，足量饮水

合理安排一日三餐，定时定量，不漏餐，每天吃早餐。规律进餐、饮食适度，不暴饮暴食、不偏食挑食、不过度节食。足量饮水，少量多次。在温和气候条件下，低身体活动水平成年男性每天喝水 1700ml，成年女性每天喝水 1500ml。推荐喝白水或茶水，少喝或不喝含糖饮料，不用饮料代替白水。

（七）会烹会选，会看标签

在生命的各个阶段都应做好健康膳食规划。认识食物，选择新鲜的、营养素密度高的食物。学会阅读食品标签，合理选择预包装食品。学习烹饪、传承传统饮食，享受食物天然美味。在外就餐，不忘适量与平衡。

（八）公筷分餐，杜绝浪费

选择新鲜卫生的食物，不食用野生动物。食物制备生熟分开，熟食二次加热要热透。讲究卫生，从分餐公筷做起。珍惜食物，按需备餐，提倡分餐不浪费。做可持续食物系统发展的践行者。

二、食物的合理应用

任何一种天然食物都不能提供人体所需的全部营养素。平衡膳食必须由多种食物组成，才能满足人体各种营养需要，达到合理营养、促进健康的目的，因而要提倡人们广泛食用多种食物。进食量与体力活动是控制体重的两个主要因素。食物提供人体能量，体力活动消耗能量。如果进食过大而活动量不足，多余的能量就会在体内以脂肪的形式积存即增加体重，久之发胖；相反若食量不足，劳动或运动量过大，可由于能量不足引起消瘦，造成劳动能力下降。世界卫生组织建议每人每日食盐用量以不超过 6g为宜。膳食钠的来源除食盐外还包括酱油、咸菜、味精等高钠食品，及含钠的加工食品等。应从幼年就养成少盐膳食的习惯。在选购食物时应当选择外观好，没有泥污、杂质，没有变色、变味并符合卫生标准的食物。进餐要注意卫生条件，包括进餐环境、餐具和供餐者的健康卫生状况。集体用餐要提倡分餐制，减少疾病传染的机会。

三、食物的类型

中医药膳的类型繁多，常用的有米饭、粥、汤羹、菜肴、汤剂、饮料（鲜汁）、茶剂、酒、散剂、蜜膏（蜜饯）、糖果等。

（一）米饭

以大米、粳米、糯米为主，加入其他食物或药物，如大枣、龙眼肉、山药、核桃、党参、枸杞子、莲子等，经蒸煮而成。主要有补气、养血、健脾、补肾等的作用，如八宝饭、姜汁牛肺糯米饭、山药核桃枣米饭等。

（二）粥

以大米、小米、粳米、糯米、粟米、燕麦等粮食为主，加其他食物或药物，加水煮成半流质状。养生粥的适应范围较广。例如夏天用绿豆粥或荷叶粥防暑，患病后可食粥进行调理，如神仙粥、枸杞红枣核桃粥等。

（三）汤羹

以肉、蛋、奶、鱼、银耳等食物为主，配入其他食物或药物，经煎煮或熬炖等方法烹制而成。在制作时可加入适量的糖或盐、酱油、姜等佐料。主要起补血滋阴、养肝润肺等作用，如银耳羹、龙眼莲子羹，佛手阿胶羹等。

（四）菜肴

所用食物十分广泛，可以加入适量的药物。制作方法多样，如凉拌、蒸、炒、卤、炖、烧等方法。制作菜肴时一般都要加入适量的调味品等。一般肉类、鱼类、禽蛋类皆为血肉有情之品，以其为原料制作的菜肴偏于补益，蔬菜类菜肴多能清热祛湿。如火腿山药莴笋丁、归芪鸡等。

（五）汤剂

以食物或药物加水一同煎煮，煎液而成。加水要适量，一般可以煎煮半小时到一小时，可以分2~3次饮用。如赤小豆鲤鱼汤、当归生姜羊肉汤等。

（六）饮料（鲜汁）

一般用酸甜或清香、微苦之类的食物、茶料，或添加药物，加用清水煮沸或用沸水浸泡等法制成。新鲜、多汁、可口的植物果实、茎叶或块根，亦可切碎或捣烂，用洁净纱布包裹，用力绞取汁液。趁新鲜饮用。除冷饮外，也可温服。可清热除烦、生津止渴、利尿等，如芹菜汁、甘蔗汁等。

（七）茶剂

以茶为主要原料，根据时令、体质、亚健康等因素，配合不同食物或药物制作的茶饮品，以饮茶的方式达到养生保健的目的。饮茶也有讲究，燥热体质者，应喝凉性茶，虚寒体质者，应喝温性茶。

（八）酒

一般是将药物用白酒或黄酒冷浸而成。酒是药食两用之品，可散寒、活血、温胃，因加用食物或药物的不同，其作用更是多方面的。可以内服、可以外用。如加枸杞子可补肝肾；加木瓜可强筋壮骨、追风除湿等。如苡仁芡实酒、桑椹米酒等。

（九）散剂

将食物或药物晒干或烘干、炒脆后，研磨成细粉末。用沸水冲调成糊状食用。不适口者，以温开水或米饮（米汤）送服。散剂食用方便，如橘皮内金散等。

（十）蜜膏

蜜膏一般选取滋养性食物加水煎煮，取汁液浓缩至一定稠度，然后加入炼制过的蜂蜜或白糖、冰糖，再浓缩至呈半固体状。食用时用沸水化服。蜜膏主要具有滋养润燥作用，如桑椹地黄膏、羊髓蜜膏均可滋补肝肾。

（十一）糖果

以白糖、红糖、饴糖等为主要原料，经过加水熬炼至较稠厚时，再掺入其他食物或药物的汁液、浸膏或粗粉，搅拌均匀，再继续熬，至挑起细丝状而不粘手为止，待冷将糖分割成块状。也可用制熟的食物与熬炼好的糖混合加工而成。糖果可嚼食或含化。其作用也较广泛。如薄荷糖可清热润燥利咽，杏仁芝麻糖能润肠通便。

四、饮食禁忌

中医学是很重视饮食宜忌的。有关饮食宜忌的最早根据为《素问·宣明五气》所载"五味所禁"以及《素问·五脏生成》所载的"五味之所伤"等。后世医家在实践中不断加以发展总结，形成了一套理论和学说。所谓食禁或食忌，俗称"禁口"或叫"忌口"。常见的饮食禁忌有以下几方面。

（一）患病期间饮食禁忌

患病期间的饮食禁忌是根据病证的寒热虚实、阴阳偏胜，结合食物的五味、四性、升降浮沉及归经等特性来加以确定的。《黄帝内经》曾对各种不同疾病的饮食禁忌进行了阐述，除禁忌饮食五味过偏外，《素问·热论》还具体地指出"病热少愈，食肉则复，多食则遗（腹泻），此其禁也"。中医学在患者的饮食禁忌方面积累了很多经验，并有系统的理论指导。根据中医文献记载，古代医家把患病期间所忌的食物高度概括为以下几大类。

（1）生冷、冷饮、冷食、大量的生蔬菜和水果等，为脾胃虚寒腹泻患者所忌。

（2）黏滑糯米、大麦、小麦等所制的米面食品等，为脾虚纳呆或外感初起患者所忌。

（3）油腻荤油、肥肉、油煎炸食品、乳制品（奶、酥、酪）等，为脾湿或痰湿患者所忌。

（4）腥膻海鱼、无鳞鱼（平鱼、巴鱼、带鱼、比目鱼等）、虾、蟹、海味（干贝、淡菜、鲍鱼干等）、羊肉、鹿肉等，为风热证、痰热证、斑疹疮疡患者所忌。

（5）辛辣葱、姜、蒜、辣椒、花椒、韭菜、酒、烟等，为内热证患者所忌。

（6）发物指能引起旧疾复发，新病增重的食物。

（7）除上述腥、膻、辛辣等食物外，尚有一些特殊的食物，如荞麦、豆芽、鹅肉、鸡头、鸭头、猪头、驴头肉等，为哮喘、动风、皮肤等病患者所忌。

（8）个别疾患，如麻疹初起可适量食用发物，如豆芽、芫荽等，以利透发。

（9）临床上常见的寒证宜益气温中、散寒健脾。宜食温性热性食物，忌用寒凉、生冷食物。

（10）热证宜清热、生津、养阴。宜食寒凉平性食物，忌食温燥伤阴食物。

（11）一般虚证患者忌吃耗气损津、腻滞难化的食物。阳虚者宜温补，忌用寒凉；阴虚者宜滋补，清淡，忌用温热。

（二）孕期和产后饮食禁忌

孕期和产后，母体处于特殊生理阶段，饮食调养有着重要意义。妊娠期，母体脏腑经络之血注于冲任经脉，以养胎元。此期母体多表现阴虚阳亢状态，因此应避免食用辛辣、腥膻之品，以免耗伤阴血而影响胎元，可进食甘平、甘凉补益之品。如孕早期宜食清淡易消化饮食，对妊娠恶阻者应避免进食油腻之品，可食用健脾、和胃、理气之类食物；孕中期胎儿生长发育较快，宜加强滋补；妊娠后期由于胎儿逐渐长大，影响母体气机升降，易产生气滞现象，故应少食胀气和涩肠类食物如荞麦、高粱、番薯、芋头等，为防止或减轻水肿，应采用少盐或低盐饮食。

酒类饮料，特别是烈性白酒，为纯阳之物，能助火生热，消胎气，影响胎儿生长发育，甚则导致胎儿畸形，故孕期应忌酒类饮料。其他食物如昆布、麦芽、槐花、鳖肉等，因昆布能软坚化结，麦芽能催生落胎，槐花能堕胎等，故孕妇也应忌食。

孕妇产后，瘀血内停，不宜进食酸涩收敛类食物，如乌梅、莲子、芡实、柿子、南瓜等，以免恶露不能顺利排出；亦不宜进食辛辣发散和渗利小便类食物，以防加重产后气血虚弱的状态。中医学认为"产后必虚"，产妇多表现阴血亏虚，或瘀血内停等症状。另一方面产妇还要以乳汁喂养婴儿。因此，产后的饮食原则应平补阴阳气血，尤以滋阴养血为主，可进食甘平、甘凉类粮食、畜肉、禽肉和蛋乳类食品，慎食或忌食辛燥伤阴、发物、寒性生冷食物。

第四节　食疗的基本原则 微课

PPT

一、食疗的整体观

整体观认为，人体是一个有机的整体，人体与自然环境也是一个有机的整体，进行食疗时，应该注意协调人体内部、人体与自然环境间的相互关系，保持人体内外环境的统一性，同时应该随着不同的气候、地理、环境、生活习惯等制宜。如春天阳气升发，高血压患者容易发病，此时不宜过食辛热动火的食物，以防止血压升高、大便燥结，可以选用绿色清淡的蔬菜以及荸荠、鸭梨之类的水果。又如，南方湿热较盛，宜经常食用薏苡仁等利湿的食物；北方较为寒冷，宜经常食用羊肉等温补的食物。再如，阳虚体质的人，宜食用荔枝等温热助阳的食物；阴虚体质的人，宜食用枸杞子、银耳等滋阴润燥的食物。

（一）调整阴阳

机体阴阳双方的协调统一，维系着人体正常的生理活动。疾病的发生和演变，归根结底是阴阳的相对平衡受到破坏。"阴盛则阳病，阳盛则阴病""阴虚则热""阳虚则寒"是疾病的基本病理。食疗采用补偏救弊、损有余补不足的方法，其目的是调整阴阳，恢复机体阴阳的动态平衡。如阳热亢盛耗伤阴液者，食疗应清热保津，选食五汁饮、芹菜粥、绿豆粥等，泻阳以和阴。如阳虚不能制阴，阴寒偏盛者，食疗应温经散寒，选食当归生姜羊肉汤、韭菜炒胡桃仁、羊肉羹等，补阳以制阴。食疗围绕调整阴阳，维系阴阳平衡，从而合理配制膳食。

（二）协调脏腑

脏腑之间、脏腑与躯体之间是一个统一的整体。脏腑病变可以反映到躯体局部，局部病变可以体现某一脏腑病变。一个脏腑发生病变，会影响其他脏腑的功能。食疗时应协调脏腑之间、整体与局部之间的关系，恢复机体的生理平衡。协调脏腑的方法：味道平衡、颜色平衡、健运脾胃等。

（三）适应气候

四季气候的变化，会对人体的生理功能、病理变化产生一定的影响。春夏交替的时节，气温变化大。这种气候条件下，人的呼吸道容易受致病细菌、病毒的侵袭；消化道容易受饮食凉热的影响，从而导致脾胃不和，再加上穿衣没规律，很容易生病。这个季节可以喝一点绿茶。在饮食上要注意"清淡、去燥"。可以选用小米、玉米、豆类等烹制一些粥、汤。新鲜蔬菜中的黄瓜、西红柿、菠菜、油菜等，都是这个季节应该多吃的膳食品种。夏季气温高，人体丢失的水分比其他季节要多，必须及时补充。可以选用冬瓜、黄瓜、丝瓜、佛手瓜、南瓜、苦瓜等。深秋，天气逐渐从凉爽转冷，气候干燥，常会感到口唇干燥、咽干、皮肤发涩，这个季节要注意养阴，宜食雪梨、银耳、糯米、乳品等柔润食物。

二、辨证施食

只有在正确辨证的基础上选食配膳，才能达到预期的效果。辨证施食，是指根据不同的病证来选用食物。如阳虚寒重者，宜食羊肉等壮阳温补的食物。根据中医"虚者补之""实者泻之""热者寒之""寒者热之"的治疗原则，虚证患者以其阴阳气血不同之虚，分别给予滋阴、补阳、益气、补血的食疗方；实证患者应根据不同实证的证候，给予各种不同的祛除实邪的食疗方，如清热化痰、活血化瘀、攻逐水邪等；寒性病证，应给予温热性质的食疗方；热性病证，应给予寒凉性质的食疗方。在辨证施膳的时候，还必须考虑个人的体质特点。例如形体肥胖之人多痰湿，宜多吃清淡化痰类的食品；形体消瘦之人多阴虚血亏津少，宜多吃滋阴生津类的食品。

练习题

答案解析

一、单项选择题

1. 下列属于药食的性能理论是（　　）

 A. 煮   B. 炖   C. 炒   D. 归经

2. 下列属于食物的性是（　　）

 A. 春   B. 秋   C. 甘   D. 凉

3. 属于金元四大家的养生食疗思想的是（　　）

 A. 张子和提倡以食补论养生   B. 人与自然环境和谐统一

 C. 突出精神心理健康   D. 辨证论治

4. 中医饮食调护中，饮食禁忌内容包括（　　）

 A. 因季节、体质、地域不同的禁忌

 B. 食物与药物之间的配伍禁忌

 C. 食物之间的配伍禁忌和饮食调配制备方面禁忌

 D. 以上都是

二、简答题

食物的性味有哪些?

书网融合……

 本章小结   微课   题库

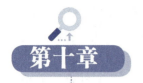

第十章

食物类别与性能 微课

 学习目标

〈知识目标〉

1. 掌握 补益类、温里类、理气类、理血类、祛湿类、清热类、化痰止咳平喘类、其他类食物的食疗功效和应用。

2. 熟悉 补益类、温里类、理气类、理血类、祛湿类、清热类、化痰止咳平喘类、其他类食物的用法用量、性味归经。

3. 了解 补益类、温里类、理气类、理血类、祛湿类、清热类、化痰止咳平喘类、其他类食物的来源。

〈能力目标〉

1. 能够根据食物的食疗功效选择适宜的食物。

2. 能够判断常见食物的性味归经。

〈素质目标〉

通过本章的学习，提升对食物特性的理解和应用能力，以形成科学、健康的饮食习惯。

情境导入

情境 患者，男，20岁，在炎热的夏季，独自吃了1个5斤的冰镇西瓜，出现恶寒、发热、恶心、呕吐、腹胀腹痛，当天腹泻10余次，舌质淡红，苔薄白，脉浮紧。

思考 1. 患者发病的主要原因是什么？西瓜为何导致感冒和腹泻？

2. 请问吃水果要注意哪些问题？

第一节 补益类食物

PPT

补益类食物是指以补益人体气、血、阴、阳，增强正气，养生壮体，提高抗病能力，帮助缓解虚弱证候为主要作用的一类食物，又称补养类食物或补虚类食物。补益类食物是最基本的食物，应用广泛，根据其功效和应用的不同，分为补气类食物、补阳类食物、补血类食物和补阴类食物。

在使用时，应注意以下事项，首先应根据气虚、血虚、阴虚、阳虚及体质的不同而选用相应的补益类食物，不可滥用或盲目进补。其次，在疾病状态下，还应区别邪气的盛衰。若邪气未除，可先祛邪再扶正，或扶正祛邪并用，不可仅仅单用补益类食物。另外，补益类食物大多味厚滋腻碍胃，故在使用补益类食物时，适当配伍健脾助运的食物，以利于补益类食物的消化吸收。

一、补气类食物

补气类食物是指补益人体之气，增强脏腑功能，帮助缓解气虚证的一类食物。主要用于脾气虚、肺气虚、心气虚、肾气虚等病证或气虚质人群。在使用时，适当配伍行气祛湿类的食物同用，如陈皮、砂仁等。

粳米

【来源】禾本科植物粳稻的成熟去壳种仁。

【性味归经】甘，平。归脾、胃、肺经。

【功效】调中和胃，渗湿止泻，除烦。

【应用】脾虚泄泻，脾胃蕴热、耗伤津液，心烦口渴等。

1. 脾虚泄泻 粳米 100g，莲子粉适量，煮粥食。

2. 中气不足 粳米适量，人参 9g，煮粥食。

3. 心烦口渴 粳米 20g，淡竹沥 20ml。粳米炒黄，与水同研，去滓取汁，和淡竹沥搅匀，顿服。

【用法用量】内服：50～200g，煎汤、煮饭、熬粥均可；做成膏饼或锅巴研粉用。因谷皮营养丰富，平时不宜多食细粮。

糯米

【来源】禾本科植物糯稻的成熟去壳种仁。

【性味归经】甘，温。归脾、胃、肺经。

【功效】补中益气，健脾止泻，缩尿，敛汗。

【应用】脾虚久泄，噤口痢，消渴，自汗等。

1. 久泻 糯米浸泡 1 宿，沥干，炒熟，和山药，同研末，砂糖、胡椒粉适量，晨起开水冲服。

2. 噤口痢 糯米炒香，姜汁拌湿，炒熟研末，每次 1 匙，米汤调食，日 3 次。

【用法用量】内服：煎汤 30～60g；或入丸、散，或煮粥。外用：适量，研末调敷。湿热痰火、脾滞者禁用。婴幼儿、老年人、消化力弱者忌食糯米糕饼。

马铃薯

【来源】茄科植物马铃薯的块茎。

【性味归经】甘，平。归胃、大肠经。

【功效】和胃健中，解毒消肿。

【应用】脾胃虚寒，痈肿，烫伤，胃、十二指肠溃疡，习惯性便秘、腮腺炎等。

1. 气虚体弱 马铃薯 100g，牛肉适量，烧食。

2. 胃、十二指肠溃疡，习惯性便秘 马铃薯汁、蜂蜜适量，晨起空腹食用。

3. 腮腺炎 马铃薯 1 个，以醋磨汁，不间断擦患处。

【用法用量】内服：适量，煮食或煎汤。外用：适量，磨汁涂。发芽的马铃薯含有大量龙葵碱，食用会中毒。

番薯

【来源】旋花科植物番薯的块根。

【性味归经】甘，平。归脾、肾经。

【功效】补中和血，益气生津，宽肠胃，通便。

【应用】湿热泄泻，夜盲症，酒食内伤等。

1. 飧泄（酒湿入脾） 番薯煨熟，食之。

2. 夜盲症 番薯500g，粳米60~90g。番薯洗净，连皮切小块，加水与粳米同煮，待粥将成时，加入白糖适量再煮2~3沸，趁热服食。

【用法用量】内服适量，生食或煮食。外用适量捣敷。中满者、胃酸多者不宜多食。素体脾胃虚寒者，不宜生食。

豇豆

【来源】豆科植物豇豆的种仁。

【性味归经】甘、咸，平。归脾、肾经。

【功效】健脾利湿，补肾涩精。

【应用】脾虚泄泻，食积、肾虚遗精、带下、白浊，蛇咬伤等。

1. 脾虚泄泻 豇豆、香菇适量，煮汤食。

2. 食积腹胀 生豇豆适量，细嚼咽下。

3. 白带、白浊 豇豆、鸡肉适量，炖服。

【用法用量】内服：煎汤，30~60g；或煮食；或研末，6~9g。外用：适量，捣敷。气滞便结者禁用。

香菇

【来源】白蘑科真菌香菇的子实体。

【性味归经】甘、平。归肝、胃经。

【功效】扶正补虚，健脾开胃，祛风透疹，化痰理气，解毒抗癌。

【应用】脾气虚，盗汗，麻疹不透，水肿等。

1. 脾气虚 香菇20g，粳米50g。香菇洗净去蒂、切碎，加水适量，入粳米文火煎成粥，每日1~2次温服。

2. 麻疹不透 香菇15g，鲫鱼1条，清炖食。

【用法用量】内服：煎汤6~9g，鲜品15~30g。

樱桃

【来源】蔷薇科植物樱桃的果实。

【性味归经】甘、酸，温。归脾、肾经。

【功效】调中补气，益肾健脾，生津止渴，祛风湿，止泻。

【应用】脾胃虚弱，脾胃阴伤、口舌干燥，风湿痹证等。

1. 喉症 樱桃500g，熬水或泡酒服。

2. 风湿痹证疼痛 鲜樱桃1kg，独活50g，威灵仙30g，泡入酒中1个月。食用，每次10枚，日2次。

【用法用量】水煎服，30~150g；或浸酒。

【使用注意】樱桃性温热，热性病、虚热咳嗽者忌用；糖尿病患者忌用；高钾血症慎用。樱桃核仁有小毒，慎用。

栗子

【来源】壳斗科植物板栗的种仁。

【性味归经】甘、微咸，平。归脾、肾经。

【功效】益气健脾，补肾强筋，活血消肿，止血。

【应用】脾虚泄泻，五迟，肾虚腰痛，出血证等。

1. 小儿泄泻 栗子 5 枚，柿饼 1 枚，粳米适量，煮粥食。

2. 脾虚泄泻 栗子、扁豆适量，煮熟，捣糊，加白糖适量，食用。

【用法用量】30～60g。内服：适量，生食或煮食；或炒存性研末服。外用：适量，捣敷。食积、脘腹胀满痞闷者禁用。

黄大豆

【来源】豆科植物大豆的黄色种仁。

【性味归经】甘，平，归脾、胃、大肠经。

【功效】宽中导滞，健脾利水，解毒消肿。

【应用】食积泻痢，疮痈肿毒，脾虚水肿、带下，外伤出血，预防感冒等。

1. 脾气虚 黄大豆 30g，籼米 60g。黄大豆洗净泡透，入籼米，加水煮粥。

2. 带下 豆浆 1 碗，白果仁 10 粒捣碎，冲入豆浆内炖温内服。每日 1 次，连服数日。

3. 预防感冒 黄豆 1 把，干香菜 5 克（或葱白 3 根），白萝卜 3 片，水煎温服。

4. 肝肾亏虚，须发早白 黄豆 50g，制首乌 12g，猪肝 250g，姜、精盐、白糖、黄酒、味精适量。黄豆加油煸炒至出香味，加入首乌汁（首乌加沸水煮 20 分钟，去渣取汁），煮沸后下猪肝，文火煮至豆酥烂，调味出锅。

【用法用量】内服：煎汤 30～90g；或研末。外用：捣敷；或炒焦研末调敷。黄大豆较难消化，不宜过量食。

鸡肉

【来源】雉科动物家鸡的肉。

【性味归经】甘，温。归脾、胃经。

【功效】温中益气，补精填髓。

【应用】脾胃虚弱，久泻久痢，虚劳羸弱，产后乳少等。

1. 脾胃虚弱，脘腹疼痛 净鸡 1 只，陈皮、生姜、葱白适量，炖食。

2. 虚弱劳伤 净乌雄鸡 1 只，陈皮、良姜各 3g，胡椒 6g，草果 2 个，入葱、醋、酱炖熟，空腹服食。

3. 虚劳羸瘦 净鸡 1 只，虫草 10g，调味，炖汤，分次服食。

【用法用量】煮食或炖汁，适量。实证、邪毒未清者慎用。

鸽

【来源】为鸠鸽科动物原鸽、家鸽、岩鸽的肉。

【性味归经】咸，平。归肺、肝、肾经。

【功效】滋肾补气，解毒祛风，调经止痛。

【应用】虚羸、消渴、闭经等。

1. 老年体虚 鸽 1 只，枸杞子 24g，黄精 30g，共炖成蒸煮食用。

2. 妇女干血和月经闭止　鸽1只，魔芋适量，夜明砂10g，鳖甲15g，龟甲15g。共炖服食。不宜多食。

【用法用量】煮食，适量。

【使用注意】不宜多食。

鹅肉

【来源】鸭科动物家鹅的肉。

【性味归经】甘，平。归脾、肝、肺经。

【功效】益气补虚，和胃止渴。

【应用】脾虚气弱，消渴，腰膝酸痛等。

1. 脾虚气弱　鹅1只，黄芪、党参、山药、大枣各30g。将上四味装入鹅腹，以线缝合，用小火煨炖，食盐调味。煮熟后，将鹅捞起，取出药物，饮汤吃肉。

2. 气阴两虚　鹅肉250g，瘦猪肉500g，山药30g，北沙参、玉竹各15g，共煮，食用。

【用法用量】煮食，适量。

【使用注意】湿热内蕴，皮肤疮毒者禁食。

鹌鹑

【来源】雉科动物鹌鹑的肉或去羽毛及内脏的全体。

【性味归经】甘，平。入大肠、心、肝、肺、肾经。

【功效】补益中气，强壮筋骨，止泻痢。

【应用】疳积，泄泻，痢疾，百日咳，风湿痹证，水肿等。

1. 小儿疳积　鹌鹑1只，加少量油盐，蒸熟，食用。

2. 腹泻、痢疾（脾虚）　鹌鹑2只，赤小豆15g，生姜3片，水煎服，日服2次。

【用法用量】煮食，1~2只；或烧存性，研末。老年人不宜多食。

牛肉

【来源】牛科动物黄牛或水牛的肉。

【性味归经】水牛肉：甘，凉。黄牛肉：甘，温。归脾、胃经。

【功效】补脾胃，益气血，强筋骨。

【应用】脾气虚，臌胀，水肿，消渴等。如脾胃久冷，不思饮食：牛肉1.5kg，胡椒、荜茇、陈皮、草果、砂仁、良姜适量研末，生姜汁、葱汁、盐，同肉拌匀，腌2日，焙干作脯食。

【用法用量】内服：煮食、煎汁或入丸剂。自死病死牛，禁用。

牛肚

【来源】牛科动物黄牛或水牛的胃。

【性味归经】甘，温。归脾、胃经。

【功效】补虚羸，健脾胃。

【应用】脾胃虚弱，气血不足等。

1. 脾胃气虚证　牛肚250g，黄芪30g，炖食。

2. 脾虚湿盛证　牛肚250g，薏苡仁120g，煮粥食用。

【用法用量】煮食，适量。

猪肾

【来源】猪科动物猪的肾脏。

【性味归经】咸，平。归肾经。

【功效】补肾益阴，利水。

【应用】耳聋，腰痛，久咳，产后褥劳等。

1. 老人久患耳聋 磁石 1kg（包煎），猪肾 1 对。以水 5L 煮磁石，取汁 2L，去磁石，入猪肾，葱、豆、姜、椒适量，作羹，空腹食之。作粥及入酒并得。磁石常留起，依前法用之。（《养老奉亲书》磁石猪肾羹）

2. 胎前腰痛 猪腰子 1 对，青盐 68g，晒干，研末，为蜜丸，空腹，酒送服，每次 30 ~ 40 丸。

【用法用量】煎汤或煮食，15 ~ 150g。不可久食，不与吴茱萸、白花菜合食。

猪肚

【来源】猪科动物猪的胃。

【性味归经】甘，温。归脾、胃经。

【功效】补虚损，健脾胃。

【应用】咳嗽，水泻，水肿，虚劳等。

1. 虚赢乏力 猪肚 1 个，人参、干姜、花椒 3g，葱白 7 根，糯米 250g。

2. 水泻 净猪肚 1 枚，入大蒜，以猪肚满为度，煮之以肚、蒜糜烂为度，做成膏，入平胃散，为丸，梧桐子大。每服 30 丸，盐汤或米饮空腹服。

【用法用量】煮食，适量；或入丸剂。外感未清、胸腹痞胀者均忌服。

兔肉

【来源】兔科动物兔的肉。

【性味归经】甘，凉。归肝、脾、大肠经。

【功效】健脾补中，凉血解毒。

【应用】脾气虚，消渴，便血，便秘等。

1. 脾气虚 兔肉 200g，怀山药 50g，枸杞子 16g，党参 16g，黄芪 16g，大枣 10 枚，共煮汤服之。

2. 消渴赢瘦，小便不禁 兔 1 只，去内脏、皮爪，加水 15L，煮至烂熟，滤出骨和肉，将汤汁放凉，渴即饮之。

【用法用量】炖、炒、煮、红烧、煮羹等，100 ~ 300g。脾胃虚寒者不宜服。

鹅蛋

【来源】鸭科动物鹅的卵。

【性味归经】甘，温。归肺、脾、胃经。

【功效】补五脏，补中气。

【应用】头晕，体虚，痈疽无头等。如中气不足：鹅蛋 1 只，加入黄芪、党参、山药各 30g，煮熟，食蛋、喝汤，每日 1 次。

【用法用量】内服：适量，宜盐腌煮熟。本品多食易伤胃滞气。

鹌鹑蛋

【来源】雉科动物鹌鹑的卵。

【性味归经】甘、淡，平。归脾、胃经。

【功效】补中益气，健脑。

【应用】脾胃虚弱，肺痨，疳积，高血压，低血压等。

1. 慢性胃炎 鹌鹑蛋1枚，牛奶250ml，煮沸，每天早晨食用，连用半年。

2. 肺痨咯血 鹌鹑蛋1枚，白及10g，研末，同煮，每日1次，晨起食用。

【用法用量】煮食，适量。

【使用注意】鹌鹑蛋胆固醇较高，不宜多食。

石首鱼

【来源】石首鱼科动物大黄鱼或小黄鱼的肉。

【性味归经】甘，平。归脾、胃、肝、肾经。

【功效】补脾益气，补肾，明目，止痢。

【应用】产后体弱，头痛，胃痛等。

1. 产后、病后体弱 大黄鱼加黄酒炖服。

2. 头痛 净小黄鱼1条，茶叶、杏仁各3g，同煮，熟后食用。

【用法用量】蒸食或煮食，100～250g。

带鱼

【来源】带鱼科动物带鱼的肉。

【性味归经】甘、平。归胃经。

【功效】补虚，解毒，止血。

【应用】缺乳，久病体虚，血虚，外伤出血，呃逆等。

1. 产妇乳汁不足 鲜带鱼200g，木瓜250g，煎汤，适量服食。

2. 呃逆 带鱼适量，火烧存性，研末，用量2～5g。

【用法用量】煎汤或炖服，150～250g；或蒸食其油；或烧存性研末。凡患有疥疮、湿疹等皮肤病或过敏体质者忌食。

泥鳅

【来源】鳅科动物泥鳅、花鳅、大鳞泥鳅的肉或全体。

【性味归经】甘，平。归脾、肝、肾经。

【功效】补益脾肾，利水，解毒。

【应用】盗汗，痔疮下坠，腰膝酸软等。

1. 小儿盗汗 泥鳅200g，煮食，每日1次，小儿分次服，连服数日。

2. 痔疮下坠 泥鳅250g，诃子、粟壳、桔梗、地榆、槐角适量，炖汤服食。

【用法用量】煮食，100～250g；或烧存性，入丸、散，每次6～10g。本品补而能清，诸病不忌。

鳝鱼

【来源】鳝科动物黄鳝的肉或全体。

【性味归经】甘，温。归肝、脾、肾经。

【功效】益气血，补肝肾，强筋骨，祛风湿。

【应用】虚劳咳嗽，腰痛，风寒湿痹，消渴等。

1. 虚劳咳嗽 黄鳝250g，冬虫夏草3g。煮汤食用。

2. 虚劳性腰痛　黄鳝250g，猪肉100g。同蒸熟后食用。

【用法用量】煮食，100～250g；或捣肉为丸；或研末。虚热及外感病者慎用。

鳢鱼（黑鱼）

【来源】鳢科动物乌鳢的肉或全体。

【性味归经】甘，凉。归脾、胃、肺、肾经。

【功效】补脾益胃，利水消肿。

【应用】水肿，缺乳，湿痹等。

1. 缺乳　净鳢鱼，适量，入调料，隔水清蒸，服食。

2. 水肿（肾病、心病水肿，营养障碍性水肿，孕妇水肿，脚气浮肿）　净鳢鱼、冬瓜等量，少许葱白、大蒜，同煮，不加盐，喝汤吃鱼，每日1剂，连吃3～7天。

【用法用量】煮食或火上烤熟食，250～500g；研末，每次10～15g。脾胃虚寒者食用时宜加姜、椒类调味和性。

鲫鱼

【来源】鲤科动物鲫鱼的肉或全体。

【性味归经】甘，平。归脾、胃、大肠经。

【功效】健脾和胃，利水消肿，通血脉。

【应用】脾虚泄泻、水肿，缺乳等。如久泻后脾胃虚弱，大便不固：鲫鱼1条（仅去内脏），装入白矾2g，用草纸或荷叶包裹，扎紧，放入火灰中煨熟，服食。（《是斋百一选方》）。

【用法用量】煮食或煅研入丸、散，适量。不宜与猪肉、砂糖、鹿肉、芥菜、猪肝同食；不宜与厚朴、天冬、麦冬同食；服异烟肼时不宜食用。

鲤鱼

【来源】鲤科动物鲤鱼的肉或全体。

【性味归经】甘，平。归脾、肾、胃、胆经。

【功效】健脾和胃，利水下气，通乳，安胎。

【应用】胃痛、泄泻、水湿肿满、脚气、黄疸、缺乳等。如慢性肾炎：净鲤鱼1斤，白术、陈皮、白芍、当归各10g，茯苓15克，上药纱布包裹，加入生姜适量，与鲤鱼同煮1小时，去药包，饭前空腹吃鱼饮汤。每日1次。

【用法用量】煮汤或炖食，100～240g。风热者慎用。

二、补阳类食物

补阳类食物是指扶助人体阳气，增强机体功能活动和抗寒能力，帮助缓解阳虚证的一类食物。补阳类食物重在补助肾阳，有的食物还能益精髓，强筋骨，主要用于脾肾阳虚证和阳虚质人群。补阳类食物多为动物性原料，其性温热，故阴虚火旺者不宜食用。

胡桃仁

【来源】胡桃科核桃属植物胡桃的种仁。

【性味归经】甘、涩，温。归肾、肝、肺经。

【功效】补肾益精，温肺定喘，润肠通便。

【应用】肾虚耳鸣、遗精，肺肾两虚，肠燥便秘等。

1. 肾虚耳鸣，遗精 核桃仁3个，五味子7粒，蜂蜜适量，睡前嚼服。

2. 肺肾不足虚喘 胡桃肉、人参各6g，水煎服。

【用法用量】内服：煎汤9～15g；单味嚼服10～30g；或归丸、散。外用：适量，研末调服。痰火积热、阴虚火旺以及便溏者禁用。不可与浓茶同服。

羊肉

【来源】牛科动物山羊或绵羊的肉。

【性味归经】甘，热。归脾、胃、肾经。

【功效】健脾温中，补肾壮阳，益气养血。

【应用】虚劳羸瘦，肾阳虚，产后腹痛，寒疝腹痛等。如产后腹痛、寒疝，虚劳：羊肉500g，当归30g，生姜150g，煮熟，吃肉喝汤，适量服食。

【用法用量】煮食或煎汤，125～250g；或入丸剂。外感时邪或有宿热者禁用。孕妇不宜多食。

鹿肉

【来源】鹿科动物鹿的肉。

【性味归经】甘，温。归脾、肾经。

【功效】补肾助阳，益气养血，祛风。

【应用】肾阳虚阳痿、不孕不育，腰痛，缺乳，中风等。如肾阳虚阳痿：鹿肉120～150g，肉苁蓉30g。将净鹿肉切片，肉苁蓉水泡透后切片，共煮，加适量生姜、葱、盐做羹，饮汤食肉，连食数次。

【用法用量】煮食、煎汤或熬膏，适量。素有痰热、胃火、阴虚火旺者慎用。

对虾

【来源】对虾科动物对虾的全体或肉。

【性味归经】甘、咸、温。归肝、肾经。

【功效】补肾壮阳，滋阴息风。

【应用】阳痿，乳疮，皮肤溃疡等。

1. 阳痿 对虾肉120g，麻雀4只，黄酒炖服。

2. 乳疮乳少 对虾肉、蒲公英各30g，白芍9g，水煎服。

【用法用量】炒食，煮汤，浸酒或做虾酱。阴虚火旺、疮肿及皮肤病患者忌食。

三、补血类食物

补血类食物是指补养人体之血，滋养各脏腑组织器官，缓解血虚症状的一类食物。补血类食物能补血，少数能补阴。补血类食物大多味厚碍胃，应与行气健脾的食物如砂仁、陈皮等同用。湿浊中阻、脘腹胀满、食少便溏者慎用。

胡萝卜

【来源】伞形科植物胡萝卜的肉质根。

【性味归经】甘、辛，平。归脾、肝、肺经。

【功效】健脾和中，滋肝明目，化痰止咳，清热解毒。

【应用】脾虚食积，夜盲症，百日咳，痔疮，脱肛等。

1. 脾虚食积 胡萝卜100g，粳米适量，香菜、盐调味，煮食。

2. 夜盲症、角膜干燥症 胡萝卜6根，水煎服；或胡萝卜、猪肝适量，同炒食。

3. 百日咳 红萝卜125g，红枣12枚，水3碗，煎成1碗，任意分服。

【用法用量】内服：煎汤，30～120g；或生吃；或捣汁；或煮食。外用：适量，煮熟捣烂敷；或切片烧热敷。忌与醋酸同食。胡萝卜素大量食用会贮藏于体内，使皮肤黄色素增加，停食2～3个月后自行消退。

菠菜

【来源】藜科植物菠菜的全草。

【性味归经】甘，平。归肝、胃、大肠、小肠经。

【功效】养血，止血，平肝，润燥。

【应用】贫血，便血，衄血，便秘等。

1. 贫血 菠菜、猪肝适量，姜、盐煮汤食用。

2. 便秘，痔疮，便血（肠胃热毒） 菠菜200g，猪血150g。将菠菜、猪血同煮，加盐饮汤。

【用法用量】内服：适量，煮食；或捣汁。

【使用注意】体虚便溏者不宜多食，肾炎、肾结石患者不宜食用。

荔枝

【来源】无患子科植物荔枝的假种皮或果实。

【性味归经】甘、酸，温。归肝、脾经。

【功效】养血健脾，行气消肿。

【应用】贫血，脾虚泄泻，瘰疬疔疮等。

1. 贫血 荔枝干、大枣各7个，水煎服，每日1剂。

2. 脾虚久泻 干荔枝7枚，大枣5枚。水煎服。或荔枝干15枚，山药10g，莲子15g，水煎去渣，加入大米50g，煮粥，服食，日2次，连服3～5天。

3. 瘰疬疔疮、瘰疬溃烂 荔肉敷患处。疔疮恶肿：荔枝肉、白梅各3个。捣作饼子，贴于疮上。

【用法用量】内服：煎汤，5～10枚；烧存性研末；或浸酒。外用：适量，捣烂敷；或烧存性研末撒。阴虚火旺者慎服。

葡萄

【来源】葡萄科植物葡萄的果实。

【性味归经】甘、酸，平。归肺、脾、肾经。

【功效】益气补血，强壮筋骨，软坚散寒，补肝利胆，通利小便。

【应用】气血两虚，风湿痹证日久，热淋，水肿等。

1. 气血两虚 葡萄干30g，粳米适量，白糖少许，煮熟，食用。

2. 热淋 葡萄、藕、生地黄适量取汁，蜂蜜等分，和匀，煎为稀汤，空腹服。

3. 浮肿，小便不利 葡萄30g，茯苓10g，薏苡仁20g，粳米60g，同煮，日2次，连食1～3周。

【用法用量】鲜食，适量。或加工成葡萄干、汁、酱、脯、罐头、酒等。阴虚内热，胃肠实热或痰热内蕴者慎用。葡萄籽不可多食。

桃

【来源】蔷薇科植物桃或山桃的果实。

【性味归经】甘、酸，温。归肺、大肠经。

【功效】生津润肠，活血消积，益气血，润肤色。

【应用】口渴，便秘，痛经，气血不足，喘咳等。如虚劳喘咳：鲜桃3个，去皮，冰糖30g，隔水炖烂，服食，日1次。

【用法用量】鲜吃；或制成桃片、桃汁等。3~5个。

【使用注意】不宜长期食用，容易使人生内热。

落花生

【来源】豆科植物落花生的成熟种子。

【性味归经】甘，平。归脾、肺经。

【功效】健脾养胃，润肺化痰。

【应用】血虚，脾不统血，燥咳，反胃等。

1. 贫血，血小板减少性紫癜　花生100g，大枣10枚，煮食。

2. 燥咳，百日咳　花生200g，冰糖20g，炖食。

【用法用量】内服：煎汤，30~100g；生研冲汤，每次10~15g；炒熟或煮熟食，30~60g。体寒湿滞及肠滑便泄者慎用。霉花生有致癌作用，不宜食。

猪肝

【来源】猪科动物猪的肝脏。

【性味归经】甘、苦，温。归脾、胃、肝经。

【功效】养肝明目，补气健脾。

【应用】血虚，夜盲，缺乳等。

1. 血虚　猪肝100g，大枣10枚，煮食。

2. 目赤　猪肝100g，枸杞叶100g，调味，煮食。

【用法用量】煮食或煎汤，60~150g；或入丸、散。不宜与鲫鱼同食。

鸡肝

【来源】雉科动物家鸡的肝脏。

【性味归经】甘、苦，温。归肝、肾、脾经。

【功效】补肝益肾，养血明目，消疳杀虫。

【应用】肝虚目暗，夜盲，血虚等。如肝虚目暗：乌雄鸡肝1具，切碎，加枸杞子、大米适量，做粥食之。

【用法用量】煎汤，适量。或归丸、散。

猪心

【来源】猪科动物猪的心脏。

【性味归经】甘、咸，平。归心经。

【功效】补血养心，安神镇惊。

【应用】心血虚，心悸失眠，痫证等。如心肝血虚，心悸失眠：猪心1个，酸枣仁、茯苓各15g，远志5g，煮汤食用。

【用法用量】煮食，适量；或入丸剂。忌吴茱萸。

猪血

【来源】猪科动物猪的血液。

【性味归经】咸，平。归心、肝经。

【功效】补血止血，养心镇惊，息风，下气。

【应用】贫血，硅肺等。如预防硅肺：猪血、黄豆芽各250g，煮汤食。

【用法用量】煮食，适量。或研末，每次3~9g。高胆固醇血症、肝病、高血压、冠心病患者应少食；凡有病期间忌食；上消化道出血阶段忌食。

猪蹄

【来源】猪科动物猪的脚。

【性味归经】甘、咸，平。归胃经。

【功效】补气血，润肌肤，通乳汁，托疮毒。

【应用】血虚，缺乳，疮疡久溃不敛等。

1. 血友病，鼻衄，齿衄，紫癜 猪蹄1只，大枣10~15枚。同煮至稀烂，日1剂。

2. 缺乳 猪蹄1只，白米500g，煮烂，取肉切，投米煮粥，入盐、酱、葱白、椒、姜，和食之。或母猪蹄2枚（切），通草12g。纱布包，煮羹，食用。

【用法用量】煎汤或煮食，适量。老年人胃肠弱者每次不可食之过多；肝病、动脉硬化、高血压病者慎用。

驴肉

【来源】马科动物驴的肉。

【性味归经】甘、酸，平。归脾、胃、肝经。

【功效】补血，益气。

【应用】血虚，劳损，脾胃气虚等。如脾胃气虚：驴肉250g，大枣10枚，山药30g。将驴肉洗净，切块，同两药炖熟后，调味服食。

【用法用量】煮食，适量。

牛乳

【来源】牛科动物黄牛、水牛的乳汁。

【性味归经】甘，微寒。归心、肺、胃经。

【功效】补虚损，益肺胃，养血，生津润燥，解毒。

【应用】血虚便秘，虚弱劳损，消渴，反胃等。

1. 血枯便燥 牛乳250g，煮沸，加入适量蜂蜜饮用。

2. 小儿便秘 牛乳250g，鸡蛋1枚，打散，搅匀，开水冲食。

3. 反胃 牛乳1碗，韭菜汁60g，用生姜汁15g，和匀温服。

【用法用量】煮饮，适量。脾胃虚寒泄泻、中有冷痰积饮者慎用。

乌贼

【来源】乌贼科动物无针乌贼或金乌贼等乌贼的肉。

【性味归经】咸，平。归肝、肾经。

【功效】养血滋阴。

【应用】血虚，经闭，腰肌劳损等。

1. 血瘀经闭　乌贼 1 只，桃仁 10g，调酒煮汤食。

2. 贫血头晕，经闭　乌贼肉 60g，鹌鹑蛋 2 只，煮食。

【用法用量】煮食 1 ~ 2 条。乌贼肉属动风发物，故患病之人酌情忌食。

牡蛎肉

【来源】牡蛎科动物近江牡蛎等的肉。

【性味归经】甘、咸，平。归心、肝经。

【功效】养血安神，软坚消肿。

【应用】心血虚，惊厥癫狂，瘰疬瘿瘤，乳癖。

1. 心血不足，烦热失眠　牡蛎肉 25g，洗净煎服。早晚各 1 次，连食数日。

2. 甲状腺肿大　牡蛎肉、海带，调味煮汤食。

3. 颈淋巴结结核　牡蛎肉捣烂外敷。

【用法用量】内服：煮食，30 ~ 60g。外用：适量，捣敷。

【使用注意】脾虚滑精者及急、慢性皮肤病患者忌食。

四、补阴类食物

补阴类食物是指以补养人体阴液，滋润脏腑，帮助缓解阴虚证为主要作用的一类食物。补阴类食物能补阴，尤善补肺、胃、肝、肾等脏腑，适于阴虚质人群。补阴类食物大多甘寒滋腻，易碍胃，故脾胃虚弱、痰湿内阻、腹胀便溏者应配伍健脾除湿类食物使用。

枸杞叶

【来源】茄科植物枸杞及宁夏枸杞的嫩茎叶。

【性味归经】苦、甘，凉。归肝、脾、肾经。

【功效】补虚益精，清热明目。

【应用】虚劳发热，消渴，目赤昏痛，障翳夜盲，崩漏带下等。

1. 腰脚疼痛，五劳七伤　枸杞叶 1 斤，羊肾 1 对（细切），米 300g，葱白 14 根。上四味细切，加五味煮粥，空腹食。

2. 消渴　枸杞叶 80g，天花粉、石膏、黄连、甘草各 5g，上五味，捣碎，水 2L，煮取 0.5L，分 5 服，日 3 次夜 2 次，剧者多食，渴即饮之。

【用法用量】内服：鲜品 60 ~ 240g，煎汤；或煮食；或捣汁。外用：适量煎水洗。大便滑泄之人忌食。

银耳

【来源】银耳科银耳的子实体。

【性味归经】甘、淡，平。归肺、胃、肾经。

【功效】滋补生津，润肺养胃。

【应用】阴虚肺燥，胃阴虚，咯血、衄血等。

1. 阴虚肺燥　银耳、竹参各 6g，淫羊藿 3g。冷水发胀银耳、竹参，冰糖、猪油适量，同淫羊藿加水置碗中共蒸，去淫羊藿渣，参、耳连汤内服。

2. 热病伤津，口渴引饮　银耳、小环草各 10g，芦根 15g，水煎去渣，喝汤吃银耳，日 1 剂。

【用法用量】内服：煎汤，3～10g；或炖冰糖、肉类服。风寒咳嗽者及湿热酿痰致咳者禁用。

松子

【来源】松科植物红松的种子。

【性味归经】甘，微温。归肝、肺、大肠经。

【功效】润燥，养血，祛风。

【应用】肺阴虚，便秘等。如肺燥咳嗽：松子仁30g，胡桃仁60g。研成泥，加熟蜜15g收之。每服6g，饭后沸汤点服。

【用法用量】内服，煎汤，10～15g；或归丸、膏中。便溏、滑精、痰饮体质者慎用。

乌骨鸡

【来源】雉科动物乌骨鸡去羽毛及内脏的全体。

【性味归经】甘，平。归肝、肾、肺经。

【功效】补肝益肾，补气养血，退虚热。

【应用】肝肾亏虚，崩漏，产后、术后体弱等。

1. 赤白带下、遗精白浊，下元虚惫　白果、莲肉、江米各15g，胡椒3g，共为细末，入净乌骨鸡腹内，煮熟，空腹食。

2. 崩漏　乌鸡1只，人参6g，调味，炖食。

【用法用量】煮食，适量。或入丸、散。感冒发热，咳嗽多痰时忌食；患有急性菌痢、肠炎初期忌食。

白鸭肉

【来源】为鸭科动物家鸭的肉。

【性味归经】甘、微咸，平。归肺、脾、肾经。

【功效】补气益阴，利水消肿。

【应用】阴虚骨蒸、咳嗽咯血，水肿等。

1. 虚劳咳嗽咯血　冬虫夏草9g，净老雄鸭1只，葱姜入鸭腹内，盐酒调味，蒸食。

2. 水肿　净老鸭1只，带皮冬瓜、赤小豆适量，清炖，调味食之。

【用法用量】煨烂熟，适量。

【使用注意】鸭能泻肾中之积水妄热，行脉中之邪湿痰沫，故治劳热骨蒸之真阴有亏，以至邪湿生热者，其长固在于滋阴行水也。去劳热，故治咳嗽，亦治热痢。外感未清，脾虚便溏，肠风下血者禁用。

鸡蛋

【来源】雉科动物鸡的卵。

【性味归经】甘，平。归肺、脾、胃经。

【功效】滋阴润燥，养血安胎。

【应用】阴虚燥咳，咽痛喑哑，胎动不安，带下等。如胎动不安：鸡蛋、阿胶，加入清酒、盐，蒸做羹食。

【用法用量】煮，炒，1～3枚。

【使用注意】有痰饮、积滞、脾胃虚弱者不宜多用，多食令人闷满；老人少食蛋黄。

✿ 知识链接

鸡蛋白、鸡蛋黄和凤凰衣

鸡蛋白，是鸡蛋的卵白。味甘性凉，归肺经。功效润肺利咽，清热解毒。主要用于咽痛、声哑、咳逆、下痢。为滋润清热养生食品。可生食或冲食。

鸡蛋黄，是鸡蛋的卵黄。性味甘平，归心、肾经。功效滋阴养血、补脑健脑、滋润五脏。适于阴血亏虚体质。近代用于肺结核潮热、盗汗、咯血、婴幼儿消化不良、肝炎、百日咳。鸡蛋煮熟，去蛋白取蛋黄，置锅内加热熬油，名蛋黄油，用于肺结核、小儿消化不良、百日咳。可冲食或熟熬油食。

凤凰衣，是鸡蛋蛋壳的内膜。味甘性平，归肺经。功效养阴、润肺、开音、止咳。主要用于久咳咽痛、失音。可促进骨折愈合。可煮汤或研粉调食。

鸭蛋

【来源】 鸭科动物家鸭的卵。

【性味归经】 甘，凉。归心、肺经。

【功效】 滋阴平肝，清肺止咳，止泻。

【应用】 眩晕，头痛，阴虚燥咳，腹泻，赤白痢，百日咳等。如胎前、产后赤白痢：鸭蛋1个打碎，入生姜汁内搅匀，共煎至八分，入蒲黄9g，煎5~7沸，空腹温服。

【用法用量】 煮食，1~2个。

【使用注意】 脾阳虚、寒湿泻痢，以及食后气滞痞闷者禁食。

猪肉

【来源】 猪科动物猪的肉。

【性味归经】 甘、咸，微寒。归脾、胃、肾经。

【功效】 补肾滋阴，润燥，益气养血，消肿。

【应用】 阴虚，肌肤枯燥，便秘，缺乳，水肿等。

1. 燥咳，便秘 猪肉100g，松子30g，调味，炖食。

2. 痔疮 猪肉100g，槐花10g，调味，煮汤，食用。

【用法用量】 煮食，适量。

【使用注意】 湿热、痰滞内蕴者慎用。

龟

【来源】 龟科动物乌龟的肉和内脏。

【性味归经】 甘、咸，平。归肺、肾经。

【功效】 益阴补血。

【应用】 骨蒸潮热，血虚，咯血、吐血、衄血等。

1. 痨瘵骨蒸，咯血 龟肉、山药、枸杞子适量，文火清炖，食用。

2. 肺痨吐血 龟肉、沙参、虫草，调味炖食。

【用法用量】 煮食，半只或1只；或入丸、散。胃有寒湿者忌服。

燕窝

【来源】为雨燕科金丝燕属动物金丝燕的唾液与绒羽等混合凝结所筑成的巢窝。

【性味归经】甘，平。入肺、胃、肾经。

【功效】养阴润肺，益气补中。

【应用】肺痨，咯血，吐血，久痢，自汗，遗精等。

1. 自汗 黄芪 20g，燕窝 5g，水煎服，日 2 次。

2. 老年痰喘 秋白梨 1 个，去心，入燕窝 3g，先用开水泡，再入冰糖 3g，蒸熟，晨服。

【用法用量】水煎服，或炖服，5～15g。先将燕窝用温水浸泡松软后，用镊子挑去燕毛，捞出用清水洗干净，撕成细条备用。湿痰停滞或有表邪者慎用。

文蛤肉

【来源】帘蛤科动物文蛤等的肉。

【性味归经】咸，寒。入胃经。

【功效】润燥止渴，软坚消肿。

【应用】肺痨，消渴，黄疸，瘿瘤，瘰疬等。

1. 肺结核阴虚盗汗 文蛤肉加韭菜做菜，经常食用。

2. 消渴 文蛤肉，炖熟食用，日 3 次。

3. 黄疸水肿、瘿瘤、瘰疬 文蛤肉 200g，煮熟，常食。

【用法用量】煮食，30～60g。

【使用注意】阳虚体质和脾胃虚寒腹痛、泄泻者忌用。

海参

【来源】刺参科动物刺参或其他种海参的全体。

【性味归经】甘、咸，平。归肾、肺经。

【功效】补肾益精，养血润燥，止血。

【应用】精血亏损，梦遗，遗尿，肠燥便秘，咯血，肠风便血，外伤出血等。

1. 遗尿 海参蒸熟加糖喝汤，每次 1 匙，日服 1 次。

2. 外伤出血 鲜海参倒悬，使其口流白色线状黏液，外敷患处。

【用法用量】煎汤，煮食，12～30g；入丸、散，9～15g。脾虚不运、外邪未尽者禁用。

第二节 温里类食物

PPT

温里类食物是指以温暖脏腑，温散里寒，增强机体抗寒能力，帮助缓解里寒证为主要作用的一类食物。温里类食物大多辛热，能温通阳气，祛寒止痛，益火助阳，适用于阳虚体质。帮助缓解寒邪内侵，阳气被困，或脏腑阳气虚弱、阴寒内盛的里寒证。温里类食物辛热性燥，易致伤津动血。凡实热证、虚热证、孕妇应慎用或忌用。另外，温里类食物多为辛香调料，使用时量不宜大。

韭菜

【来源】百合科植物韭菜的茎、叶。

【性味归经】辛，温。归肾、胃、肺、肝经。

【功效】补肾温中，行气散瘀，解毒。

【应用】 肾阳虚，血证，虫蛇咬伤等。

1. 肾阳虚腰痛、阳痿、遗精 韭菜白400g，去皮胡桃肉100g，脂麻油炒熟，每日食，食用1月。

2. 一切血证 韭菜5kg捣汁，生地黄2.5kg，切碎，浸韭菜汁内，晒干，研末为丸，每丸3g，每次2丸，早晚分服，白萝卜煎汤送服。

3. 急性乳腺炎 鲜韭菜60～90g，捣烂敷患处。

【用法用量】 内服：捣汁，60～120g；或煮粥，炒熟，做羹。外用：适量捣敷；煎水熏洗；热熨。阴虚内热、疮疡、目疾患者慎食。

辣椒

【来源】 为茄科植物辣椒或其栽培变种的干燥成熟果实。

【性味归经】 辛，热。归脾、胃经。

【功效】 温中散寒，下气消食。

【应用】 胃寒，消化不良，风湿性关节炎，冻疮，腮腺炎等。

1. 胃脘冷痛 辣椒1个，生姜5片，红糖适量，煎水服。

2. 风湿性关节炎 辣椒20个，花椒30g，花椒煮水，数沸后放入辣椒煮软，取出撕开，贴患处，再用水热敷。

【用法用量】 内服：入丸、散，1～3g。外用：适量，煎水熏洗或捣敷。阴虚火旺、诸出血、胃及十二指肠溃疡、痔疮或眼部疾病者忌用。

第三节　理气类食物

PPT

理气类食物是指以舒畅气机，帮助缓解气滞、气逆证为主要作用的一类食物。理气类食物大多味苦辛性温，善于行散或泄降，具有行气止痛，疏肝解郁，降气逆等功效，适用于气滞和气逆证，气虚、阴亏者慎用。

荞麦

【来源】 为蓼科植物荞麦的种子。

【性味归经】 甘、微酸，寒。归脾、胃、大肠经。

【功效】 下气宽肠，健脾消积，解毒敛疮。

【应用】 肠胃积滞，绞肠痧痛，咳嗽，白浊，带下等。

1. 慢性泄泻（肠胃积滞） 荞麦面煮食，连食3～4次。

2. 咳嗽上气 荞麦粉120g、茶末6g、生蜜60g，入水1碗，搅千下，饮之。

【用法用量】 内服：入丸、散，或制面食服。外用：适量，研末掺或调敷。不宜久服，脾胃虚寒者忌服，不可与平胃散及白矾同食。

豌豆

【来源】 豆科一年生草本植物豌豆的种仁。

【性味归经】 甘，平。归脾，胃经。

【功效】 和中下气，通乳利水，解毒。

【应用】 脾胃气滞，霍乱，消渴，缺乳等。

1. 中气不足 豌豆50g，捣去皮，同羊肉煮食之。

2. 消渴 豌豆或豌豆苗煮汤食用。

【用法用量】内服：煎汤，60～125g；或煮食。外用：适量，煎水洗；或研末调涂。

刀豆

【来源】豆科植物刀豆的干燥成熟种子、果壳及根。

【性味归经】甘，温。归脾、胃、肾经。

【功效】温中下气，益肾补元。

【应用】脾肾虚寒，呃逆，呕吐等。如肾虚腰痛：刀豆1对，小茴香6g，吴茱萸3g，补骨脂3g，青盐6g，打成粉，与猪腰同蒸食。

【用法用量】内服：煎汤，9～15g；或烧存性研末。胃热患者禁用。

PPT

第四节　理血类食物

理血类食物是指以活血化瘀或止血，帮助缓解血瘀证或出血证为主要作用的一类食物。理血类食物包括止血和活血类食物。

一、止血类食物

止血类食物是指帮助阻止体内外出血，以能帮助缓解出血证为主要作用的一类食物。该类食物具有凉血止血、收敛止血、化瘀止血、温经止血等不同作用，主要用于各种出血病证。使用时应根据体质状况和出血原因进行选择，还应与相关的食物或药物一同应用，以增强作用。

蕹菜（空心菜）

【来源】旋花科植物蕹菜的茎、叶。

【性味归经】甘，寒。归肠、胃经。

【功效】凉血清热，利湿解毒。

【应用】血热出血，便秘，痔疮，食物中毒，淋浊，带下等。

1. 淋浊，尿血，便血 蕹菜洗净捣烂取汁，和蜂蜜酌量服之。

2. 食物中毒，黄藤、野菇中毒 鲜根或鲜全草1～2斤绞汁服。

【用法用量】内服：煎汤，60～120g；或捣汁。外用：适量，煎水洗；或捣敷。脾虚泄泻者不宜多食。

藕

【来源】睡莲科植物莲的肥大根茎。

【性味归经】甘，寒。归心、肝、脾、胃经。

【功效】清热生津，凉血，散瘀，止血。

【应用】消渴，热病口渴，热淋，出血证等。

1. 消渴（口干，心中烦热） 生藕汁、生地黄汁各半碗，混匀，温服，分为3服。

2. 热淋 生藕汁、地黄汁、葡萄汁等量混匀，每服半碗，调以蜂蜜，温服。

3. 上焦痰热 藕汁、梨汁各半碗，和服。

4. 跌扑瘀血 干藕根为末，每服1匙，酒送下，日2次。

【用法用量】内服：生食，捣汁或煮食，适量。外用：适量，捣敷。生藕性凉，脾胃虚寒之人忌食生藕。煮熟食，忌用铁锅、铁器。

木耳

【来源】木耳科真菌木耳、毛木耳及皱木耳的子实体。

【性味归经】甘，平。归肺、脾、大肠、肝经。

【功效】止血，补气养血，润肺止咳，降压，抗癌。

【应用】出血证，血虚证，肺痨，高血压，子宫颈癌，阴道癌等。

1. 高血压眼底出血 木耳 3～6g，冰糖 5g，清水适量，炖汤，睡前顿服，日 1 剂。

2. 便秘，痔血 木耳 5g，柿饼 30g，同煮，任意吃。

3. 血虚 木耳 30g，红枣 30 枚，煮熟服食，加红糖调味。

4. 子宫颈癌、阴道癌 木耳 10g，当归、白芍、陈皮、龙眼肉各 3g，黄芪 4g，甘草 2g，加水适量，滤渣饮汤，每日 2 次。

【用法用量】内服：煎汤 3～10g；或炖汤；或烧炭存性研末。虚寒便溏者慎用。

二、活血类食物

活血类食物是指以通畅血脉，促进血行，帮助缓解血瘀证为主要作用的一类食物。该类食物具有行血、散瘀、通经、定痛等作用，主要用于血瘀证和血瘀质人群。月经过多、孕妇慎用或忌用。

芸薹

【来源】十字花科植物油菜的嫩枝叶。

【性味归经】辛、甘，平。归肺、肝、脾经。

【功效】凉血散血，解毒消肿。

【应用】血热出血，产后腹痛，疮疖，乳痈等。如产后腹痛、恶露不止：炒芸薹子、当归、桂心、赤芍等分为末，每次酒服 10g。

【用法用量】内服：煮食 30～300g；捣汁服，20～100ml。外用：适量，煎水洗或捣敷。麻疹后、疮疖、目疾者不宜用。

醋（苦酒）

【来源】用高粱、大麦、米、小麦、玉米等或低度白酒为原料酿制而成的含有乙酸的液体。

【性味归经】酸、甘，温。归肝、胃经。

【功效】散瘀消积，止血，安蛔，解毒。

【应用】癥瘕，吐血，衄血，便血，胆道蛔虫证，食物中毒等。

1. 胆道蛔虫病 米醋 30ml，加少量温开水，饮用。

2. 鱼蟹过敏 米醋、生姜、红糖适量，煮汤饮。

【用法用量】煎汤，10～30ml；或浸渍；或拌制。脾胃湿重、痿痹、筋脉拘挛者慎用。

酒

【来源】用高粱、大麦、米、甘薯、玉米等为原料酿制而成的饮料。

【性味归经】甘、苦、辛，温，有毒。归心、肝、肺、胃经。

【功效】通血脉，行药势。

【应用】寒痰咳嗽，胃冷痛，寒湿泄泻，耳聋等。如寒湿泄泻，小便清者，烧酒适量，饮用。

PPT

【用法用量】温饮，适量；或和药同煎；或浸药。阴虚、失血及湿热甚者禁用。

第五节 祛湿类食物

祛湿类食物指以调节体内水液代谢，促进水湿排出，帮助缓解水湿证候为主要作用的一类食物。祛湿类食物分为利水渗湿、芳香化湿和祛风湿类食物，本部分内容以利水渗湿类食物为主。

利水渗湿类食物是指以通调水道，渗泄水湿，用于水湿内停为主要作用的一类食物。通过通畅小便，增加尿量，使体内蓄积的水湿从小便排出体外。部分食物兼有清热利湿的作用。主要用于帮助缓解水肿小便不利、淋证、腹水、痰饮、湿温、黄疸、湿疮、带下等水湿病证。阴虚津伤者慎用。

冬瓜

【来源】为葫芦科植物冬瓜的果实。

【性味归经】甘、淡，微寒。归肺、大肠、小肠、膀胱经。

【功效】利尿，清热，化痰，生津，解毒。

【应用】水肿，热淋，脚气，暑热烦闷，消渴，食鱼、酒中毒。

1. 水肿 冬瓜500g，鲤鱼1条，白水煮汤食用。

2. 暑热烦渴，食鱼蟹或河豚中毒 冬瓜生捣汁饮用。

【用法用量】内服：煎汤60～120g；或煨熟；或捣汁。外用：适量，捣敷；或煎水洗。脾胃虚寒者不宜过食。

莴苣

【来源】菊科植物莴苣的茎、叶。

【性味归经】苦、甘，凉。归胃、小肠经。

【功效】利尿，通乳，清热解毒。

【应用】尿血，乳汁不下，口臭，痔疮等。

1. 尿血、小便不利 莴苣捣，敷脐上。

2. 产后乳汁不下 莴苣适量，研泥，酒调服或加酒，煮汤，食用。

3. 口臭 莴苣菜洗净生嚼。

4. 痔疮 鲜莴苣适量，煮汤洗拭，日2次。

【用法用量】内服：煎汤30～60g。外用：适量，捣敷。脾胃虚弱者慎用。本品多食使人目糊，停食自复。

冬葵叶

【来源】锦葵科植物冬葵的叶。

【性味归经】甘，寒。归肺、大肠、小肠经。

【功效】清热利湿，滑肠，通乳。

【应用】湿热黄疸，热淋，肺热咳嗽，热毒下痢，乳汁不通等。

1. 湿热黄疸，热毒下痢，乳汁不通 冬葵菜60g，调味煮汤食。

2. 肺热咳嗽 冬葵菜、豆腐适量，煮汤食。

3. 乳腺炎、疮疖，扭伤 冬葵叶适量，捣烂外敷。

【用法用量】内服：煎汤，10～30g，鲜品可用至60g，或捣汁。外用：适量，捣敷。脾虚肠滑者禁用，孕妇慎用。

金针菜

【来源】百合科植物黄花菜的花。

【性味归经】甘，凉。归肝、肾经。

【功效】清热利湿，宽胸解郁，凉血解毒。

【应用】热淋，湿热黄疸，乳汁不下，痔血等。

1. 乳汁不下　金针菜30g，猪蹄1具，清炖淡食。

2. 内痔出血　金针菜煮汤，红糖适量，晨起空腹顿服。

【用法用量】内服：煎汤，15～30g；或煮汤，炒菜。外用：适量，捣敷；或研末调蜜涂敷。食用金针菜尤以干品为好。

蕨

【来源】蕨科植物蕨的嫩叶。

【性味归经】甘，寒。归肝、胃、大肠经。

【功效】清热利湿，降气化痰，止血。

【应用】黄疸，痢疾，痹证，肺痨咳血，肠风便血等。如肠风热毒：蕨菜花焙为末，每服6g，米饮下。

【用法用量】内服：煎汤，9～15g。外用：适量，捣敷；或研末撒。不宜生食、久食，脾胃虚寒及生疖疮者慎用。

紫菜

【来源】红毛菜科植物甘紫菜和条斑紫菜等的叶状体。

【性味归经】甘、咸，寒。归肺、脾、膀胱经。

【功效】化痰软坚，利咽，止咳，养心除烦，利水除湿。

【应用】

瘿瘤，瘰疬，水肿，淋证，不寐，脚气等。如瘿瘤：紫菜30g，萝卜100g，陈皮10g，切丝，煮汤食。

【用法用量】煎汤，15～30g。素体脾胃虚寒、腹痛便溏者忌食；不可多食，多食可致腹胀。

第六节　清热类食物

PPT

清热类食物是指以清泻里热，调整热性体质，帮助缓解里热证为主要作用的一类食物。清热类食物性寒，具有清热、泻火、解毒、凉血等作用，主要用于里热证、热性体质。本类食物性寒易损伤人体阳气，故脾胃虚寒、寒性体质不宜食用。

粟米（小米）

【来源】为禾本科植物梁或粟的成熟种仁。

【性味归经】甘、咸，凉。陈粟米：苦，寒。归肾、脾、胃经。

【功效】和中，益肾，除热，解毒。

【应用】脾胃虚热，呕吐，消渴，泄泻，淋证，水火烫伤等。

1. **胃热消渴** 粟米煮饭。

2. **脾胃虚弱，反胃** 粟米粉煮粥，盐适量，空腹进食。

3. **水火烫伤** 粟米半生半炒，研末，酒调敷之。

【用法用量】内服：煎汤，15～30g；或煮粥。外用：适量，研末敷；或熬汁涂。粟米不宜与杏仁同食，食则令人呕吐腹泻。

绿豆

【来源】豆科植物绿豆的成熟种子。

【性味归经】甘、寒。归心、肝、胃经。

【功效】清热，消暑，利水，解毒。

【应用】暑热烦渴，热淋，消渴，水肿，食物、药物等中毒，痈肿疮毒等。

1. **暑热烦渴** 绿豆适量，加水，大火一滚，取汤，放凉，食之。

2. **金石丹火药毒，酒毒、烟毒、煤毒** 绿豆1kg，生捣末，豆腐浆2碗调服或用糯米泔顿温亦可。

3. **附子、巴豆、砒霜、农药、毒草中毒及食物中毒** 绿豆50g，粳米100g，共煮粥，日2～3次，冷服。

4. **痈肿疮毒** 生研加冷开水浸泡，滤取汁服（也可解食物中毒和药毒）；或与大黄研末，用生薄荷汁入蜜调涂。

【用法用量】内服：煎汤，15～30g，大剂量120g；外用：适量，研末调敷。药用不可去皮。脾胃虚寒滑泄者慎用。

附：**绿豆芽** 本品性味甘凉，归心、胃经。清热消暑，解毒利尿。可解酒毒、热毒（绿豆芽150～200g煎汤），帮助缓解带下、肾盂肾炎、尿道炎等（绿豆芽30～60g捣烂绞汁，红糖适量顿服）；热淋（绿豆芽500g绞汁，白糖适量，频饮代茶）。

豆腐

【来源】豆科植物大豆的种仁加工成品。

【性味归经】甘，凉。归脾、胃、大肠经。

【功效】豆腐：泻火解毒，生津润燥，和中益气；豆腐渣：解毒消肿，止血。

【应用】夏季热，痰火哮吼，臁疮，恶疮，无名肿毒等。

1. **小儿夏季热，口渴多饮** 豆腐500g，黄瓜250g，煮汤代茶饮。

2. **咸哮，痰火吼喘（急性支气管哮喘等）** 豆腐1碗，饴糖60g，生萝卜汁半酒杯混合煮1沸，日2次分服。

3. **臁疮** 清茶洗净拭干患处，生豆腐渣捏成饼，如疮大小，贴上，纱布包扎，1日1换，其疮渐小肉渐平。

4. **一切恶疮，无名肿毒** 豆腐渣在砂锅内焙热，作饼贴患处，冷即更换，以愈为度。

【用法用量】内服：煮食，适量。外用：适量，切片敷贴。痛风者慎食。

甘蓝

【来源】十字花科植物甘蓝的叶。

【性味归经】甘，平。归肝、胃经。

【功效】清利湿热，散结止痛，益肾补虚。

【应用】湿热黄疸，痹证，胃痛等。如胃脘拘急疼痛：净甘蓝50g（切碎），煮半小时，去渣取汁，入粳米 50g，煮粥，日食 2 次。

【用法用量】内服：绞汁饮，200～300ml；或适量拌食、煮食。甘蓝性平养胃，诸无所忌。

茄子

【来源】茄科植物茄子的果实。

【性味归经】甘，凉。归脾、胃、大肠经。

【功效】清热，活血，消肿。

【应用】热毒疮痈，肠风便血，乳痈，皮肤溃疡等。

1. 肠风便血　经霜茄连蒂，烧存性，研末，每日空腹温酒送服，或茄子煨熟，酒渍，暖酒空腹分服。

2. 肿瘤患者放化疗后的热证　野菊花 30g 煮水，取汁，蒸茄子，芝麻油、醋适量，拌熟茄子，食用。

【用法用量】内服：煎汤，15～30g。外用：适量，捣敷。

【使用注意】茄子性寒，常配葱、姜、蒜、胡荽等食用。体质虚冷、慢性腹泻者不宜多食。

苋菜

【来源】苋科植物苋的全草。

【性味归经】甘，微寒。归大肠、小肠经。

【功效】清热解毒，通利二便。

【应用】赤白痢，淋证，白浊，尿血等。

1. 产前后赤白痢　紫苋叶（细切）1 握，粳米 300g。以水煎苋菜，去滓取汁，下米煮粥，空腹食之。

2. 淋证　带子、根的苋菜适量，生甘草 9g，水煎服。

【用法用量】内服：煎汤，30～60g，或煮粥。外用：适量，捣敷或煎液熏洗。慢性腹泻、脾虚便溏者慎用。

茭白

【来源】禾本科植物菰的花茎经黑粉菌感染而形成的纺锤形的肥大菌瘿。

【性味归经】甘，寒。归肝、脾、肺经。

【功效】解热毒，除烦渴，利二便。

【应用】烦热，消渴，目赤，湿热黄疸、痢疾，热淋，乳少等。

1. 小儿高热（含麻疹）　茭白、白茅根、芦根各 30g，水煎，代茶饮。

2. 乳少　茭白 50g，通草 10g，猪蹄 1 具，调味，炖食。

【用法用量】内服：煎汤，30～60g。

【使用注意】脾虚泄泻、肾病、结石者慎用。

苦瓜

【来源】葫芦科植物苦瓜的果实。

【性味归经】苦，寒。归心、脾、肺经。

【功效】祛暑涤热，明目，解毒。

【应用】中暑，热病烦渴、痢疾，目赤疼痛，痈肿，丹毒等。

1. 中暑、小儿热痱疮毒　苦瓜 1 个，绿豆 150g，白糖适量。绿豆加水 500ml，煮至开裂后，加入苦瓜片，煮烂，加白糖，当茶饮。

2. 痢疾，目赤疼痛 苦瓜100g，粳米50g，冰糖100g，煮粥食用。

【用法用量】内服：煎汤6～15g，鲜品30～60g；或煅存性研末。外用：适量，鲜品捣敷，或取汁涂。脾胃虚寒者慎用。

黄瓜

【来源】葫芦科植物黄瓜的果实。

【性味归经】甘，凉。归肺、脾、胃经。

【功效】清热，利水，解毒。

【应用】热病烦渴，咽喉肿痛，热痢，水肿等。如四肢浮肿：黄瓜1个破开，醋煮一半，水煮一半，至烂，合并一处，空腹服或老黄瓜皮30g，加水2碗，煎至1碗。日2～3次，连续服用。

【用法用量】内服：适量，煮熟或生啖；或绞汁服。外用：适量，生擦或捣汁涂。中寒吐泻、病后体弱者禁用。

水芹

【来源】伞形科植物水芹的全草。

【性味归经】辛、甘，凉。归肺、肝、膀胱经。

【功效】清热解毒，利尿，止血。

【应用】感冒发热，肺热咳嗽，黄疸，水肿，淋证，带下，血热出血等。

1. 肺痈 鲜水芹全草60g。水煎服。

2. 尿血 水芹捣汁，日服600～700ml。

【用法用量】内服：煎汤，30～60g；或捣汁。外用：适量，捣敷；或捣汁涂。脾胃虚寒者，慎用。

椿叶

【来源】楝科植物香椿的嫩叶。

【性味归经】辛、苦，平。归脾、胃经。

【功效】祛暑化湿，解毒，杀虫

【应用】赤白痢疾，泄泻，淋证，瘴气，疮痈肿毒等。

1. 痢疾，泄泻 椿叶、粳米适量同煮，盐、麻油、味精调味，食用。

2. 疮痈肿毒 鲜香椿嫩叶、大蒜等量，食盐少许，共捣烂敷患处。

【用法用量】内服：煎汤，鲜叶30～60g。外用：适量，煎水洗；或捣敷。气虚汗多者慎用。

芦笋

【来源】百合科植物芦苇的嫩芽。

【性味归经】甘，寒。归肺经。

【功效】清热生津，利水通淋。

【应用】烦热口渴，水肿，淋证，瘰疬等。如烦热口干、鱼蟹毒：芦笋50g，生或熟食。

【用法用量】内服：煎汤，30～60g；或鲜品捣汁。脾胃虚寒者慎用。

西瓜

【来源】葫芦科植物西瓜的果瓤。

【性味归经】甘，寒。归心、胃、膀胱经。

【功效】清热解暑，除烦止渴，利小便。

【应用】暑热烦渴，热病伤津，口舌生疮，目赤疼痛，喉痹，水肿，臌胀等。如热病烦渴，咽喉肿痛：西瓜瓤800g，橘饼30g，西米50g，冰糖50g，煮食。

【用法用量】鲜食，适量。中寒湿盛者慎用。

中华猕猴桃（藤梨）

【来源】猕猴桃科植物猕猴桃的果实。

【性味归经】酸、甘，寒。归胃、肝、肾经。

【功效】清热除烦，生津止渴，调理中气，通淋。

【应用】烦热，消渴，湿热黄疸，石淋，痔疮等。如烦热消渴：猕桃果60g，天花粉15g，水煎服。

【用法用量】鲜食，适量。或水煎服，30～60g；或榨汁饮。脾胃虚寒者慎用。

甜瓜

【来源】葫芦科植物甜瓜的果实。

【性味归经】甘，寒。归心、胃经。

【功效】清暑热，解烦渴，利小便。甜瓜子：化痰，排脓，散结消瘀，清肺润肠，驱虫。

【应用】暑热烦渴，脓血痢等。如暑热烦渴：甜瓜去皮，食之或煮皮做羹，服食。

【用法用量】一般均生食，适量；或煎汤；或研末。其性寒凉，脾胃虚寒、腹胀便溏者忌服。

香蕉

【来源】芭蕉科植物香蕉和大蕉的果实。

【性味归经】甘，寒。归脾、胃、大肠经。

【功效】清热解毒，润肺滑肠。

【应用】热病烦渴，肠燥便秘，痔血，酒毒等。如痔血：带皮香蕉2个，炖熟，连皮食之。

【用法用量】生食或炖熟，1～4枚。香蕉性寒，含钠盐多，慢性肾炎、高血压、水肿患者慎用；糖尿病患者少食。

甘蔗

【来源】禾本科植物甘蔗的茎秆。

【性味归经】甘，寒。归肺、脾、胃经。

【功效】清热生津，润燥下气，解毒解酒。

【应用】热病口渴，噎膈，反胃呕吐，肺燥干咳，肠燥便秘等。如反胃，朝食暮吐，暮食朝吐：甘蔗汁1杯，生姜汁数滴，和饮。

【用法用量】30～90g，煎汤；或榨汁饮。脾胃虚寒者慎用。

无花果

【来源】桑科植物无花果的果实。

【性味归经】甘，凉。归肺、胃、大肠经。

【功效】清热生津利咽，健脾开胃清肠，解毒消肿。

【应用】咽喉肿痛，声嘶，燥咳，消化不良，肠热便秘，泄泻，痢疾，痈肿等。

1. 肺热音嘶 无花果干果15g，水煎，调冰糖服。

2. 大便秘结　鲜无花果适量，嚼食；或干果捣碎煎汤，加生蜂蜜适量，空腹温服。

3. 咽痛　无花果 7 个，金银花 15g。水煎服。

【用法用量】水煎服，9 ~ 15g，大剂量可用至 30 ~ 60g；或生食鲜果，1 ~ 2 枚。如空腹食之过多，可形成胃石，故不宜多食。

蟹

【来源】方蟹科动物中华绒螯蟹和日本绒螯蟹的肉和内脏。

【性味归经】咸，寒。归肝、胃经。

【功效】清热解毒，散瘀消肿。

【应用】跌打损伤，产后腹痛，烫伤，疥疮，湿癣等。如跌打损伤，产后腹痛：螃蟹 1 只，紫苏叶 6g，蒸熟，食之。

【用法用量】酒浸、油炸、清蒸、煎汤，或入丸、散服。脾胃虚寒者慎用。

PPT

第七节　化痰止咳平喘类食物

化痰止咳平喘类食物分为化痰类食物和止咳平喘类食物。化痰类食物是指以祛痰或消痰为主要作用，帮助缓解痰证的一类食物。该类食物主要用于痰多咳嗽或痰饮气喘，以及与痰有关的癫痫、瘿瘤、瘰疬、痞积等病证。止咳平喘类食物是指以帮助缓解咳嗽和喘息为主要作用，可用于咳嗽和喘证的一类食物。

一、化痰类食物

丝瓜

【来源】葫芦科植物丝瓜的果实。

【性味归经】甘，凉。归肺、肝、胃、大肠经。

【功效】清热化痰，凉血解毒。

【应用】热病烦渴，痰热咳喘，肠风下血，疮毒等。

1. 热病烦渴　丝瓜适量，煮食。

2. 痰热咳喘，痢疾，乳汁不通　丝瓜 100g，鸡蛋 2 个，炒食。

【用法用量】内服：煎汤，9 ~ 15g，鲜品 60 ~ 120g；或烧存性为散，每次 3 ~ 9g。外用：适量，捣汁涂，或捣敷，或研末调敷。脾胃虚寒或肾阳虚弱者不宜多服。

茼蒿

【来源】菊科植物茼蒿的全草。

【性味归经】辛、甘，凉。归心、脾、胃经。

【功效】和脾胃，消痰饮，安心神。

【应用】痰热咳嗽，咽喉肿痛，烦热头昏，便秘，高血压等。如咳嗽痰多黄稠：鲜茼蒿 150g，水煎去渣，加入冰糖适量，溶化后分 2 次饮服。

【用法用量】内服：煎汤，鲜品 60 ~ 90g。

【使用注意】泄泻者禁用。

笋

【来源】禾本科植物毛竹的幼嫩生长部分。

【性味归经】甘，寒。归胃、大肠经。

【功效】化痰，消胀，透疹。

【应用】痰热咳嗽，食积腹胀，麻疹不透，大便秘结等。

1. 肺热咳嗽 冬笋50g，猪肉末50g，粳米100g，食盐、味精、葱末、姜末、麻油适量，煮粥食用。

2. 麻疹不透 鲜笋，鲫鱼，适量，煮汤食。

【用法用量】内服：煎汤，30～60g；或煮食。脾胃虚弱者慎用。

芥菜

【来源】十字花科植物芥菜的茎、叶。

【性味归经】辛，温。归肺、胃、肾经。

【功效】利肺豁痰，消肿散结。

【应用】寒饮咳喘，胃寒腹痛，声嘶等。如寒饮咳喘，声音嘶哑：芥菜150g，粳米100g，鸡蛋1枚，油盐调味，煮粥食。

【用法用量】内服：煎汤，10～15g；或用鲜品捣汁。

【使用注意】目疾、疮疡、痔疮、便血及阴虚火旺之人慎食。

魔芋

【来源】天南星科植物魔芋的球状块茎。

【性味归经】辛、苦，寒，有毒。

【功效】化痰消积，解毒散结，行瘀止痛。

【应用】痰嗽，积滞，疟疾，瘰疬，经闭等。如颈淋巴结核：魔芋9～15g，加水煮3小时以上，去渣取汁服。

【用法用量】内服：煎汤，9～15g（须久煎2小时以上）。外用：适量，捣敷；或磨醋涂。不宜生服，内服不宜过量，误食生品及过量服用炮制品，易产生舌、咽喉灼热、痒痛、肿大等中毒症状。

橘

【来源】芸香科植物橘及其栽培变种的成熟果实。

【性味归经】甘、酸，平。归肺、胃经。

【功效】理气化痰，开胃醒酒。

【应用】咳嗽痰多，腹泻，消渴等。如咳嗽痰多：鲜柑橘2kg，去皮核绞汁，熬成稠汁，加入1kg蜂蜜搅匀，煎至膏状，冷却装瓶。每次20ml，日2次，连服数日。

【用法用量】鲜食，适量；或用蜜煎；或制成橘饼。不可多食，阴虚燥咳及咯血、吐血者慎用。

附：橘子的皮、核、络、实皆可入药。橘红性燥，以燥湿化痰为胜，用于喉痒咳嗽、痰多不利等；橘实通络化痰，顺气和胃，用于痰滞咳嗽、胸闷胸痛等；橘核理气止痛，为疝气、睾丸肿痛、乳痈、腰痛所常用；橘络通络理气化痰，用于气滞痰凝、胸胁胀痛。

海蜇

【来源】海蜇科动物海蜇的口腕部。

【性味归经】咸，平。入肺、肝、肾经。

【功效】清热平肝，化痰消积，润肠。

【应用】痰嗽，哮喘，积滞，便秘，乳少等。如阴虚痰热，便秘：海蜇头 50g，荸荠 4 枚，调味，煮汤食。

【用法用量】煎汤、蒸食、煮食或凉拌。用时忌一切辛热发物。

二、止咳平喘类食物

梨

【来源】蔷薇科植物白梨、沙梨、秋子梨等的果实。

【性味归经】甘，寒。归肺、胃、心经。

【功效】止咳化痰，清热降火，清心除烦，润肺生津，解酒。

【应用】肺燥咳嗽，热病烦燥，口干，消渴，烫火伤，酒毒等。

1. 热病、酒后烦渴 梨汁、荸荠汁、麦门冬汁、芦苇根汁、莲藕汁，等分和匀，凉服或温服。

2. 秋后热痢口干 生梨汁、生萝卜汁，混匀，频饮。

【用法用量】100～200g，鲜食；或榨汁饮；或炖食。多食易伤脾胃、助阴湿，故脾胃虚寒、呕吐清水、便溏、腹部冷痛、风寒咳嗽及产妇等不宜食用。

枇杷

【来源】蔷薇科植物枇杷的果实。

【性味归经】甘、酸，凉。归肺、脾经。

【功效】润肺止咳，生津止渴，和胃降逆。

【应用】肺热咳嗽，咯血，衄血，虚劳咳嗽，燥渴，呃逆等。如肺热咳嗽，胃热呕逆：枇杷 6 枚，西米 50g，白糖 100g，煮粥食用。

【用法用量】30～60g。生食，或煎汤；罐头，果酒，果酱等。不宜多食、久食。

草莓

【来源】蔷薇科植物草莓的果实。

【性味归经】甘、微酸，凉。归脾、胃经。

【功效】润肺生津止咳，祛暑解热，健脾和胃，利尿消肿。

【应用】风热咳嗽，暑热烦渴，口舌糜烂，咽喉肿毒，便秘，水肿等。

1. 干咳日久，咽喉不利 鲜草莓 100g，川贝母 9g，冰糖 50g，隔水炖烂，日 3 次，连食 3～5 天。

2. 咽喉干渴灼痛 鲜草莓 250g，洗净捣烂榨汁，分 2 次少量缓慢含咽。

【用法用量】鲜食，适量。

【使用注意】一般人群均可食用；痰湿内盛、肠滑便泄、尿路结石和肾功能不佳者不宜多食。

柿子

【来源】柿科植物柿的果实。

【性味归经】鲜柿：甘、涩，凉。柿饼：甘、平，微温。柿霜：甘，凉。归心、肺、大肠经。

【功效】鲜柿：清热润肺，生津止渴，解毒。柿饼：润肺止咳，凉血止血，涩肠止泻。柿霜：润肺止咳，生津利咽，止血。

【应用】鲜柿：肺热咳嗽，咳血，热渴，咽干，便秘等。柿饼：肺热咳嗽，咯血，吐血，久泻久痢等。柿霜：肺热燥咳，咽干咽痛，吐血，咯血，痔血等。

1. 咳嗽吐痰 干柿烧灰存性，蜜丸，滚水下。

2. 小儿秋痢 柿饼适量，做饼及糕，与小儿食。

【用法用量】100～200g，鲜吃；或制成柿饼，炖食。多食伤脾胃、助阴湿，脾胃虚寒，呕吐清水，便溏，腹部冷痛，风寒咳嗽及产妇等不宜食用。

杏子

【来源】 蔷薇科植物杏、山杏等的果实。

【性味归经】 甘、酸，温。归肺、心经。

【功效】 润肺定喘，生津止渴。

【应用】 虚劳咳嗽、气喘，肠燥便秘等。如肺燥干咳，大便干结：鲜杏50g，净猪肺250g（切碎），加水适量煮汤，食盐调味，饮汤食杏，连服5～7天。

【用法用量】6～12g。水煎服，或生食，或晒干为脯。不宜多食。

罗汉果

【来源】 葫芦科植物罗汉果的果实。

【性味归经】 甘，凉。归肺、大肠经。

【功效】 清热润肺，利咽开音，滑肠通便。

【应用】 痰火咳嗽，百日咳，咽痛声嘶，肠燥便秘等。

1. 痰火咳嗽 罗汉果、猪精肉适量，冰糖炖食。

2. 百日咳 罗汉果1个，柿饼30g，炖服。

【用法用量】10～30g，水煎服；或单用加蜂蜜泡服。或做成年糕、糖果、饼干等。

猪肺

【来源】 猪科动物猪的肺脏。

【性味归经】 甘，平。归肺经。

【功效】 补肺止咳，止血。

【应用】 肺虚久咳，咯血，吐血等。如肺虚久咳：猪肺、萝卜、杏仁适量，调味，炖食。

【用法用量】 煮食、煎汤，适量；或入丸剂。不宜与白花菜、饴糖同用。

第八节　其他类食物

PPT

小麦

【来源】 禾本科植物小麦的种子。

【性味归经】 甘，凉。归心、脾、肾经。

【功效】 养心，益肾，除热，止渴。

【应用】 脏躁，烦热，消渴，泻痢等。

1. 脏躁（喜悲伤欲哭） 甘草30g，小麦30g，大枣5枚，以水6L，煮取3L，温分3服。

2. 心悸，失眠，自汗盗汗 小麦30～60g，粳米90g，大枣5枚。小麦洗净煮熟，取汁，入粳米、大枣同煮，日2～3次，温服。

【用法用量】 内服：煎汤，50～100g；或煮粥。小麦面炒黄，温水调服。外用：适量，小麦炒黑研末调敷。小麦多食致气壅作渴，故气滞、口渴、湿热者宜少食。

玉蜀黍（玉米）

【来源】禾本科植物玉米属玉蜀黍的种仁。

【性味归经】甘，平。归胃、大肠经。

【功效】调中开胃，利尿消肿。

【应用】食欲不振，消渴，水肿，小便不利等。

1. 消渴 玉蜀黍 500g，煎服，分4次服用。

2. 水肿 玉米粉 90g，山药 60g，加水煮粥，食用。

【用法用量】内服：煎汤，30～60g；煮食或磨成细粉做饼。脾胃虚弱者食后易腹泻。

高粱（蜀黍）

【来源】禾本科植物高粱的种仁。

【性味归经】甘、涩，温。归脾、胃、肺经。

【功效】健脾止泻，化痰安神。

【应用】脾虚泄泻，痰湿咳嗽，失眠多梦等。如小儿消化不良：红高粱 30g，大枣 10 枚。大枣去核炒焦，高粱炒黄，共研细末，食用（2 岁，每服 6g。3～5 岁，每服 9g，日 2 次）。

【用法用量】内服：煎汤，30～60g；或研末。大便燥结者慎用。

黑大豆

【来源】豆科植物大豆的黑色种仁。

【性味归经】甘，平，归脾、肾经。

【功效】活血利水，祛风解毒，健脾益肾。

【应用】水肿，痈肿疮毒，肾虚腰痛等。

1. 妊娠水肿 黑大豆 95g，大蒜 1 粒，水煎，调红糖适量服。

2. 肾脏虚弱 炒黑大豆、天花粉各等分，研末，面糊为丸，梧桐子大，每服 70 丸，煮黑豆汤送下，1 日 2 次。

3. 白发 黑豆 120g，米醋 500g，用醋煮黑豆如糊状，滤渣，以洁净牙刷蘸白醋，外刷头发，日 1 次。

【用法用量】内服：煎汤 9～30g；或入丸、散。外用：适量，研末掺；或煮汁涂。脾虚腹胀、肠滑泄泻者慎用。小儿不宜多食。

南瓜

【来源】葫芦科植物南瓜的果实。

【性味归经】甘，平。归肺、脾、胃经。

【功效】解毒消肿。

【应用】疮痈肿毒，水肿，小便不利，消渴等。如肺痈：南瓜 1 斤，牛肉半斤。煮熟食之（勿加油盐），连服数次后，服六味地黄汤 5～6 剂。忌服肥腻。

【用法用量】内服：适量，蒸煮或生捣汁。外用：适量，捣敷；气滞湿阻者禁用。

番茄

【来源】茄科植物番茄的果实。

【性味归经】酸、甘，微寒。归肝、脾、胃经。

【功效】生津止渴，健胃消食。

【应用】口渴，食积，贫血，消化性溃疡等。如消化性溃疡：西红柿、马铃薯汁各半杯，混匀，晨起服食，连服 10 天。

【用法用量】内服：煎汤或生食，1~2 个。

【使用注意】素有胃寒者慎用。

洋葱

【来源】百合花科植物洋葱的鳞茎。

【性味归经】辛、甘，温。归肺经。

【功效】健胃理气，解毒杀虫，降血脂。

【应用】外感风寒、食积纳呆、痢疾、结石、高血压、高血脂等。如肾、膀胱结石：洋葱烧灰，每次 30g，少量烧酒服下，早晚各 1 次。

【用法用量】内服：做菜生食或熟食，30~120g。外用：适量，捣敷或捣汁涂；多食易目糊和发病，热病后不宜进食；瘙痒性皮肤病患者忌食。

莱菔

【来源】十字花科植物莱菔的新鲜根。

【性味归经】辛、甘、凉；熟煮甘、平。归脾、胃、肺、大肠经。

【功效】消食，下气，化痰，止血，解渴，利尿。

【应用】食积胀满，痰热咳嗽，咳血，吐血，衄血，便血，消渴，淋浊等。如胸膈气壅，暴渴不止：萝卜 2 枚，捣烂取汁，入蜜、生姜汁适量，和匀，渴即饮之。

【用法用量】内服：生食，捣汁饮，30~100g；或煎汤、煮食。脾胃虚弱，大便溏薄者不宜多食、生食。

黄芽白菜（大白菜）

【来源】十字花科植物白菜的叶球。

【性味归经】甘，平。归胃经。

【功效】通利肠胃，养胃和中，利小便。

【应用】胃溃疡，胃炎，感冒，肺燥咳嗽，水肿，小便不利等。如感冒：白菜心 250g，白萝卜 60g，水煎，红糖适量，吃菜饮汤，数次可愈。或干白菜根 1 块，红糖 50g，生姜 3 片，水煎服。

【用法用量】内服：每次 100~500g，煮食或捣汁饮；脾胃虚寒者慎用。

旱芹

【来源】伞形科植物旱芹的全草。

【性味归经】甘、辛、微苦，凉。归肝、胃、肺经。

【功效】平肝，清热解毒，祛风，利水，止血。

【应用】肝阳上亢、眩晕头痛，肝火目赤肿痛，风湿痹痛，高血压病等。如高血压：旱芹捣汁，每服 50~100ml；或生芹菜洗净捣烂取汁加等量蜂蜜，每次 40ml，日 3 次；或配鲜车前草 60g，红枣 10 枚，煎汤代茶；或芹菜根 60g，水煎服；或芹菜 500g，苦瓜 90g，水煎服；或芹菜浆水加糖少许，每日当茶饮。

【用法用量】内服：煎汤，9~15g，鲜品 30~60g；或绞汁；或入丸剂。外用：适量，捣敷；或煎水洗。慢性腹泻者不宜多食。

荠菜

【来源】十字花科植物荠菜的全草。

【性味归经】甘、淡，凉。归肝、脾、膀胱经。

【功效】凉肝止血，平肝明目，清热利湿。

【应用】崩漏、月经过多，血热出血，高血压，痢疾等。如崩漏、月经过多：荠菜、龙芽草各 30g，水煎服。

【用法用量】内服：煎汤，15～30g；鲜品 60～120g；或入丸、散。外用：适量，捣汁点眼。荠菜性味平和，诸无所忌。

石榴

【来源】石榴科植物石榴的果实。

【性味归经】甘、酸、涩，温。归脾、肺经。

【功效】生津止渴，涩肠止泻，止血。

【应用】口燥咽干，烦渴，久泻，久痢，便血，崩漏等。

1. 久泻久痢，大便出血 陈石榴焙干，研末，每服 10～12g，米汤调下。

2. 崩漏带下 石榴皮 90g，水煎加蜂蜜调服。

【用法用量】10～30g。水煎服，或制成饮料，或酿酒造醋。多食易伤肺损齿，石榴果皮有毒，服用时必须注意。

苹果

【来源】蔷薇科植物苹果的果实。

【性味归经】甘、酸，凉。归脾、胃、心经。

【功效】益胃生津，健脾止泻，除烦止渴，醒酒。

【应用】津少口渴，脾虚泄泻，食后腹胀，饮酒过度等。如消化不良，食少腹泻：苹果干 50g，山药 30g。共研细末。每次 15g，加白糖适量，用温开水送服。

【用法用量】鲜食，适量；或捣汁、熬膏食用。不宜多食，过量易致腹胀。

菠萝

【来源】凤梨科植物菠萝的果实。

【性味归经】甘、微酸，平。归胃、肾经。

【功效】健胃消食，补脾止泻，祛暑解渴，醒酒益气。

【应用】胃内积滞，消化不良，肾小球肾炎，消渴等。

1. 胃内积滞，消化不良 新鲜菠萝 250g，生吃，日 2 次，连食 3～5 天。或菠萝 1 个，橘子 2 个，菠萝去皮切小块榨取汁液，橘子去皮榨取汁液，混匀后即可饮用。每次饮用 20ml，日 2 次。

2. 肾小球肾炎 菠萝肉 60g，鲜茅根 30g，水煎后代茶饮用。

3. 消渴 将菠萝榨汁后，以凉开水调服，代茶饮。

【用法用量】生食或绞汁服，适量。食前宜在稀盐水或糖水中浸渍。

芒果

【来源】漆树科植物芒果的果实。

【性味归经】甘、酸，微寒。归肺、胃经。

【功效】 益胃生津，止呕，止咳。

【应用】 口渴咽干，晕眩呕吐，咽痛音哑，咳嗽痰多，气喘等。如咳嗽痰多，气喘：鲜芒果，果肉、果皮一起食，日3次，每次1个。

【用法用量】 鲜食品，适量。或制成芒果干。饱餐后禁食，过敏体质者不宜食用。

椰子

【来源】 棕榈科植物椰子的种子。

【性味归经】 种子：微甘，平。瓤：甘，平。浆：甘，凉。归心、脾经。

【功效】 种子：补脾益肾，催乳。瓤：益气健脾，杀虫，消疳。浆：生津，利尿，止血。壳：祛风，止痛，利湿，止痒。

【应用】 腰膝酸软，暑热伤津，脾虚水肿，姜片虫病，绦虫病等。

1. 暑热伤津、热病伤津，口渴，心烦尿赤　新鲜椰子浆，适量，随时饮服。

2. 姜片虫病、绦虫病　清晨空腹先饮椰子汁，再吃椰子肉，1次吃完，3小时后进食正餐。

【用法用量】 种子：煎汤，6～15g。瓤：食肉或压滤取汁，75～100g。浆：75～100g。体内热盛之人不宜多食。

柚

【来源】 芸香科植物柚的果实。

【性味归经】 甘、酸，寒。入肺、脾、胃经。

【功效】 消食和胃，健脾，止咳，解酒。

【应用】 饮食积滞，食欲不振，痰气咳嗽，醉酒等。

1. 饮食停滞，醉酒　柚1个，削去外表层，切成条状，糖腌浸1周，每次15g，每日2～3次，连用1～3天。

2. 痰气咳嗽　柚去核，切，入砂瓶内浸酒，封固1夜，煮烂，蜜拌匀，时时含咽。

【用法用量】 鲜食，适量。

大蒜

【来源】 百合科植物大蒜的鳞茎。

【性味归经】 辛，温。归脾、胃、肺、大肠经。

【功效】 温中行滞，解毒，杀虫。

【应用】 饮食积滞、脘腹冷痛、水肿胀满、泄泻、痢疾、百日咳、痈疽肿毒、蛇虫咬伤等。

1. 痈肿疮毒　大蒜适量，捣烂，加麻油和匀贴患处。

2. 肺痨　新鲜大蒜，每次1～2头，捣碎后以深呼吸吸其挥发气，每日2次，每次1～3小时。

【用法用量】 生食、绞汁、煎服或拌入食物。1～50g。阴虚火旺及目疾、口喉疾者慎用；胃、十二指肠溃疡或慢性胃炎者忌食。

白砂糖

【来源】 禾本科植物甘蔗的茎汁经精制而成的乳白色结晶体。

【性味归经】 甘，平。归脾、肺经。

【功效】 和中缓急，生津润燥。

【应用】 腹痛，肺胃阴虚等。如五脏亏虚：白砂糖、枣肉、黑芝麻粉适量，为丸，食后含1～2丸。

【用法用量】 入汤和化，10～15g。湿重中满者慎用，小儿勿多食。

赤砂糖

【来源】禾本科植物甘蔗的茎汁经提炼而成的赤色结晶体。

【性味归经】甘，温。归肝、脾、胃经。

【功效】补脾缓肝，活血散瘀。

【应用】脘腹冷痛，月经不调，产后恶露不尽，血虚等。如下痢噤口：赤砂糖半斤，乌梅1个。水2碗，煎1碗，时时饮之。

【用法用量】开水、酒或药汁冲，10～15g。平素痰湿偏盛，肥胖、消化不良之人忌食；糖尿病患者及龋齿者忌食。

麻油（香油）

【来源】胡麻科植物芝麻的种子榨取之脂肪油。

【性味归经】甘、凉。归大肠经。

【功效】润肠通便，解毒生肌。

【应用】肠燥便秘，蛔虫、食积腹痛，疮肿，溃疡，疥癣，皮肤皲裂，痈疽发背等。如新生儿，大小便不通：真香油30g，皮硝少许。同煎，煮沸，放凉后，徐徐灌入口中，咽下即通。

【用法用量】内服：生用或熬熟。脾虚便溏者忌用。

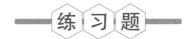 练习题

答案解析

一、单项选择题

1. 韭菜的功效是（　　）

    A. 滋阴、润燥　　　　B. 补气养血　　　　　C. 清热、解毒　　　　D. 温阳、散瘀

2. 冬瓜的功效是（　　）

    A. 生津止渴　　　　　B. 清热利尿　　　　　C. 消食宽中　　　　　D. 润肺生津

3. 下列哪项不是木耳的功效（　　）

    A. 清热化湿　　　　　B. 润肺止咳　　　　　C. 养血止血　　　　　D. 降压抗癌

4. 下列哪项不是梨的功效（　　）

    A. 润肺化痰　　　　　B. 清热生津　　　　　C. 清心除烦　　　　　D. 温补肠胃

5. 具有化痰消食功效的是（　　）

    A. 虾　　　　　　　　B. 牡蛎　　　　　　　C. 海参　　　　　　　D. 海蜇

6. 下列食物中具有健脾和胃、利水消肿、通血脉功效的是（　　）

    A. 鲫鱼　　　　　　　B. 鳜鱼　　　　　　　C. 黄鱼　　　　　　　D. 带鱼

7. 玉米的功效是（　　）

    A. 调中开胃　　　　　B. 益气养血　　　　　C. 养心安神　　　　　D. 下气消积

8. 可以用于高脂血症的是（　　）

    A. 山药　　　　　　　B. 洋葱　　　　　　　C. 藕　　　　　　　　D. 黑芝麻

9. 丝瓜的功效是（　　）

    A. 清热利尿　　　　　B. 清热除湿　　　　　C. 清热化痰　　　　　D. 清热除烦

10. 适用于肺热咳嗽的是（　　）

  A. 紫菜　 B. 韭菜　 C. 木耳　 D. 香菇

二、简答题

1. 简述酒、猪肝的功效、应用。

2. 什么是补益类食物？其分类如何？每类请列举两个食物。

书网融合……

  本章小结   微课   题库

第十一章

药物类原料 微课

学习目标

知识目标

1. **掌握** 药物类原料的概念及分类；各类别药物的名称和功效。
2. **熟悉** 药物类原料各类别重点药物的应用。
3. **了解** 药物类原料各类别重点药物的别名、用法用量和使用注意。

能力目标

1. 能说出药物类原料的概念及分类。
2. 能运用常见的药物类原料初步指导日常养生。

素质目标

通过本章的学习，树立对药物原料的正确认识。

情境导入

情境 在人类文明的发展中，药物的发现与觅食活动息息相关。《淮南子》载："古者，民茹草饮水，采树木之实，食蠃蚌之肉，时多疾病毒伤之害，于是神农乃始教民播种五谷……尝百草之滋味，水泉之甘苦，令民知所避就。当此之时，一日而遇七十毒。"可见，最早的时候食物与药物之间没有严格的区分界线。《神农本草经》于东汉时期集结成书，这标志着食物与药物之间的界限逐渐清晰。当时古人已有"药食同源"的意识，《黄帝内经》所载"空腹食之为食物，患者食之为药物"便体现了这一思想。

思考 1. 你了解哪些"药食同源"的药物？
2. 这些"药食同源"药物是如何使用的？

药物类原料包括植物的根和根茎、果实和种子、茎叶、全草、花、皮及动物、矿物等。我国中药资源十分丰富，但从中医药膳学的角度出发，并非所有的中药均可用于药膳，这是由于药膳除了要具有一定的养生和食疗作用外，还应考虑药膳的食用性和安全性。严格地讲，药物类原料是指那些口感适于食用，易于被人们接受，同时具有无明显毒副作用、无严格剂量要求的以药食两用为主的中药材。

药物类原料按其主要功效大致可分为解表药、清热药、润下药、祛风湿药、化湿药、利水渗湿药、温里药、理气药、消食药、止血药、活血化瘀药、化痰药、止咳平喘药、安神药、补虚药、收涩药等。

第一节　解表药

PPT

凡以发散表邪为主要功效，常用以治疗表证的药物，称解表药。解表药大多辛散轻扬，归肺、膀胱

123

经。根据药性及功效主治差异，解表药可分为发散风寒及发散风热药两类。本类原料使用时入汤剂不宜久煮，以免有效成分挥发而降低药效。

紫苏叶

【来源】为唇形科植物紫苏的干燥叶或茎。

【性味归经】辛，温。归肺、脾、胃经。

【功效】解表散寒，行气和中，安胎，解鱼蟹毒。

【应用】

1. 外感风寒　症见恶寒发热，无汗头痛，鼻塞流清涕，胸闷泛恶，纳呆。紫苏叶9g，生姜3片，煎汤热服。

2. 鱼蟹中毒引起的吐泻、腹痛　紫苏叶、生姜各30g，煎汤服。

【用法用量】煎汤，5～10g。不宜久煎。

【使用注意】本品性温，阴虚、气虚及热病患者慎服。

生姜

【来源】为姜科植物姜的新鲜根茎。

【性味归经】辛，微温，归肺、脾、胃经。

【功效】解表散寒，温中止呕，化痰止咳，解鱼蟹毒。

【应用】

1. 老人上气，咳嗽喘急，不下食，食即吐逆，腹胀满　生姜汁500ml、砂糖120g，调匀，微火温之，10～20沸而止，每含半匙。

2. 恶心呕吐，口泛清涎，脘腹冷痛，纳呆，肠鸣泄泻，四肢不温　生姜（去皮）50g，橘皮20g。先将生姜切片，橘皮切丝，同置砂锅中，加清水1L，煮至450ml即成。每次温饮150ml，日3次。

【用法用量】煎汤或绞汁，3～10g。

【使用注意】本品助火伤阴，故实热及阴虚内热者忌服。

香薷

【来源】为唇形科植物石香薷及江香薷的干燥地上部分。

【性味归经】辛，微温。归肺、脾、胃经。

【功效】发汗解表，化湿和中，利水消肿。

【应用】

1. 恶寒发热，头痛无汗，腹痛吐泻　白扁豆（微炒）、厚朴（去皮，姜汁炙）、香薷（去土）各6g，煎服，每日1剂。

2. 湿热黄疸　茵陈30g，香薷30g，芦根45g，分别洗净，沥干水分，切成粗末放入锅中，加水适量，先用大火煮沸，再改用小火煮15分钟，即可饮用。

【用法用量】煎服，3～10g。用于发表，量不宜过大，且不宜久煎；用于利水消肿，量宜稍大，且须浓煎。

【使用注意】本品辛温发汗之力较强，表虚有汗及暑热证当忌用。

白芷

【来源】为伞形科植物白芷或杭白芷的干燥根。

【性味归经】辛，温。归肺、胃、大肠经。

【功效】解表散寒，祛风止痛，宣通鼻窍，燥湿止带，消肿排脓。

【应用】

男女头风，四肢拘挛痹痛　川芎 15g，白芷 15g，鳙鱼头 1 个（约 200g），生姜、葱、食盐、料酒等适量。将川芎洗净，切片；白芷洗净切片；鳙鱼头去鳃，洗净，将药物、鱼头放入锅内，加生姜、葱、食盐、料酒、水适量。将锅置武火上煮沸，再用文火炖熟即成，食用时加味精少许。分顿喝汤。

【用法用量】煎服，3～10g。

【使用注意】本品辛香温燥，阴虚血热者忌服。

胡荽

【别名】香菜，胡菜，四荽，芫荽。

【来源】为伞形科植物，芫荽的全草。

【性味归经】辛，温，归肺、脾、肝经。

【功效】发汗透疹，健胃消食。

【应用】

1. 风寒感冒，头痛鼻塞　苏叶 6g，生姜 6g，胡荽 9g，水煎服。

2. 秋冬季感冒初起，恶寒微热，鼻塞喷嚏，或鼻流清涕；预防流行性感冒　胡荽 6g，紫苏、葱白各 10g，将胡荽、紫苏、葱白等 3 味放入砂罐，加水煎沸 10 分钟，滤渣取汁，倒入杯中，加红糖调味即可。

【用法用量】煎服，3～6g。

【使用注意】疹出已透，或虽未透出而热毒重滞，非风寒外袭者忌服。

薄荷

【来源】为唇形科植物薄荷的干燥地上部分。

【性味归经】辛，凉。归肺、肝经。

【功效】疏散风热，清利头目，利咽透疹，疏肝行气。

【应用】

1. 体虚或年老者风热感冒之发热头痛，咽喉肿痛，咳痰不爽　薄荷叶 30g，生姜 2 片，人参 5g，生石膏 30g，麻黄 2g，共为末，水煎，滤汁，代茶饮。

2. 头痛目赤，咽喉红肿疼痛，气滞脘腹胀满　薄荷、砂糖适量，沸水泡饮。

3. 痰气壅结所致之耳鸣、耳聋　陈皮 10g，荸荠共 10g，薄荷 6g，煎汤取汁，代茶饮。

【用法用量】煎汤，3～6g；宜后下。薄荷叶长于发汗解表，薄荷梗偏于行气解郁。

【使用注意】本品芳香辛散、发汗耗气，故体虚多汗者不宜使用。

桑叶

【来源】为桑科植物桑的干燥叶。

【性味归经】苦、甘，寒。归肺、肝经。

【功效】疏散风热，清肺润燥，平抑肝阳，清肝明目。

【应用】

1. 头痛发热，咽红肿痛，咳嗽痰少，口干微渴　桑叶、菊花、薄荷、甘草各 10g，开水冲泡，代茶饮。

2. 燥热伤肺，或热病后期，肺阴损伤，干咳无痰　桑叶 10g，杏仁、沙参各 5g，新贝母 3g，梨皮

15g，煎汁，调入冰糖 10g。搅匀，代茶饮。

【用法用量】煎汤或入丸散，5～10g。桑叶蜜制能增强润肺止咳的作用，故肺燥咳嗽多用蜜制桑叶。

菊花

【来源】为菊科植物菊的干燥头状花序。

【性味归经】辛、甘、苦，微寒，归肺、肝经。

【功效】疏散风热，平抑肝阳，清肝明目，解毒消肿。

【应用】

1. 热毒上攻，目赤眩晕，眼花面肿　菊花（焙）、排风子（焙）、甘草（炮）各 50g，上三味捣为散，夜卧时温水调下 15g。

2. 头痛，眩晕　白菊花 10～15g，沸水冲泡，代茶饮。

3. 高血压　菊花 9g，决明子 10g，钩藤 6g，加水共煎代茶饮。

【用法用量】煎汤，5～10g。疏散风热宜用黄菊花，平肝、清肝明目宜用白菊花。

【使用注意】气虚胃寒、食少泄泻者慎服。

葛根

【别名】干葛，甘葛，粉葛，葛麻茹，葛子根，葛条根。

【来源】为豆科植物野葛或甘葛藤的干燥根。

【性味归经】甘、辛，凉。归脾、胃、肺经。

【功效】解肌退热，生津止渴，透疹，升阳止泻，通经活络，解酒毒。

【应用】

1. 恶风发热，项背强痛，消渴，流行性感冒，高血压，糖尿病，酒精中毒　葛根（切片）30g，粳米 80g，先于砂锅内加水，煮葛根取汁，去渣，下粳米，煮至粥成汤稠即得。

2. 小儿风热感冒夹惊，见发热、头痛、呕吐、惊啼不安　葛根 15g，生姜 6g，粳米 50g，蜂蜜少许，先将葛根、生姜入砂罐内，加水适量煎煮，去渣取汁，后入粳米同煮作粥，将粥晾至温热时，倒入蜂蜜，调匀即成。

【用法用量】煎服，10～15g。解肌退热、透疹、生津宜生用，升阳止泄宜煨用。

淡豆豉

【来源】为豆科植物大豆的成熟种子的发酵加工品。

【性味归经】苦、辛，凉，归肺、胃经。

【功效】解表除烦，宣发郁热。

【应用】

1. 消渴，心神烦躁　鲜瓜蒌根 250g，冬瓜 250g，淡豆豉、食盐各适量。将鲜瓜蒌根，冬瓜分别洗净去皮，冬瓜去子切成片，与鲜瓜蒌根一并放入锅内，加豆豉及水烧开，煮至瓜烂，加盐少许即食。

2. 风寒侵袭之感冒轻证　葱白 10g，淡豆豉 50g。将葱白、淡豆豉同置于瓦罐中，加水煎煮约 30 分钟，滤去渣，取汁备用。

【用法用量】煎服，6～12g。

第二节　清热药

PPT

凡以清解里热为主要功效，用以治疗里热证的药物，称为清热药。清热药性寒凉，可分为清热泻火药、清热解毒药、清热凉血药等。本类原料药性大多寒凉，易伤脾胃，故脾胃虚弱、食少便溏者慎用。

芦根

【别名】 苇茎，鲜芦根，苇根，鲜苇根。

【来源】 为禾本科植物芦苇的新鲜或干燥根茎。

【性味归经】 甘，寒。归肺、胃经。

【功效】 清热泻火，生津止渴，除烦止呕，利尿。

【应用】

1. 温热病，热盛伤津所致之口中燥渴，咳唾白沫，黏滞不爽 芦根 100g，荸荠 500g，麦冬 50g，梨 1kg，藕 500g。梨去皮核，荸荠去皮，藕去节，与芦根、麦冬切碎，以洁净纱布绞取汁和匀凉饮，亦可隔水炖，温服。

2. 高热引起的口渴、心烦，胃热呕吐、呃逆，肺热咳嗽及肺痈 芦根 100～150g，竹茹 15～20g，粳米 60g，生姜 2 片。先将芦根、竹茹同煎去渣取汁，入粳米煮粥，粥欲熟时加入生姜，稍煮即可。

3. 热病伤津，口渴引饮 银耳 10g，芦根 15g，小环草 10g，水煎，取银耳，滤去药渣，喝汤，并吃银耳，每日 1 剂。

【用法用量】 煎服，15～30g；鲜品用量加倍，或捣汁用。

【使用注意】 本品性寒，脾胃虚寒者慎用。

淡竹叶

【来源】 为禾本科植物淡竹叶的干燥茎叶。

【性味归经】 甘、淡，寒。归心、胃、小肠经。

【功效】 清热泻火，除烦止渴，利尿通淋。

【应用】

1. 口渴多饮，心烦目赤，口舌生疮，牙龈肿痛，小便短赤，或淋漓涩痛 淡竹叶 30g，粳米 50g，冰糖适量。将淡竹叶用水煎汤，去渣，以淡竹叶汤代水，加入洗净的粳米煮粥，待粥将熟时，下冰糖拌匀继续煮至粥汁黏稠。每日 1 剂，连用 3～5 天。

2. 热病后期，气阴不足所致口干、烦渴、气短、乏力 西洋参 3g，粳米 50g，麦冬 10g，淡竹叶 10g。西洋参研末，水煎麦冬、淡竹叶，去渣取汁，再入西洋参末、粳米，慢火煮作稀粥食用。

【用法用量】 煎服，6～10g。

【使用注意】 阴虚火旺、骨蒸潮热者慎用。

栀子

【来源】 为茜草科植物栀子的干燥成熟果实。

【性味归经】 苦，寒。归心、肺、三焦经。

【功效】 泻火除烦，清热利湿，凉血解毒。

【应用】

1. 肺热咳嗽或咯血 鲜栀子 15g，蜂蜜少许。加水熟汤，饮用。

2. 黄疸，淋证，心烦不眠，目赤肿痛 栀子仁 3～5g，粳米 30～60g，将栀子仁碾成细末备用，煮粳米为稀粥，待粥将成时，放入栀子末稍煮即成。每日分 2 次食用。亦可先煎栀子仁，去渣取汁，再以药汁煮粥。

【用法用量】 煎汤、浸泡，6～10g。

【使用注意】本品苦寒伤胃，脾虚便溏者不宜用。

夏枯草

【别名】麦夏枯，铁色草，灯笼头，广谷草，棒头柱，六月干等。

【来源】为唇形科植物夏枯草的干燥果穗。

【性味归经】辛、苦，寒。归肝、胆经。

【功效】清肝泻火，明目，散结消肿。

【应用】

1. 高血压，眩晕 荠菜、夏枯草各60g，水煎服。

2. 乳痈初起，乳房胀痛 夏枯草、蒲公英各等分。酒煎服，或作丸亦可。

【用法用量】煎服，9～15g。

【使用注意】本品性寒，脾胃虚弱者慎用。

决明子

【别名】草决明，还瞳子。

【来源】为豆科植物决明或小决明的干燥成熟种子。

【性味归经】甘、苦、咸，微寒。归肝、大肠经。

【功效】清肝明目，润肠通便。

【应用】

1. 大便秘结，高血压兼冠心病 菊花10g，山楂15g，决明子15g，白糖30g。前三味除去杂质捣碎加水适量，煎煮40分钟，去渣取汁，兑入白糖晾温，代茶饮用。

2. 高血压，高脂血症及习惯性便秘 决明子10～15g，粳米50g，冰糖适量。先把决明子放入锅内炒至微有香气，待冷后去渣取汁。放入粳米煮粥，粥熟后加入冰糖，再煮2沸即可，分顿食用。

【用法用量】煎服，9～15g。

【使用注意】本品性寒滑肠，气虚便溏者不宜用。

金银花

【别名】银花，忍冬花，二宝花。

【来源】为忍冬科植物忍冬的干燥花蕾或带初开的花。

【性味归经】甘，寒。归肺、心、胃经。

【功效】清热解毒，疏散风热。

【应用】

1. 预防乙脑、流脑 金银花、连翘、大青叶、芦根、甘草各10g。水煎代茶饮，每日1剂，连服3～5天。

2. 温病初起所致发热恶寒、咳嗽、咽喉肿痛 金银花30g，水煎去渣取汁，再加粳米50g，清水适量，共煮为稀粥食用。

3. 咽痛 金银花、白糖各18g，开水泡，凉后代茶饮。

【用法用量】煎服，6～15g。疏散风热、清泄里热以生品为佳；炒炭宜用于热毒血痢；露剂多用于暑热烦渴。

【使用注意】本品性寒，脾胃虚寒及气虚疮疡脓清者忌用。

知识链接

金银花养生花茶的健康搭配

1. 金银花 + 枸杞花茶

用料：5g 金银花、5g 枸杞子。

做法：将金银花和枸杞子放入茶壶中，加入热水，浸泡 5 ~ 10 分钟后即可饮用。

作用：清热解毒、明目养肝，对肝火旺盛、眼睛疲劳等有益。

2. 金银花 + 薄荷花茶

用料：5g 金银花、3g 薄荷叶

做法：将金银花和薄荷叶放入茶杯中，加入热水，浸泡 3 ~ 5 分钟后即可饮用。

作用：清热解毒、消炎镇痛，可缓解头痛、口舌干燥等不适。

3. 金银花 + 菊花花茶

用料：5g 金银花、5g 菊花

做法：将金银花和菊花放入茶壶中，加入热水，浸泡 5 ~ 10 分钟后即可饮用。

作用：清热润肺、解毒消肿，对咽喉疼痛、咳嗽等有舒缓效果。

蒲公英

【来源】 为菊科植物蒲公英、碱地蒲公英或同属数种植物的干燥全草。

【性味归经】 苦、甘，寒。归肝、胃经。

【功效】 清热解毒，消肿散结，利湿通淋。

【应用】

1. 乳疮，乳少 对虾肉、蒲公英各 30g，白芍 9g，水煎服。

2. 肺痈 蒲公英、冬瓜子各 15g，鱼腥草、鲜芦根各 30g，桃仁 9g。水煎服。

【用法用量】 煎服，10 ~ 15g。外用鲜品适量捣敷或煎汤熏洗患处。

【使用注意】 本品用量过大可致缓泄。

鱼腥草

【别名】 蕺菜，紫蕺，侧耳根，折耳根，臭腥草。

【来源】 为三白草科植物蕺菜的新鲜全草或干燥地上部分。

【性味归经】 辛，微寒，归肺、膀胱、大肠经。

【功效】 清热解毒，消痈排脓，利尿通淋。

【应用】

1. 肺热咳嗽，痰血脓臭；痔疮疼痛 鲜鱼腥草 60g，猪肺 200g。将猪肺洗净切块，除泡沫，与鱼腥草同煮汤，加食盐少许调味，分顿收汤食猪肺。

2. 慢性鼻窦炎 鲜鱼腥草捣烂，绞汁，每日滴鼻数次。另用鱼腥草 20g，水煎服。

3. 扁桃体炎 鲜鱼腥草、鲜筋骨菜各 15g，柚子（种子）适量。共捣烂绞汁，调蜜服。

【用法用量】 煎汤，鲜品加倍捣汁服，15 ~ 25g。

【使用注意】 本品性寒，虚寒证及阴性疮疡忌服。不宜久煎。

青果

【来源】 为橄榄科植物橄榄的干燥成熟果实。

【性味归经】甘、酸，平。归肺、胃经。

【功效】清热解毒，利咽化痰，生津止渴，除烦醒酒。

【应用】

1. 风火喉痛，喉间红肿　鲜青果，鲜莱菔适量，水煎服。

2. 酒伤昏闷　橄榄肉10个，煎汤饮。

【用法用量】煎服，5～10g；鲜品加倍。

【使用注意】本品不宜多服，脾胃虚寒及大便秘结者慎服。

余甘子

【别名】土橄榄，望果，余甘，鱼木果，滇橄榄，喉甘子。

【来源】为大戟科植物余甘子的干燥成熟果实。系藏族习用药材。

【性味归经】甘、酸、涩，凉。归肺、胃经。

【功效】清热凉血，消食健胃，生津止咳。

【应用】

1. 发热，咳嗽，咽喉痛，口干烦渴　余甘子鲜果10～30个，水煎服。

2. 哮喘　余甘子21个，先煮猪心、猪肺，去浮沫再加余甘子煮熟连汤吃。

3. 食积，呕吐，腹痛，泄泻　余甘子5～10枚或盐渍果5～8枚嚼食；或盐浸果液1汤匙，开水冲服。

【用法用量】煎服，3～9g。

【使用注意】脾胃虚寒者慎用。

荷叶

【来源】为睡莲科植物莲的干燥叶。

【性味归经】苦、涩，平。归肝、脾、胃经。

【功效】荷叶：清暑化湿，升发清阳，凉血止血；荷叶炭：收涩化瘀止血。

【应用】

1. 暑湿困阻中焦之高热烦渴，汗多溺短，胃脘痞满，身重如裹　鲜荷叶1/4～1/2张，绿豆30g，粳米100g，共煮稀粥。每日1剂，分2～3次服用。连用3～5天。

2. 下痢赤白　荷叶烧研，每服6g；红痢用蜜、白痢用砂糖兑温开水服。

【用法用量】荷叶：煎汤，3～10g。荷叶炭：3～6g。

【使用注意】荷叶畏桐油、茯苓、白银。气虚不能摄血之失血症忌用。

菊苣

【来源】为菊科植物毛菊苣或菊苣的干燥地上部分或根。系维吾尔族习用药材。

【性味归经】微苦、咸，凉。归肝、胆、胃经。

【功效】清肝利胆，健胃消食，利尿消肿。

【应用】

1. 黄疸性肝炎　菊苣9g，水煎服，并用适量煎水洗身。

2. 急性肾炎　菊苣、索索葡萄、车前草各9g。水煎服。

【用法用量】煎服，9～18g。

PPT

第三节　润下药

能润滑大肠，促进排便而不致峻泻类药物，称为润下药。本类药物多为植物种子和种仁，富含油脂，性味甘平，药力缓和，大多归脾、大肠经。本类原料使用时，孕妇应慎用。

火麻仁

【别名】麻子仁，大麻仁，白麻子，冬麻子。

【来源】为桑科一年生草本植物大麻的成熟种子。

【性味归经】甘，平。归脾、胃、大肠经。

【功效】润肠通便，滋养补虚。

【应用】

1. 肠燥便秘　火麻仁 15g 捣碎，与米混合共煮为粥，食粥。

2. 老年人便秘　火麻仁 15g，苏子 10g，粳米 50g，加水合研，滤汁煮粥服食。

【用法用量】捣碎后制成汤、粥、羹等，10～15g。

【使用注意】过量可引起中毒；孕妇慎用。

郁李仁

【来源】为蔷薇科落叶灌木植物欧李、郁李的成熟种子。

【性味归经】辛、苦、甘，平。归脾、大肠、小肠经。

【功效】润肠通便，下气利水。

【应用】

水肿脚气，二便不通　郁李仁 45g，薏苡仁 60g。郁李仁以热水浸去皮，水研取汁，研碎如粟米。以郁李仁汁，煮薏苡仁作粥，空腹食之。

【用法用量】捣碎后制成汤、粥、羹等，6～12g。

【使用注意】脾虚泄泻者及孕妇慎用。

第四节　祛风湿药

PPT

凡以祛风除湿、止痛、舒筋活络为主要功效，常用于风湿痹痛的药物，称为祛风湿药。祛风湿药味多辛苦，性温或凉，大多归肝、脾、肾经。本类原料大多辛温性燥，易伤阴耗血，故阴虚血亏者应当慎用。

乌梢蛇

【来源】为游蛇科动物乌梢蛇除去内脏的干燥全体。

【性味归经】甘，平。归肝经。

【功效】祛风，通络，止痉。

【应用】

面上疮、皮肤暗斑或黑斑　乌梢蛇 60g，烧灰，细研如粉，以腊月猪脂调涂之。

【用法用量】做酒或汤羹，6～12g。

【使用注意】血虚生风者慎用。

木瓜

【来源】为蔷薇科植物贴梗海棠的干燥近成熟果实。

【性味归经】酸，温。归肝、脾经。

【功效】舒筋活络，和胃化湿。

【应用】

1. 筋脉拘挛疼痛 大木瓜1个，与酒水相和，煮令烂，研作膏，热裹痛处，冷即易，每日3~5次。

2. 吐泻转筋 木瓜1枚（大者），陈仓米150g。以水2大盏，煎至1.5盏，去滓，100ml每次温服。

【用法用量】煎汤，煮粥、羹等，6~9g。

【使用注意】内有郁热，小便短赤者忌服，胃酸过多者慎服。

PPT

第五节 化湿药

凡以芳香避秽、宣化湿邪、化湿运脾为主要功效，常用于湿阻中焦证的药物，称为化湿药。化湿类药物多为辛香温燥之品，大多归脾、胃经。本类原料大多辛温性燥，易伤阴耗血，故阴虚血亏应当慎用。

广藿香

【来源】为唇形科植物广藿香的干燥地上部分。

【性味归经】辛，微温。归脾、胃、肺经。

【功效】祛暑解表，化湿和胃。

【应用】

1. 头晕，恶心欲吐 茶叶6g，广藿香、佩兰各9g，冲泡代茶饮。

2. 恶心呕吐，不思饮食 鲜藿香、粳米各30g。先煮粳米粥，待粥成，入鲜藿香搅匀，继续加热，待香气出即成，空腹食用。

【用法用量】浸泡、煎汤、粥等。3~10g。

【使用注意】不宜久煎。阴虚火旺者慎用。

砂仁

【来源】为姜科植物阳春砂、绿壳砂或海南砂的干燥成熟果实。

【性味归经】辛，温。归脾、胃、肾经。

【功效】化湿开胃，温脾止泻，理气安胎。

【应用】

1. 小儿食积泄泻，食欲不振 砂仁2~3g，大米50~75g。先把砂仁捣碎为细末，再将大米淘洗后，放入锅内煮粥，待粥将熟时，调入砂仁末，稍煮即可。早、晚餐温热服。

2. 胎动不安 缩砂仁不拘多少，研为细末，每服6g，入生姜汁少许，沸汤点服，不拘时候。

【用法用量】浸泡、煎汤、羹粥，3~6g，不宜久煎。

【使用注意】阴虚血燥者慎用。

草果

【来源】为姜科植物草果的干燥成熟果实。

【性味归经】辛，温。归脾、胃经。

【功效】燥湿温中，截疟除痰。

【应用】腹痛胀满。草果仁2个，酒煎服之。

【用法用量】浸泡、煎汤、羹粥，3~6g.

【使用注息】阴虚血燥者慎用。

第六节　利水渗湿药

PPT

　　凡以通利水道、渗泄水湿为主要功效，常用于水湿内停证的药物，称为利水渗湿药。利水渗湿药多为甘淡之品，大多归肾、脾、膀胱经。本类原料多由甘淡或苦燥之品组成，易耗伤阴津，故素体阴亏、病后体弱，以及孕妇，均应慎用。

茯苓

【来源】为多孔菌科真菌茯苓的干燥菌核。

【性味归经】甘、淡，平。归心、脾、肾经。

【功效】利水渗湿，健脾，宁心安神。

【应用】

1. 水肿　鲫鱼1条，茯苓25g，先将茯苓加水煎汤取汁100ml。再将鱼洗净处理后入锅中，加入药汤汁、适量清水及葱、姜、味精及少量食盐，煮熟服用。

2. 泄泻，小便不利　芡实15g，茯苓10g，大米适量。将芡实、茯苓捣碎，加水适量，煎至软烂时，再加入淘净的大米，继续煮烂成粥。

【用法用量】煎汤、糕饼、羹粥，10~15g。

【使用注意】虚寒精滑、阴虚，无水湿者忌服。

薏苡仁

【别名】薏苡仁，苡仁米。

【来源】为禾本科植物薏苡的干燥成熟种仁。

【性味归经】甘、淡，凉。归脾、胃、肺经。

【功效】利水渗湿，健脾除痹，消肿排脓。

【应用】

1. 泄泻，不思饮食　薏苡仁30g，粳米60g，洗净，共煮粥，每日食之。

2. 风湿痹久，水肿，筋脉拘挛　薏苡仁适量为末，同粳米适量煮粥，日食之。

【用法用量】浸酒、煎汤、煮粥，30~50g。

赤小豆

【来源】为豆科植物赤小豆或赤豆的干燥成熟种子。

【性味归经】甘、酸，平。归心、小肠经。

【功效】利水消肿，清热解毒，消痈排脓。

【应用】

1. 下肢水肿，小便色赤短少 鲜茅根 200g（或干茅根 50g），赤小豆 50g，粳米 100g。将鲜茅根洗净，加水适量，煎煮半小时，去渣取汁备用；赤小豆洗净，放入锅内，加水适量，煮至六七成熟；再将淘净的大米和药汁倒入，继续煮至豆烂米熟即成。分顿 1 日内食用。

2. 腹水 白茅根 30g，赤小豆 1kg，同煮豆熟，去茅根，食豆。

【用法用量】煎汤、糕饼、羹粥，9 ~ 30g。

【使用注意】阴津不足者忌服。

布渣叶

【来源】为椴树科植物破布叶的干燥叶。

【性味归经】微酸，凉。归脾、胃经。

【功效】消食化滞，清热利湿。

【应用】

1. 饮食积滞，脘腹胀满，呕逆 布渣叶 10g，绿茶适量。将布渣叶和绿茶用热水冲泡代茶饮，每日数次。

2. 湿疹，湿热黄疸，尿频涩痛，胁肋胀满 木棉花 40g，布渣叶 20g，桑叶 15g，冰糖适量。木棉花、布渣叶、桑叶，洗净，加清水 4 碗煲至将熟，加入冰糖，片刻汤成，去渣饮汤。

【用法用量】煎汤、糕饼、羹粥，10 ~ 30g。

【使用注意】大量服用能引起呃逆、眩晕、呕吐等反应；与热茶同服，亦能引起呃逆，一般在停药后即可缓解，必要时可对症用药。

第七节　温里药

PPT

　　凡以温里散寒为主要功效，常用于治疗里寒证的药物，称为温里药。温里药性味辛温，大多归脾、肾经。里寒证多为寒邪内侵或阳虚不能温煦所致的各种病证，主要表现为畏寒肢冷、惊悸怔忡、神疲倦卧、舌淡苔白、脉沉紧等。本类原料多辛温燥烈，易于助火伤阴耗血，凡属阴虚、血虚者及孕妇均应慎用或忌用，实热证禁用温里散寒药。

肉桂

【来源】为樟科植物肉桂的干燥树皮。

【性味归经】辛、甘，大热。归脾、肾、心、肝经。

【功效】补火助阳，引火归原，温通经脉，散寒止痛。

【应用】

1. 畏寒肢冷，腰膝酸软，小便频数清长，男子阳痿，女子宫寒不孕 肉桂 3g，粳米 50g，红糖适量。先将肉桂煎取浓汁去渣，再用粳米煮粥，待粥煮沸后，调入肉桂汁及红糖，同煮为粥。或用肉桂末 1 ~ 2g，调入粥内同煮服食。一般以 3 ~ 5 天为一疗程，早、晚温热服食。

2. 心腹冷痛，胸痹，饮食不下 肉桂末 50g，粳米 200g，将米淘净，煮粥至半熟，次下肉桂末调和，空心服，每日 1 次。

【用法用量】煎汤、羹粥，1 ~ 5g。

【使用注意】阴虚火旺，内有实热，血热妄行之出血及孕妇忌用。

小茴香

【来源】为伞形科植物茴香的干燥成熟果实。

【性味归经】辛，温。归肝、肾、脾、胃经。

【功效】散寒止痛，理气和胃。

【应用】

1. 脘腹冷痛，呕吐食少，寒疝腹痛 炒小茴香 20g 粳米 100g。小茴香放入纱布袋内，加水先煮 30 分钟后，再入洗净的粳米，加适量水煮粥至熟。

2. 遗尿，夜尿频多 小茴香 6g，桑螵蛸 15g。装入猪尿脬内，焙干研末，每次 3g，日服 2 次。

【用法用量】煎汤、糕饼、羹粥，3~6g。

【使用注意】实热内盛，阴虚火旺者忌服。

丁香

【来源】为桃金娘科植物丁香的干燥花蕾。

【性味归经】辛，温。归脾、胃、肺、肾经。

【功效】温中降逆，散寒止痛，温肾助阳。

【应用】

1. 呕吐，寒疝 大黑枣 7 个，去核，每个入丁香 1 只。将枣入水中煮烂，去丁香。将枣连汤空心服，连服 7 日。

2. 反胃，噎膈 大雪梨 1 个，丁香 15 粒。将丁香入于雪梨内，湿纸包裹 4~5 层，煨熟食梨。

【用法用量】作调味品，煎汤、羹粥等，1~3g。

【使用注意】热证及阴虚内热者忌服，不能与郁金同用。

高良姜

【来源】为姜科植物高良姜的干燥根茎。

【性味归经】辛，热。归脾、胃经。

【功效】温胃止呕，散寒止痛。

【应用】

1. 心腹冷痛 高良姜 25g 为末，粳米 150g 洗净。将高良姜末加水 1.5L，煎煮至 100ml，去滓，入粳米煮粥食。

2. 脘腹冷痛，虚劳羸瘦，少食 高良姜 150g，研粗末，羊脊骨 1 具，捶碎。以水 10L 煮上 2 味，取 5L，去骨及良姜。每次取 500ml，入米 100g，煮粥，待粥成，入葱、椒、食盐等稍煮片刻即成。每日食粥，或以面煮饨做羹亦可。

【用法用量】煎汤、羹粥，3~6g。

【使用注意】阴虚火旺、实热内盛者忌服。

胡椒

【来源】为胡椒科植物胡椒的干燥近成熟或成熟果实。

【性味归经】辛，热。归胃、大肠经。

【功效】温中散寒，下气消痰。

【应用】

1. 胃脘冷痛 大黑枣去核，每个黑枣入胡椒 7 粒，将枣包好，放在炭火上煅黑存性，研末。每次

1g，用陈酒送下，三四服即可。

2. 反胃，呕哕吐食 胡椒1g为末，生姜50g，切。以水2大盏，煎取1盏，去滓，分温3服。

【用法用量】 作调味品，煎汤、熬粥，2～4g；研末服，0.6～1.5g。

【使用注意】 阴虚火旺者忌服，孕妇慎用。

花椒

【来源】 为芸香科植物青椒或花椒的干燥成熟果皮。

【性味归经】 辛，温。归脾、胃、肾经。

【功效】 温中止痛，杀虫止痒，除湿止泻。

【应用】

1. 胆道蛔虫病 花椒6g（微炒），乌梅9g。上二味水煎，每日分2～3次服。

2. 小腹冷痛，痛经 生姜24g，大枣30g，花椒9g。将姜、枣洗净，生姜切薄片，同花椒一起加水小火煎煮，成1碗汤汁即可。痛时喝汤食枣。

【用法用量】 作调味品，煎汤、羹粥，3～6g。

【使用注意】 阴虚火旺者忌服，孕妇慎用。多食易动火、耗气、损目。

荜茇

【来源】 为胡椒科植物荜茇的干燥近成熟或成熟果穗。

【性味归经】 辛，热。归胃、大肠经。

【功效】 温中散寒，下气止痛。

【应用】

1. 心腹冷痛，腹胀不能食 荜茇、胡椒、肉桂各0.3g，米150g。将上药为末，以水煮粥，待粥成，入药末9g，搅令匀，每日空腹食之。

2. 鼻流清涕 荜茇、香附、大蒜适量各等份，杵作饼，以布袋盛之炙热贴囟门。

【用法用量】 作调味品，煎汤、羹粥，1.5～3g。

【使用注意】 阴虚火旺、实热内盛者忌服。

PPT

第八节 理气药

凡以疏理气机为主要功效，常用于气滞证和气逆证的药物，称为理气药。理气药多为辛香之品，大多归肺、肝、脾经。本类原料药性辛温香散，易于耗气伤阴，对于气虚、阴虚患者均应慎用。

陈皮

【来源】 为芸香科植物橘及其栽培变种的干燥成熟果皮。

【性味归经】 苦、辛，温。归脾、肺经。

【功效】 理气健脾，燥湿化痰。

【应用】

1. 胸部满闷，脘腹胀满，不思饮食 生姜60g，陈皮30g。水煎取汁，代茶，饭前温饮。

2. 不思饮食，呕吐，咳嗽痰多 陈皮10g，花茶3g，用250ml开水冲泡后饮用。

【用法用量】 煎汤、糕饼、羹粥，3～10g。

【使用注意】 阴虚燥咳者忌服。

化橘红

【来源】为芸香科植物化州柚或柚的未成熟或接近成熟外层果皮。

【性味归经】辛、苦，温。归肺、脾经。

【功效】理气宽中，燥湿化痰。

【应用】

1. 咳嗽痰多　化橘红5g，绿茶3g，用200ml开水冲泡后饮用，冲饮至味淡。

2. 经年咳嗽，痰多胸闷　化橘红12g，苦杏仁6g，水煎，滤汁去渣，加粳米50g及适量水，共煮为粥，每日服1~2次。

【用法用量】煎汤、糕饼、羹粥，3~10g。

【使用注意】气阴亏虚者慎用，干咳少痰者忌用。

佛手

【来源】为芸香科植物佛手的干燥成熟果实。

【性味归经】辛、苦，温。归肝、脾、胃、肺经。

【功效】疏肝解郁，理气和中，燥湿化痰。

【应用】

1. 胃脘胀痛　鲜佛手25g（干品10g），用200ml开水冲泡后饮用，冲饮至味淡。

2. 胸胁胀痛，呕吐　佛手15g，粳米100g，冰糖适量。先将佛手煎汤去渣，不宜久煎。以粳米、冰糖适量同煮成粥，粥成加入佛手汁，微沸即成。

【用法用量】煎汤、糕饼、羹粥，3~10g。

【使用注意】气阴亏虚，干咳少痰者忌用。

香橼

【别名】枸橼子，枸橼。

【来源】为芸香科植物枸橼或香圆的成熟果实。

【性味归经】辛、苦、酸，温。归肝、脾、肺经。

【功效】疏肝理气，宽中，化痰。

【应用】

胸闷，痰多　鲜香橼2个，麦芽糖适量。先将香橼切碎与麦芽糖同放入带盖的碗中，隔水蒸数小时，以香橼稀烂为度，早、晚各服1匙。

【用法用量】煎汤、糕饼、羹粥，3~10g。

【使用注意】阴虚燥咳者忌用。

玫瑰花

【来源】为蔷薇科植物玫瑰的干燥花蕾。

【性味归经】甘、微苦，温。归肝、脾经。

【功效】疏肝解郁，活血止痛。

【应用】

1. 月经后期，量少色黯，有血块，小腹疼痛　月季花9g（鲜品加倍），玫瑰花9g（鲜品加倍），红茶3g。用200ml开水冲泡后饮用，冲饮至味淡。

2. 肝郁胁痛，月经不调　玫瑰花初开者30朵，冰糖适量。玫瑰花去蒂，洗净，放入砂锅中，加清水浓煎，调以冰糖进食。

【用法用量】 煎汤、糕饼、羹粥，1.5～6g。

【使用注意】 月经过多者忌用。

代代花

【来源】 为芸香科植物代代花的干燥花蕾。

【性味归经】 苦、酸，微寒。归心、脾、肺、肾经。

【功效】 行气宽中，消食，化痰。

【应用】

身重体胖，食积不化，脘腹痞满　代代花 5g，绿茶 5g，上 2 味洗净，入杯中用开水冲泡，分次饮用。

【用法用量】 做汤、糕饼、羹粥等，3～10g。

【使用注意】 孕妇忌用。

薤白

【别名】 薤白头，小根蒜，野蒜。

【来源】 为百合科植物小根蒜或薤的干燥鳞茎。

【性味归经】 辛、苦，温。归心、肺、胃、大肠经。

【功效】 通阳散结，行气导滞。

【应用】

1. 胸痹心痛，胸中闷塞，舌淡苔腻　瓜蒌实 1 枚捣破，薤白 12g，白酒 700ml。将上 3 味同煮，取 200ml，分 2 次温服。

2. 胸闷，腹胀，腹痛，便秘　薤白 10～15g（鲜者 30～50g），粳米 100g。薤白洗净，与粳米同煮粥。每日早、晚温热食。

【用法用量】 煎汤、糕饼、羹粥，5～10g。

【使用注意】 阴虚发热者慎用。

山柰

【别名】 沙姜，山辣。

【来源】 为姜科植物山柰的干燥根茎。

【性味归经】 辛，温。归胃经。

【功效】 行气温中，消食，止痛。

【应用】

心腹冷痛　山柰 3g，丁香 3g，当归 6g，甘草 6g。上药加水 200ml 同煎，煮取 100ml，趁热滤汁，分次温服。

【用法用量】 煎汤、糕饼、羹粥，6～9g。

【使用注意】 阴虚血亏、胃有郁热者慎用。

PPT

第九节　消食药

凡以消化食积为主要功效，常用以治疗饮食积滞的药物，称为消食药。消食药大多性味甘平或甘温，大多归脾、胃经。各消食类药材作用不同，应据不同症状和病因，选择恰当消食药。

山楂

【来源】 为蔷薇科植物山里红或山楂的成熟果实。

【性味归经】 酸、甘，微温。归脾、胃、肝经。

【功效】 消食健胃，行气散瘀，化浊降脂。

【应用】

1. 纳呆食少，脘腹胀闷，厌食恶心 山楂 10g，生麦芽 10g，山楂洗净，切片，与麦芽同置杯中，倒入开水，加盖泡 30 分钟，代茶饮用。

2. 食肉不消 山楂肉 120g，水煮食之，饮其汁。

【用法用量】 煎汤或入丸、散，9～12g。焦山楂消食导滞作用强，常用于肉食积滞、胃脘胀满、泻痢腹痛。

【使用注意】 脾胃虚而无积滞者忌服，孕妇、胃酸过多、消化性溃疡者慎服。忌铁、铝器具。

麦芽

【来源】 为禾本科植物大麦的成熟果实经发芽干燥而成。

【性味归经】 甘，平。归脾、胃、肝经。

【功效】 消食化积，回乳消胀。

【应用】

小儿消化不良，不思饮食，脘腹胀满 麦芽 120g，橘皮 30g，炒白术 30g，神曲 60g，米粉 150g，白糖适量。麦芽、橘皮、炒白术、神曲研粉，与白糖、米粉加清水和匀，放入碗内，用蒸锅蒸熟即可。每次 10～15g，每日 2～3 次，连服 5～7 日。

【用法用量】 水煎服，10～15g；炒用（回乳），30～60g。

【使用注意】 哺乳期妇女忌用；孕妇慎服。

莱菔子

【别名】 萝卜子，罗白子。

【来源】 为十字花科植物莱菔的干燥成熟种子。

【性味归经】 辛、甘，平。归脾、胃、肺经。

【功效】 消食除胀，降气化痰。

【应用】

1. 消食导滞，和胃止呕 莱菔子 20g，生姜 5g，入锅加水 500ml，煮 15 分钟后，除渣取汁，再加入粳米 50g 熬粥，早、晚热食。

2. 小儿伤食、腹胀，小儿急慢性气管炎、咳嗽痰多 莱菔子 10～15g，大米 30～50g。先把莱菔子炒至香熟，然后研成细末，如常法熬粥。待粥煮成时，每次调入炒莱菔子末 5～7g，稍煮即可，趁热吃连用 2 天。

【用法用量】 漫泡、煎、煮、熬、炒、生用，6～10g。

【使用注意】 本品辛散耗气，故气虚及无食积、痰滞者慎用。不宜与人参同用。

鸡内金

【来源】 为雉科动物鸡的干燥沙囊内壁。

【性味归经】 甘，平。归脾、胃、小肠、膀胱经。

【功效】健脾消食，涩精止遗，通淋化石。

【应用】

1. 反胃，食即吐出。鸡内金适量烧灰，酒服。

2. 小儿疳积。鸡内金20个（勿落水，瓦焙干，研末），车前子200g（炒，研末），二物和匀，以米汤溶化，拌入与食。忌油腻、面食、煎炒。

【用法用量】煎汤，3～10g；研末服或入丸、散，1.5～3g。

【使用注意】脾虚无积者慎服。鸡内金含有胃激素在高温下易被破坏，故一般以生用（焙干研末）为佳。

PPT

第十节　止血药

　　凡以阻止体内外出血为主要功效，常用以预防和治疗各种出血类病证的药物，称为止血药。止血药大多性味苦寒，归心、肝经。本类原料使用时应注意对于出血兼有瘀滞者不宜单独使用。若出血过多或气随血脱者，当急投大补元气之药，以挽救气脱危候，不在应用范围。

槐花

【来源】为豆科植物槐的干燥花蕾。

【性味归经】苦，微寒。归肝、大肠经。

【功效】凉血止血，清肝泻火。

【应用】

寻常型银屑病，痈肿疮疡　鲤鱼1条，槐花15g，葱、姜片、食盐、料酒、蒜、水各适量。将鱼放盘中，放葱、姜片、蒜、料酒、食盐，蒸20分钟即成。

【用法用量】煎汤或入丸、散，5～10g。

【使用注意】止血多炒炭用，清热泻火宜生用。脾胃虚寒及痰湿内盛者慎服。

白茅根

【来源】为禾本科植物白茅的干燥根茎。

【性味归经】甘，寒。归肺、胃、膀胱经。

【功效】凉血止血，清热利尿。

【应用】

1. 尿血，热淋　白茅根、车前子（布包）各50g，白糖25g，将白茅根、车前子和适量水放入砂锅中，水煎20分钟，放入白糖即可，代茶频饮。

2. 水肿，小便不利　鲜茅根200g（干茅根50g），大米200g。先将茅根洗净，加水适量，煎煮半小时，捞去药渣，再加淘净的大米，继续煮成粥，分顿1日内食用。

【用法用量】浸泡、焖、炖、煮、蒸，9～30g。

【使用注意】脾胃虚寒、溲多不渴者忌服。

PPT

第十一节　活血化瘀药

　　凡以畅通血行、消散瘀血为主要功效，常用以治疗瘀血病证的药物，称为活血化瘀药。性味多辛、苦、温，大多归心、肝经。本类原料使用时应注意对于月经过多及其他出血证而无瘀血现象者慎用。

姜黄

【来源】 为姜科植物姜黄的干燥根茎。

【性味归经】 苦、辛，温。归肝、脾经。

【功效】 破血行气，通经止痛。

【应用】

1. 风湿肩背疼痛 姜黄 80g，木瓜 160g，羌活 80g，黄酒 1L，密封 7 天即成，每日 3 次，每次饮 10ml。

2. 经前或经期少腹疼痛，出血紫黑夹块，月经淋漓不断 姜黄 25g，鸡蛋 2 个，米酒 300ml。鸡蛋水煮后，去壳和姜黄同煮，取鸡蛋与米酒同服，每日 1 次，行经期连服 3 天。

【用法用量】 煎、煮、炖等，3 ~ 10g。

【使用注意】 血虚或无气滞血瘀者慎服，孕妇忌用。

西红花

【别名】 番红花，藏红花。

【来源】 为鸢尾科植物番红花花柱的干燥上部及柱头。

【性味归经】 甘，平。归心、肝经。

【功效】 活血化瘀，凉血解毒，解郁安神。

【应用】

1. 郁闷痞结 西红花 5 ~ 7 根，泡服。忌食油荤、食盐，宜食淡粥。

2. 痛经 西红花 3g，鸡脯肉（老母鸡）200g，鸡蛋清 50g，调料适量。先将西红花浸泡再蒸 10 分钟备用，再鸡肉洗净绞碎如泥，加入蛋清、调料和匀蒸熟。西红花连同汤汁浇在鸡汤里即成。

【用法用量】 可入蜜膏、蒸露、糖浆、浸泡等，1 ~ 3g。

【使用注意】 孕妇忌用。月经过多或有出血性疾病者慎用。

桃仁

【来源】 为蔷薇科植物桃或山桃的干燥成熟种子。

【性味归经】 苦、甘，平；有小毒。归心、肝、肺、大肠经。

【功效】 活血祛瘀，润肠通便，止咳平喘。

【应用】

1. 瘀血心痛，发动无时，不能下食 桃仁 10g，红米 50g，将桃仁去皮尖研末，以水投取汁，以桃仁汁和米煮粥食之。

2. 习惯性便秘 芝麻、松子仁、胡桃仁、桃仁（去皮尖，炒）、甜杏仁各 10g，粳米 200g，将五仁混合碾碎，入粳米共煮稀粥。食用时，加白糖适量，分顿食用。

【用法用量】 捣碎，浸泡、煎、煮、熬，5 ~ 10g。

【使用注意】 孕妇忌服，便溏者慎用。本品有小毒，需在医生指导下使用。

PPT

第十二节 化痰药

凡以化痰为主要功效，常用于治疗痰证的药物，称为化痰药。大多性味辛苦平或甘寒，归肺、脾、肾经。本类原料使用时应注意对于咳嗽兼有咯血者，或者胃溃疡出血者，不宜用强烈且有刺激性的化痰药，以防加重出血。

桔梗

【来源】 为桔梗科桔梗的干燥根茎。

【性味归经】 苦、辛，平。归肺经。

【功效】 开宣肺气，祛痰利咽，排脓。

【应用】

1. 肺脓肿，咳吐脓血　桔梗10g，芦根20g，加水300ml，至沸去药渣，加入冰糖20g，搅拌待冰糖溶解后分3次服。

2. 咳嗽痰多，咽喉肿痛　桔梗9g，桑叶15g，菊花12g，杏仁6g，甘草9g。水煎去渣，代茶饮。

【用法用量】 浸泡、熬、煮、蒸、炖，3~10g。

【使用注意】 凡气机上逆、呕吐、呛咳、眩晕、咯血（阴虚火旺）者忌用。

胖大海

【别名】 安南子，大发。

【来源】 为梧桐科落叶乔木胖大海的干燥成熟种子。

【性味归经】 甘，寒。归肺、大肠经。

【功效】 清热润肺，利咽开音，润肠通便。

【应用】

1. 喉痛音哑，干咳无痰　胖大海10g，枇杷叶6g，沸水冲服，代茶饮。

2. 干咳　胖大海5枚，冰糖适量。将胖大海洗净，放入碗内加冰糖适量调味，冲入沸水，加盖闷半小时即可，慢饮，隔4小时再泡1次，每天2次。

【用法用量】 泡服、煮、煎、熬，2~3枚。

【使用注意】 脾胃虚寒泄泻者慎服。过量服用可引起呼吸中枢麻痹。

昆布

【别名】 海带，海昆布，海草。

【来源】 为海带科植物海带的干燥叶状体。

【性味归经】 咸，寒。归肝、胃、肾经。

【功效】 消痰软坚，利水退肿。

【应用】

瘿瘤，积聚　昆布30g，海藻30g，黄豆100g。洗净黄豆，放入瓦煲内，加清水适量，文火煮至半熟；再将洗净切碎的昆布、海藻，与黄豆同煮至黄豆熟烂，调入油、食盐、味精后即可食用。

【用法用量】 煎汤或研末入丸、散，6~12g。

【使用注意】 海带性寒，脾胃虚寒者、孕妇及哺乳期妇女忌食。

沙棘

【别名】 醋柳果，沙枣，酸刺。

【来源】 为胡颓子科沙棘属植物沙棘的成熟果实。

【性味归经】 酸、涩，温。归肺、脾、胃经。

【功效】 止咳化痰，健脾消食，活血散瘀。

【应用】

1. 咳嗽痰多，咽喉干燥　沙棘适量绞汁，加入白糖，温开水搅匀饮用。

2. 脾虚食少或功能性消化不良　沙棘果 35g，排骨 1.2kg，调料等适量，将以上共入锅，加水没过排骨，慢火炖至熟透。

【用法用量】浸泡、膏、汁、煮，3~10g。

【使用注意】高热者慎用。孕妇忌用。

芥子

【别名】芥菜子，青菜子，黄芥子。

【来源】为十字花科植物芥的干燥成熟种子。

【性味归经】辛，温。归肺、胃经。

【功效】温肺豁痰利窍，散结通络止痛。

【应用】

胃寒呕吐，脐下绞痛　黄芥子 50g，研末蜜丸，寅时井花水服，如梧子 7 丸，每日 2 服；亦可作散，空腹服。

【用法用量】煎汤或入丸、散，3~9g。

【使用注意】肺虚咳嗽及阴虚火旺者忌服。本品不宜长期服用，需在医生指导下使用。

第十三节　止咳平喘药

PPT

凡以降利肺气、平息咳喘为主要功效，常用以治疗咳嗽气喘的药物，称为止咳平喘药。止咳平喘药其味或甘或苦或辛，其性或温或寒，主归肺经。本类原料使用时应注意对于表证、麻疹初起，不能单投止咳平喘药。

苦杏仁

【别名】北杏仁。

【来源】为蔷薇科落叶乔木植物山杏、西伯利亚杏、东北杏或杏的干燥成熟种子。

【性味归经】苦，微温；有小毒。归肺、大肠经。

【功效】止咳平喘，润肠通便。

【应用】

1. 咳嗽痰多　大鲫鱼 1 条，苦杏仁 10g，红糖 30g，取鲫鱼洗净，同杏仁共入锅中，加水适量，煎煮至鱼肉熟透，放入红糖点化即成，出锅晾温，一顿食完，吃肉喝汤。

2. 咳喘　苦杏仁 10g，鸭梨 100g，冰糖 20g，苦杏仁除去杂质打碎，鸭梨洗净切碎，加水适量煮熟，去渣取汁，放入冰糖溶化晾温，分次饮用。

【用法用量】浸泡、煎、煮、熬，5~10g。

【使用注意】本品有小毒，用量不宜过大，应反复多次沸水浸烫，去皮、尖部。婴幼儿慎用。

紫苏子

【来源】为唇形科一年生草本植物紫苏的干燥成熟果实。

【性味归经】辛，温。归肺、大肠经。

【功效】降气消痰，止咳平喘，润肠通便。

【应用】

1. 小儿久咳嗽，痰声如拉锯或老人咳嗽哮喘 紫苏子5g，苦杏仁50g（去皮、尖），老年人加白蜜10g，共为末，每服15g，小儿服5g，白滚水送下。

2. 慢性气管炎，喘息性支气管炎 紫苏子60g，黄酒2.5L，将紫苏子微炒，入布袋，置于加入黄酒的容器中，密封浸泡7天即成，每服10ml，日服2次。

【用法用量】煎汤或入丸、散，3～10g。

【使用注意】气虚久嗽、阴虚喘逆及脾虚便溏者慎用。

白果

【别名】鸭脚子，灵眼，佛指柑，银杏果。

【来源】为银杏科植物银杏的干燥成熟种子。

【性味归经】甘、苦、涩、平；有小毒。归肺、肾经。

【功效】敛肺定喘，收涩止带，缩尿。

【应用】

1. 咳嗽气喘，痰涎壅盛 白果仁6～10粒，苦杏仁5粒，罗汉果半个，陈皮6g，白萝卜30g，猪肺250g。将上药同放入煲，武火煮沸后，加入猪肺，改文火煮2～3小时后，加适量调料即成。食肉喝汤。

2. 赤白带下，下元虚惫 白果、莲肉、糯米各25g，胡椒5g为末，用乌骨鸡1只，去肠盛药，瓦器煮烂，空心食之。

【用法用量】炖、炸、煮、蒸，5～10g。

【使用注意】本品有小毒，内服不宜过量或生用，应反复浸泡，去皮、胚芽，煮熟透，长期服用需在医生指导下使用。有实邪者忌服，小儿、孕妇尤当注意。

罗汉果

【别名】拉汉果，光果木鳖。

【来源】为葫芦科植物罗汉果的成熟果实。

【性味归经】甘，凉。归肺、脾经。

【功效】清热润肺，化痰止咳，生津利咽，润肠通便。

【应用】

1. 百日咳 罗汉果1个，柿饼15g，水煎服。

2. 痰火咳嗽 罗汉果、猪精肉各适量，煎汤服之。

【用法用量】水煎服或单用加蜂蜜泡服，或做成年糕、糖果、饼干等，9～15g。

【使用注意】脾胃虚寒者慎服；肺寒及外感咳嗽者忌用。

PPT

第十四节　安神药

凡以安神定志为主要功效，常用以治疗心神不宁的药物，称为安神药。大多为植物类种子、种仁，味多甘酸，主归心、肝经。神志失常、癫痫等证属实热或血瘀者慎用。

酸枣仁

【来源】为鼠李科植物酸枣的干燥成熟种子。

【性味归经】甘、酸，平。归肝、胆、心经。

【功效】养心补肝，宁心安神，敛汗生津。

【应用】

心肝两虚，心烦不眠 酸枣仁 10g，熟地黄 10g，粳米 30~60g。将酸枣仁微炒，捣碎，与熟地黄共煎取药汁，再以药汁煮粥，每日 3 次。

【用法用量】漫泡、煎、煮、熬，10~15g。

【使用注意】有实邪及滑泄者慎服。偶有过敏反应。

第十五节　平肝熄风药

PPT

凡以平肝潜阳、息风止痉为主要功效，常用以治疗肝阳上亢引起的头晕目眩、头痛、耳鸣及肝火上攻的目赤肿痛、烦躁易怒或肝风内动的惊厥抽搐等病证的药物，称为平肝息风药。平肝息风药，多性寒沉降，主归肝经。本类原料偏寒凉，使用时要注意：脾虚有寒者不宜食用。

石决明

【来源】为鲍科动物杂色鲍、皱纹盘鲍、羊鲍的干燥贝壳。

【性味归经】咸，寒。归肝经。

【功效】平肝潜阳，清肝明目。

【应用】

1. 风毒入头，头目眩晕 石决明、草决明各 30g，炙甘草 15g，共为末，每次 6g，水 1 杯煎至 3 成，饭后、睡前服。

2. 高血压 石决明 30g，大米 100g。将石决明打碎，加入清水 500ml，武火先煎 1 小时，去渣取汁，入大米，再加清水 400ml，文火熬粥即成，早、晚温热服。

【用法用量】打碎先煎或冲服，6~20g。

【使用注意】脾胃虚寒、食少便溏者慎服。

牡蛎

【来源】为牡蛎科动物长牡蛎、大连湾牡蛎或近江牡蛎的干燥贝壳。

【性味归经】咸，微寒。归肝、胆、肾经。

【功效】滋阴潜阳，重镇安神，软坚散结。

【应用】

1. 神疲消瘦，惊悸多梦 牡蛎 100g，龙骨 30g，山茱萸 10g，粳米 50g。先把龙骨、牡蛎打碎，加水煮 1 小时，再加山茱萸煮半小时，滤渣取汁再煮半小时，加入粳米熬粥，每日早、晚服。

2. 胃病，胃酸过多 煅牡蛎适量研细末，以米汤送服，每次服 0.9~1.2g，每日 3 次。

【用法用量】先煎或入丸、散，9~30g。

【使用注意】不宜多服、久服，体虚多寒者忌用。

天麻

【来源】为兰科天麻属植物天麻的干燥块茎。

【性味归经】甘，平。归肝经。

【功效】息风止痉，平肝潜阳，祛风通络。

【应用】

1. 高血压，目眩，头痛（肝阳上亢型） 天麻 6g，鸡蛋 1 个，将天麻切片放锅内加水煮 30 分钟后，打入鸡蛋蒸熟后即可食用，每日或隔日 1 次。

2. 眩晕（痰浊上扰型） 天麻 10g，豆腐适量，同加水入锅，煮沸即成。

【用法用量】 漫泡、煮、焖、炖、蒸、熬，3～10g。

【使用注意】 脾虚者慎服。偶有过敏反应及中毒发生。

钩藤

【来源】 为茜草科植物钩藤或毛钩藤的干燥带钩茎枝。

【性味归经】 甘、凉。归肝、心包经。

【功效】 息风止痉，清热平肝。

【应用】

1. 高血压（早期） 钩藤 500g。每次 30g，日 2 次，沸水冲泡代茶饮。

2. 小儿惊风 钩藤 6g，水煎 15 分钟，取汁 30ml，兑入煮沸的乳汁 100ml，每服 20～30ml。

【用法用量】 煎汤或入丸、散，3～12g。

【使用注意】 脾胃虚寒者慎服。不宜久煎，应后下。

PPT

第十六节　补虚药

凡以补虚扶弱、调节人体气血阴阳平衡为主要功效，常用以治疗虚证的药物，称为补虚药。补虚药能补虚扶弱，能纠正人体气血阴阳虚衰。由于虚证又有气虚证、阳虚证、血虚证、阴虚证之不同。故补虚之功效又有补气、补血、补阴、补阳之异。根据补虚药的药性、功效与主治的不同，一般又分为补气药、补阳药、补血药、补阴药四类。补虚药一般宜适当久煎，使药味尽出；虚弱证一般病程较长；适宜采用蜜丸、煎膏（膏滋）；或者作酒剂。

人参

【来源】 为五加科植物人参的干燥根和根茎。

【性味归经】 甘、微苦，微温。归脾、肺、心、肾经。

【功效】 大补元气，复脉固脱，补益脾肺，生津养血，安神益智。

【应用】

1. 虚羸不思食 人参 10g，白茯苓 15g，粳米 100g，生姜 6g。先将人参、茯苓、生姜水煎取汁，后入米煮粥，临熟下鸡子白 1 枚及食盐少许，搅匀，空心食之。

2. 反胃，反酸 人参末 5g，生姜汁 15g，粟米 50g。先以水煮参末、姜汁，后入粟米，煮为稀粥，觉饥即食之。

【用法用量】 泡、炖、蒸、焖、煨、煮、熬，3～9g。

【使用注意】 阴虚阳亢、骨蒸潮热、咳嗽吐衄，肺有实热或痰气壅滞的咳嗽，肝阳上升、目赤头晕及一切火郁内实之证均忌服。不宜与藜芦、五灵脂同用。

山药

【别名】 薯蓣，山芋，薯药，淮山药。

【来源】 为薯蓣科植物薯蓣的干燥根茎。

【性味归经】甘，平。归脾、肺、肾经。

【功效】补脾养胃，生津益肺，补肾涩精。

【应用】

1. 脾胃虚弱，纳差 山药、白术各30g，人参1g。捣为细末，煮白面糊为丸，如小豆大，每服30丸，空心食前温米饮下。

2. 虚劳咳嗽 山药捣烂半碗，加入甘蔗汁半碗，和匀，温热饮之。

【用法用量】内服：煎汤15～30g，大剂量60～250g；或入丸、散。外用：适量，捣敷；补阴，宜生用；健脾止泻，宜炒黄用。

【使用注意】湿盛中满或有实邪、积滞者禁服。

白扁豆

【来源】为豆科植物扁豆的干燥成熟种子。

【性味归经】甘，微温。归脾、胃经。

【功效】健脾化湿，和中消暑。

【应用】

1. 妇人赤白带下 白扁豆炒黄为末，米饮调下。

2. 伏暑引饮，或吐或泻 用白扁豆（微炒）、厚朴（去皮，姜汁炙）各6g，香薷（去土）6g，水一盏，白酒少许，煎七分，沉冷，不拘时服。一方加黄连姜汁炒黄色，如有抽搐，加羌活。

【用法用量】内服：煎汤，9～15g；或入丸、散。外用：适量，生品捣研水绞汁敷。

【使用注意】不宜多食，以免壅气伤脾。健脾止泻宜炒用；消暑养胃解毒宜生用。

甘草

【别名】国老。

【来源】为豆科植物甘草、胀果甘草或光果甘草的干燥根和根茎。

【性味归经】甘，平。归心、肺、脾、胃经。

【功效】补脾益气，祛痰止咳，缓急止痛，清热解毒，调和药性。

【应用】

1. 老人中风热毒，心闷气 甘草30g，乌豆80g，生姜15g。以水400ml，煎取200ml，去渣，徐徐服之。

2. 胃痛 甘草20g，杭白芍30g，水煎服。

【用法用量】浸酒、炖、蒸、煮，2～10g。

【使用注意】湿盛而胸腹胀满及呕吐者忌服；久服大剂量，易引起浮肿；不宜与京大戟、芫花、甘遂、海藻同用。

大枣

【别名】壶，木蜜，干枣，美枣，良枣。

【来源】为鼠李科植物枣的干燥成熟果实。

【性味归经】甘，温。归脾、胃、心经。

【功效】补中益气，养血安神。

【应用】

1. 妇女脏躁 大枣，甘草，小麦适量，水煎服。

2. 中风惊恐虚悸，四肢沉重　大枣（去核）7 枚，青粱粟米 200g。上 2 味以水 3.5L，先煮枣取 1.5L，去渣，投米煮粥。

【用法用量】6～15g，水煎服，或做丸用。

【使用注意】味甘而能助湿，食之不当可致脘腹痞闷、食欲不振，故对湿盛苔腻、脘腹作胀者忌用。

【备注】将大枣制成乌黑，即称"黑枣"，又名"南枣"，其功效与红枣相似而滋补作用较好。

蜂蜜

【来源】为蜜蜂科昆虫中华蜜蜂或意大利蜜蜂所酿的蜜。

【性味归经】甘，平。归肺、脾、大肠经。

【功效】补中，润燥，止痛，解毒。

【应用】

1. 口疮　生蜜一味，频用涂疮上。三五次即愈。

2. 咳嗽　白蜜 500g，生姜 1kg（取汁）。上 2 味，先秤铜挑，知斤两讫，纳蜜复秤知数，次纳姜汁，以微火煎令姜汁尽，唯有蜜斤两在，止。旦服如枣大，含 1 丸，日 3 服。禁一切杂食。《备急千金要方》

3. 高血压，慢性便秘　蜂蜜 54g，黑芝麻 45g。先将芝麻蒸熟捣如泥，搅入蜂蜜，用热开水冲化，日 2 次分服。

【用法用量】冲调，15～30g；或入丸剂、膏剂。

【使用注意】痰湿内蕴、中满痞胀及大便不实者禁服。

当归

【来源】为伞形科植物当归的干燥根。

【性味归经】甘、辛，温。归肝、心、脾经。

【功效】补血活血，调经止痛，润肠通便。

【应用】

1. 妇女产后气血虚弱，阳虚失温所致的腹痛，或者血虚乳少，恶露不止；腹中寒疝虚劳不足　当归 90g，生姜 150g，羊肉 500g。上 3 味，以水 8L，煮取 3L，温服 700ml，日 3 服。

2. 血虚、血瘀引起的月经不调　红花 10g，当归 10g，丹参 15g，糯米 100g。先煎诸药，去渣取汁。后入米煮作粥。空腹食用。

【用法用量】浸酒、炖、蒸、焖、煮，6～12g。酒当归活血通经，用于闭经、痛经、风湿痹痛、跌扑损伤。

【使用注意】湿盛中满、便溏者忌用。

阿胶

【别名】傅致胶，盆覆胶，驴皮胶。

【来源】为马科动物驴的干燥皮或鲜皮经煎煮、浓缩制成的固体胶。

【性味归经】甘，平。归肺、肝、肾经。

【功效】补血滋阴，润燥，止血。

【应用】

1. 久咳咯血，崩漏，胎动　阿胶 15g，桑白皮 15g，糯米 100g，红糖 8g，先煮桑白皮，去滓取汁；后用清水煮糯米 10 分钟后，倒入药汁、阿胶，然后入红糖，煮成粥。

2. 失血性贫血　阿胶 6g，瘦猪肉 100g，水炖猪肉至熟，后入阿胶烊化，食盐调味，食肉喝汤。

【用法用量】烊化或磨粉后制成汤剂、粥剂、羹剂用，3～9g。

龙眼肉

【来源】为无患子科植物龙眼的假种皮。

【性味归经】甘，温。归心、脾经。

【功效】补益心脾，养血安神。

【应用】

1. 禀赋不足，后天失养，病久体虚，积劳内伤，久虚不复之虚劳 龙眼肉60g，白糖3g，素体多火者，再加入西洋参3g。盛竹筒式瓷碗内，碗口罩以丝绵一层，日日于饭锅上蒸之，蒸至多次。

2. 思虑过度，劳伤心脾，气血不足，惊悸怔忡，失眠健忘 龙眼250g，浸泡于1.5L白酒中，经1月后开封饮用。

【用法用量】水煎服，9～15g，补虚可用至30～60g；或浸酒，熬膏。

【使用注意】消渴、腹胀或有痰火者不宜服用。

益智仁

【来源】为姜科多年生草本植物益智的干燥成熟果实。

【性味归经】辛，温。归脾、肾经。

【功效】温脾止泻摄唾，暖肾固精缩尿。

【应用】

1. 妇人崩中 益智子碾细，适量食盐炒香，每次服3g。

2. 泄泻 益智仁10g，山药30g，鸡1只，葱段、姜片、料酒、食盐各适量，慢火炖熟，随量饮用。

【用法用量】煎汤，3～10g。

【使用注意】阴虚火旺、大便秘结者忌服。

百合

【来源】为百合科植物卷丹、百合或细叶百合的干燥肉质鳞叶。

【性味归经】甘，寒。归心、肺经。

【功效】养阴润肺，清心安神。

【应用】

1. 邪热壅肺，烦闷咳嗽 百合120g，蜜和蒸软，时时含1片，吞津。

2. 肺病吐血 百合捣汁，和水饮之，亦可煮食。

【用法用量】煎汤、熬粥，或入丸、散，6～12g。

【使用注意】风寒咳嗽及中寒便溏者禁服。

玉竹

【别名】葳蕤。

【来源】为百合科植物玉竹的干燥根茎。

【性味归经】甘，微寒。归肺、胃经。

【功效】滋阴润肺，生津止渴。

【应用】

热病伤阴，秋燥干咳 玉竹30g，猪瘦肉100～150g，上味加清水400ml，煎至200ml，用食盐、味精调味，食肉饮汤。

【用法用量】浸泡、炖、蒸、煮、焖、熬，6~12g。

【使用注意】痰湿气滞者禁服，脾虚便溏者慎服。

黄精

【来源】为百合科植物滇黄精、黄精或多花黄精的干燥根茎。

【性味归经】甘，平。归脾、肺、肾经。

【功效】润肺滋阴，补脾益气。

【应用】

1. 肺燥咳嗽，气血虚弱，智力衰退 枸杞子、龙眼肉、制黄精各10g，鸽蛋4个，冰糖50g。取枸杞子、龙眼肉洗净，制黄精洗净切碎；将以上3味加水750ml，煮沸15分钟，打入鸽蛋，放入冰糖煮化，出锅晾温，吃蛋喝汤。

2. 消渴病（肺胃阴虚型） 黄精24g，玉竹30g，猪胰1个，炖煮食用。

【用法用量】漫泡、炖、蒸、煮、熬，9~15g。

【使用注意】中寒泄泻，痰湿痞满气滞者禁服。

枸杞子

【来源】为茄科植物宁夏枸杞的干燥成熟果实。

【性味归经】甘，平。归肝、肾经。

【功效】滋补肝肾，明目，润肺。

【应用】

1. 体弱乏力，贫血昏花，视物模糊，肾虚阳痿，腰痛 枸杞子100g，青笋100g，瘦猪肉500g。炒锅入油烧热，将肉丝、笋丝同时下锅滑散，将料酒、白糖、酱油、食盐、味精搅匀，与枸杞子一同加入锅中颠炒几下，淋入芝麻油炒匀，装盘即成，佐餐食用。

2. 血虚失眠 枸杞子10g，龙眼肉15g，红枣4枚，粳米100g，煮粥食用。

【用法用量】煎、煮、熬，6~12g。

【使用注意】脾虚便溏者慎服。

桑椹

【来源】为桑科植物桑的干燥果穗。

【性味归经】甘、酸，寒。归心、肝、肾经。

【功效】滋阴养血，滋补肝肾，生津润燥。

【应用】

1. 早衰，耳鸣失聪，视物昏花 桑椹5kg捣汁煮过，将大米3kg煮半熟沥干，与桑椹汁拌和均匀，蒸煮后下适量酒曲搅匀，装入瓦坛保温发酵后即可服用，每次服30~50ml，用开水冲服或加水煮热服之。

2. 须发早白 常食桑椹。

【用法用量】生食，9~15g。或加蜜熬膏，浸酒用。

【使用注意】脾胃虚寒而大便溏者忌食。

黑芝麻

【来源】为脂麻科植物脂麻的干燥成熟种子。

【性味归经】甘，平。归肝、肾、大肠经。

【功效】补益肝肾，养血益精，润肠通便。

【应用】

1. 益寿延年，去虚热 黑芝麻、白茯苓（去黑皮）、生干地黄（焙）、天门冬（去心，焙）各240g。上4味，捣罗为细散。每服方寸匕，食后温水调下。（《圣济总录》胡麻散）

2. 白发 黑芝麻，九蒸九晒，研末，以枣膏调服。

3. 便秘 黑芝麻、大枣各60g，杏仁15g，共浸水后捣烂成糊，煮熟加糖一次服下。

【用法用量】煎汤，或归丸、散，9～15g。

【使用注意】脾虚便溏者禁服。

PPT

第十七节　收涩药

凡以收敛固涩为主要作用的药物，常以治疗各种滑脱病证的药物称为收涩药，又称固涩药。收涩药味多酸涩，具有固表止汗、敛肺止咳、涩肠止泻、固精缩尿止带、收敛止血等作用。本类药性涩恋邪，凡表邪未解，湿热所致泄泻、血热出血，以及郁热未清者不宜应用，以免"闭门留寇"。

乌梅

【来源】为蔷薇科落叶乔木植物梅的近成熟果实。

【性味归经】酸、涩，平。归肺、肝、脾、大肠经。

【功效】敛肺止咳，生津止渴，涩肠止泻，安蛔。

【应用】

1. 消渴烦闷 乌梅肉6g，微炒为末，水2盏，煎1盏，去滓，入豉200粒，煎至半盏，温服。

2. 慢性久咳、久泻 乌梅20g，粳米100g，冰糖适量，将乌梅煎汁去渣、入粳米煮粥，粥熟后加冰糖少许，稍煮即可。

【用法用量】煎服，或以糖、盐制后食，6～12g，大剂量可用至30g。

【使用注意】多食损齿，伤脾胃。外有表邪或内有实热积滞者不宜服。

肉豆蔻

【来源】为肉豆蔻科肉豆蔻属植物肉豆蔻的干燥种仁。

【性味归经】辛，温，归脾、胃、大肠经。

【功效】温中行气，涩肠止泻。

【应用】

1. 脾胃虚寒气滞所致的脘腹胀痛、食欲不振 肉豆蔻3g，粳米30g，姜片5g，先将粳米熬粥，开锅10分钟左右加入肉豆蔻末和姜片同煮成粥食即可。

2. 冷痢腹痛，不能食者 肉豆蔻3g（去皮），醋和面裹煨，捣末，粥饮调下。

【用法用量】煎服，3～10g；入丸散服，每次0.5～1g。内服须煨熟去油用。

【使用注意】温热泻痢者忌用。

覆盆子

【来源】为蔷薇科落叶灌木植物华南覆盆子的未成熟果实。

【性味归经】甘、酸，温。归肝、肾、膀胱经。

【功效】益肾，固精缩尿，养肝明目。

【应用】

小儿遗尿　覆盆子12g，白果20g，猪小肚（膀胱）150g。白果炒热去壳皮心，清水浸渍3~4小时；猪小肚洗净。把所有材料放入砂锅中，加水适量，武火煮沸后，文火煲1.5~2小时，至猪小肚烂熟，加食盐调味，随意饮用。

【用法用量】煎汤，6~12g，泡酒、熬膏或入丸、散。

【使用注意】肾虚火旺、小便短涩者慎服。

莲子

【来源】为睡莲科多年生草本植物莲的成熟种子。

【性味归经】甘、涩，平。归脾、肾、心经。

【功效】补脾止泻，补肾固精，养心安神。

【应用】

病后胃弱，纳食欠佳　莲子、粳米各炒120g，茯苓60g。共为末，砂糖调和，每5~6匙，白滚汤下。

【用法用量】煎汤，6~15g；或入丸、散。

【使用注意】中满痞闷、大便燥结者不宜使用。

芡实

【来源】为睡莲科一年生大型水生草本植物芡的成熟种仁。

【性味归经】甘、涩，平。归脾、肾经。

【功效】固肾涩精，补脾祛湿，止泻。

【应用】

慢性泄泻或五更泻　芡实、百合各60g，煮稀饭共食或配山药亦佳。

【用法用量】煎汤，9~15g；或入丸、散，亦可适量煮粥食。

【使用注息】大、小便不利者禁服；食滞不化者慎服。

练 习 题

答案解析

一、单项选择题

1. 下列各项中，不属于解表药的是（　　）

　　A. 金银花　　　　　B. 紫苏叶　　　　　C. 生姜　　　　　D. 香薷

2. 下列各项中，不属于温里药的是（　　）

　　A. 肉桂　　　　　B. 砂仁　　　　　C. 胡椒　　　　　D. 花椒

3. 下列各项中，不属于理气药的是（　　）

　　A. 佛手　　　　　B. 化橘红　　　　　C. 玫瑰花　　　　　D. 木瓜

4. 下列各项中，不属于止咳平喘药的是（　　）

　　A. 苦杏仁　　　　　B. 白果　　　　　C. 桔梗　　　　　D. 紫苏子

5. 下列各项中，不属于补虚药的是（　　）

　　A. 人参　　　　　B. 当归　　　　　C. 百合　　　　　D. 乌梅

6. 下列各项中，具有解表除烦、宣发郁热功效的药物的是（　　）

    A. 菊花 　　　　　B. 茅根 　　　　　C. 芦根 　　　　　D. 淡豆豉

7. 下列各项中，具有消食化积、回乳消胀功效的药物的是（　　）

    A. 山楂 　　　　　B. 麦芽 　　　　　C. 菜菔子 　　　　　D. 鸡内金

8. 下列各项中，具有祛暑解表、化湿和胃功效的药物的是（　　）

    A. 茯苓 　　　　　B. 薏苡仁 　　　　　C. 藿香 　　　　　D. 赤小豆

9. 下列各项中，具有养心补肝、宁心安神、敛汗生津功效的药物的是（　　）

    A. 枸杞子 　　　　　B. 酸枣仁 　　　　　C. 蜂蜜 　　　　　D. 莲子

10. 下列各项中，具有补益肝肾、养血益精、润肠通便功效的药物的是（　　）

    A. 黑芝麻 　　　　　B. 山药 　　　　　C. 桑椹 　　　　　D. 芡实

二、简答题

简述补虚类药物的主治和分类。

书网融合……

本章小结　　　　　　　微课　　　　　　　题库

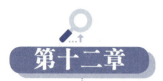

第十二章

体质食疗 微课

PPT

 学习目标

《知识目标》

1. 掌握 体质辨识的基本要点；体质食疗配方思路。

2. 熟悉 体质食疗的典型药膳。

3. 了解 体质辨识的量表。

《能力目标》

1. 能说出体质辨识的基本辨证要点。

2. 能运用体质辨识开展三因制宜养生。

《素质目标》

通过本章的学习，树立正确的养生观。

 情境导入

情境 炎热的夏季，来杯冷饮对于很多人来说都是一件心旷神怡的快事，但有些人却避之不及，一接触冷饮就会腹痛腹泻；对于川渝地区的人们来说，心情不愉悦的时候，烫一次火锅，在麻辣鲜香的红油中放松心情，但其他地域的人接触火锅后却面部生疮，口干舌燥。

思考 1. 为何不同人群对外界有不同反应？体质是什么？

2. 情境中的不同表现分别是由于哪种体质因素所致？

第一节　气虚体质食疗

一、气虚的辨证要点

气虚的典型表现：气短，乏力，神疲、脉弱，动则加重（表 12 -1）。

表 12 -1　气虚症状及证型

症状	证型
气短、少气懒言	肺气虚
心悸、神疲、脉弱	心气虚
体倦乏力、食欲减退	脾气虚

二、推荐食疗

（一）四君蒸鸭

【组成】嫩鸭 1 只，党参 30g，白术 15g，茯苓 20g，调料适量。

【制法用法】

（1）活鸭宰杀，洗净，去除嘴、足，入沸水中滚一遍捞起，把鸭翅盘向背部。

（2）党参、白术、茯苓切片，装入双层纱布袋内，放入鸭腹。

（3）将鸭子置蒸碗内，加入姜、葱、酒、鲜汤各适量，用湿绵纸封住碗口，上屉武火蒸约 3 小时。

（4）去纸并取出鸭腹内药包、葱、姜。加精盐、味精，饮汤食肉。

【功效】益气健脾。

【应用】脾气虚证。适用于脾胃气虚所致的食少便溏、面色萎黄、语声低微、四肢无力、舌质淡、脉细弱等。常人食用可调节胃肠运动，强身健体，提高抗病能力。还可用于肺炎伴脾胃虚弱和再生障碍性贫血的调理。

【使用注意】脾胃虚寒所致食少便溏、脘腹疼痛者不宜用。

（二）健胃益气糕

【组成】山药 200g，莲子肉 200g，茯苓 200g，芡实 200g，米粉 250g，糯米粉 250g，白砂糖 750g。

【制法用法】

（1）将上述诸药磨细末，与米粉及白砂糖混合均匀。

（2）加入少量清水和成粉散颗粒，压入模型内，脱块成糕，上笼蒸熟。

（3）空腹酌食。

【功效】健脾止泻。

【应用】脾胃虚弱夹湿证。适用于脾胃虚弱夹湿所致的食少便溏、神疲倦怠及妇女脾虚带下异常等证。

【使用注意】本方药性平和，少量或短暂服用，不易见效，应坚持常服。

（三）健脾益气粥

【组成】生黄芪 10g，党参 10g，茯苓 6g，炒白术 6g，薏苡仁 10g，大米 200g，大枣 20g。

【制法用法】

（1）先将生黄芪、炒白术装入纱布包内，放入锅中，加 3L 清水浸泡 40 分钟备用。

（2）将党参、茯苓蒸软后切成颗粒状备用。

（3）将薏苡仁浸泡回软后，放入锅中煎 30 分钟备用。

（4）大米、大枣放入浸泡药材包及薏苡仁煮后的大锅中，大火煮开后改为文火熬煮 2 小时，取出纱布包，加入党参、茯苓即可。

【功效】健脾益气。

【应用】适用于脾气亏虚证的各类人群，常表现为平素痰多、倦怠乏力、食少便溏，舌苔薄白、脉细缓等。亚健康或健康人群用作日常食养保健。

（四）人参莲肉汤

【组成】白人参 10g，莲子 15 枚，冰糖 30g。

【制法用法】

（1）将白人参与去芯莲子肉放碗中，加水适量浸泡至透，再入冰糖。

（2）置蒸锅内隔水蒸炖 1 小时左右，人参可连用 3 次，第 3 次可连同白人参一起吃完。

（3）早、晚餐服食。

【功效】补气益脾，养心固肾。

【应用】脾肾气虚证。适用于脾虚气弱所致神疲乏力、自汗脉虚、脾虚食少、大便泄泻、心悸失眠、夜寐多梦、遗精、滑精，以及妇女崩漏、白带过多等。还可用于气厥虚证患者醒后调养。

【使用注意】脾虚气滞或湿阻、食积所致胸闷腹胀、食欲不振、舌苔厚腻的患者，不宜服用；不可同时服食生萝卜及浓茶；大便燥结者不宜服用。

第二节 阳虚体质食疗

一、阳虚辨证要点

阳虚的典型表现：冷、白、痛等（表 12 - 2）。

表 12 - 2 阳虚临床表现

一般阳虚表现	临床表现
冷	畏怕寒冷
白	寒冷则分泌物白或清，如小便清长、大便稀溏，面色白
痛	寒性凝滞主收引，故易出现疼痛
迟	脉迟
蜷	脉道的蜷缩，紧脉；手足弯曲蜷抱；毛孔闭合不出汗

二、推荐食疗

（一）白羊肾羹

【组成】白羊肾（切作片）2 具，肉苁蓉（酒浸，切）30g，羊脂（切作片）120g，胡椒 6g，陈皮（去白）3g，荜茇 6g，草果 6g，面粉 150g，食盐、生姜、葱各适量。

【制法用法】

（1）面粉制成面片。

（2）羊肾洗净，去臊腺脂膜，切片。

（3）羊脂洗净，切片。

（4）余药相合，同入纱布袋。

（5）入锅内，加清水适量，沸后，文火炖熬至羊肾熟透，放入面片及调味品，煮熟，如常做羹食之。

【功效】温肾阳，强筋骨，祛风湿。

【应用】肾阳虚弱证。适用于肾阳虚弱，阳痿不举，腰膝冷痛或风湿日久，累及肝肾，筋骨痿弱，还适用于免疫力低下者。

【使用注意】本方偏于温燥，凡热盛阳亢者忌用。对脾虚便溏者，肉苁蓉用量不宜过大。

（二）补骨脂胡桃煎

【组成】补骨脂 100g，胡桃肉 200g，蜂蜜 100g。

【制法用法】

（1）将补骨脂酒拌，蒸熟，晒干，研末。

（2）胡桃肉捣为泥状。

（3）蜂蜜溶化煮沸，加入胡桃泥、补骨脂粉，和匀。

（4）收贮瓶内，每服10g，黄酒调服，不善饮者开水调服，每日2次。

【功效】温肾阳，强筋骨，定喘嗽。

【应用】肾阳不足证。适用于肾阳不足，阳痿早泄，滑精尿频，腰膝冷痛，久咳虚喘等。

【使用注意】痰火咳喘及肺肾阴虚之喘嗽忌用。

（三）巴戟牛膝酒

【组成】巴戟天100g，怀牛膝100g，白酒1500ml。

【制法用法】

将以上两味药洗净，切碎置容器中，加白酒，密封浸泡20～30天，过滤去渣即成。每日早、晚各服15～30ml。

【功效】温肾阳，健筋骨，祛风湿。

【应用】肾阳虚弱证。适用于肾阳虚弱，阳痿不举，腰膝冷痛或风湿日久，累及肝肾，筋骨痿弱。

【使用注意】本方温热，凡热盛阳亢者不宜饮用，夏天勿服或少饮。

第三节　阴虚体质食疗

一、阴虚的辨证要点

阴虚即虚热，典型表现：一般兼有身体消瘦或盗汗，脉细数（表12－3）。

表12－3　阴虚临床表现

一般阴虚表现	临床表现
热	怕热或自觉发热或体温升高
红或黄	因为热火，导致物质腐败，被烧灼，从而变成黄色、红色，如两颧潮红；小便短黄，舌红少苔
干	热消耗水分，故口渴，大便干燥，舌体、舌苔干，大便干结
数	脉细数
乱	神志昏迷、抽搐或出血

二、推荐食疗

（一）秋梨膏

【组成】秋梨3200g，麦冬32g，款冬花24g，百合32g，川贝母32g，冰糖640g。

【制法用法】

（1）梨切碎榨汁，梨渣加清水再煎煮1次，过滤取汁，二汁合并备用。

（2）麦冬、款冬花、百合、川贝母加10倍量的水煮沸时，滤出药液，再加6倍量的水煮沸30分钟，滤出药汁，二液混合。

（3）药液兑入梨汁，文火浓缩至稀流膏时，加入捣碎之冰糖末，搅拌令溶，再煮片刻。

（4）每服 10～15ml，每日 2 次，温开水冲服。

【功效】养阴生津，润肺止咳。

【应用】肺阴亏虚证。适用于阴虚肺热，咳嗽无痰，或痰少黏稠，甚则胸闷喘促，口干咽燥，心烦音哑等。

【使用注意】梨性寒凉，凡脾胃虚寒、便溏及肺寒咳嗽者不宜长期使用。且不宜与蟹同食，否则易伤脾胃而致呕吐、腹痛、腹泻。

（二）淮山药芝麻糊

【组成】淮山药 15g，黑芝麻 120g，粳米 60g，鲜牛乳 200ml，冰糖 120g，玫瑰糖 6g。

【制法用法】

（1）粳米淘净，水泡约 1 小时，捞出沥干，文火炒香。

（2）山药洗净，切成小粒。

（3）黑芝麻洗净沥干，炒香。

（4）上三物同入盆中，加入鲜牛乳、清水调匀，磨细，滤去细茸，取浆液待用。

（5）另取锅加入清水、冰糖，烧沸溶化，用纱布滤净，糖汁放入锅内再次烧沸后，将粳米、山药、芝麻浆慢慢倒入锅内，不断搅动，加玫瑰糖搅拌成糊状，熟后起锅。

（6）早、晚各服 1 小碗。

【功效】滋补肝肾。

【应用】肝肾阴虚证。适用于肝肾阴虚，病后体弱，大便燥结，须发早白等。若长期服食，可强健身体，有延缓衰老，延年益寿之功。

【使用注意】方中芝麻重用，但芝麻多油脂，易滑肠，脾虚便溏者当慎用。

（三）滋养胃阴粥

【组成】太子参 6g，石斛 10g，麦冬 6g，生地黄 10g，陈皮 3g，枸杞子 20g，大米 200g。

【制法用法】

（1）将太子参、麦冬、枸杞子洗净，水泡透备用。

（2）将生地黄、石斛、陈皮装入纱布包内放入锅中，加入 3L 清水，浸泡 40 分钟。

（3）大米、太子参、麦冬放入锅中，大火煮开后改文火熬煮，在大米煮至七成熟时放入枸杞子，熬煮 2 小时，取出纱布包即可食用。

【功效】滋养胃阴。

【应用】适用于胃阴亏虚证的各类人群，常表现为胃痛隐作、灼热不适、嘈杂似饥、食少口干、大便干燥、舌红少津、脉细数。亚健康或健康人群用作日常食养保健。

【使用注意】头身困重、口淡不渴、痰多质稠、便溏、小便不利等一系列湿浊内盛症状者禁食；糖尿病患者禁食。

（四）养肝明目汤

【组成】枸杞子 30g，蒺藜 12g，女贞子 12g，车前子 15g，菟丝子 15g，白菊花 15g，猪肝 90g。

【制法用法】

（1）将以上各药分别洗净、干燥、研为粗末，混合均匀，装入瓶中备用。

（2）每用取药末 15g 煎取汤液，猪肝切为薄片，煮汤服或蒸服。

（3）服时加盐少许调味；佐餐食或食后服均可。

【功效】补益肝肾，清热明目。

【应用】肝肾不足证。适用于肝肾不足，视物昏暗之证。

【使用注意】食本药膳者，宜少食辛辣刺激、肥甘之品，并忌烟、酒。

第四节　血虚体质食疗

在现代体质学说的论述中，较少明确论述血虚体质，在养生保健实践中，要注重血虚证的保健，本节从阴阳气血虚损的角度，讲述了血虚的辨证要点和推荐食疗，以满足养生需要。

一、血虚的辨证要点

五白证：面色白、舌白、眼睑白、口唇白、指甲白。

血从阴阳角度属于阴，但血虚临床表现偏寒，气血失去濡养后，患者肢冷，血虚往往兼有气虚。

二、推荐食疗

（一）归参炖母鸡

【组成】当归身20g，党参10g，母鸡1500g，生姜、葱、黄酒、食盐各适量。

【制法用法】

（1）母鸡宰杀后，去杂毛与内脏，洗净。

（2）将洗净切片的当归、党参放入鸡腹内，置砂锅中，加入葱、姜、料酒等，掺入适量的清水，武火煮至沸后，改用文火炖至鸡肉熟透。

（3）可分餐食肉及汤。

【功效】补血益气，健脾温中。

【应用】气血两虚证。适用于血虚气弱所致的面色萎黄、头晕、心悸、肢体倦乏等。

【使用注意】余邪未除及热性病患者不宜食用。

（二）红杞三七鸡

【组成】枸杞子25g，三七10g，肥母鸡1只，猪瘦肉100g，白菜心250g，面粉150g，黄酒30ml，味精0.5g，胡椒粉5g，生姜10g，葱白30g，食盐10g。

【制法用法】

（1）肥母鸡宰杀后去毛，剖腹去内脏，剁爪，冲洗干净。

（2）枸杞子洗净；三七4g研末备用，6g润软后切薄片；猪肉洗净剁细；白菜心清水洗净，用开水烫过，切碎；面粉用水和成包饺子面团；葱洗净，少许切葱花，其余切为段；生姜洗净，切成大片，碎块捣姜汁备用。

（3）整鸡入沸水中略焯片刻，捞出用凉水冲洗后，沥水。

（4）枸杞子、三七片、姜片、葱段塞鸡腹。

（5）鸡置锅内，注清汤，入胡椒粉、酒，三七粉撒于鸡脯肉上。

（6）用湿绵纸封紧锅口，上笼旺火蒸约2小时。

（7）另将猪肉泥加精盐、胡椒粉、酒、姜汁和成饺子馅，再加小白菜拌匀。

（8）面团分作20份擀成饺子皮，包20个饺子蒸熟，吃饺子与鸡肉。

【功效】补肝肾，益气血。

【应用】肝肾不足，气血两亏证。适用于肝肾不足、气血两亏所致的面色萎黄、心悸心慌、头晕眼花、经血量少及腰膝酸软等。

【使用注意】凡外感表证未愈，湿热病证，或其他急性病罹患期间则不宜食用。

（三）菠菜猪肝汤

【组成】菠菜30g，猪肝100g，食盐、味精、淀粉、清汤等调料适量。

【制法用法】

（1）菠菜洗净，在沸水中烫片刻，去涩味，切段，将鲜猪肝切成薄片，与食盐、味精、淀粉拌匀。

（2）将清汤（肉汤、鸡汤亦可）烧沸，加洗净拍碎的生姜、切短节的葱白等，煮几分钟后，放入拌好的猪肝片及菠菜，至肝片、菠菜煮熟即可。

（3）佐餐常服。

【功效】补血养肝，润燥滑肠。

【应用】肝血不足证。适用于肝血不足所致的血虚萎黄、视力减退、大便艰涩、缺铁性贫血等。

【使用注意】

（1）菠菜质滑而利，善润燥滑肠，故脾胃虚寒泄泻者不宜用。

（2）菠菜中草酸成分含量较高，肾炎及肾结石患者不宜食用。

第五节　痰湿体质食疗

一、痰湿的辨证要点

痰湿的典型表现：痰多、胸闷、呕恶、眩晕、体胖或局部有圆滑包块，苔腻，脉滑。

中医理论认为人体内的痰，属于人体的水液代谢失常。水液停留在人体的局部，进一步变得浓稠而产生的病理产物统称为痰。

二、推荐食疗

（一）柚子炖鸡

【组成】鲜柚子1个，新鲜鸡肉500g，百合、姜片、葱白、味精、食盐等适量。

【制法用法】

（1）将柚子剥皮，去筋皮，除核，取肉500g。

（2）将鸡肉洗净切块，焯血水。

（3）再将柚肉、鸡肉同放炖盅内，置姜片、葱白、百合于鸡肉周围，调好食盐、味精，加开水适量，炖盅加盖，置大锅中，用文火炖4小时，取出食之。

（4）每周2次，连食3周。

【功效】健脾消食，祛痰止咳。

【应用】痰浊壅肺证。适用于脾虚食滞，痰浊内生，壅聚于肺所致之咳嗽痰多，食少纳呆，脘闷呕恶，大便时溏，舌苔厚腻，脉濡滑等。

【使用注意】消化力弱者以饮汤为宜。

（二）蕺菜炖鲜梨

【组成】鱼腥草（蕺菜）50g，鲜梨250g，白糖适量。

【制法用法】

（1）蕺菜加适量水，煎煮取汁。

（2）将鲜梨洗净，切块，与白糖一同加入药汁中，小火煮至梨块酥烂即可。

（3）吃梨，饮汁，每日2次。

【功效】清肺泄热，化痰止咳。

【应用】痰热壅肺证。适用于痰热咳嗽，症见咳嗽气粗急促，或喉中有痰声，痰多色黄质稠，咯吐不爽，或有热腥味，或吐血痰，面赤身热，舌红苔黄，脉滑数等。

【使用注意】鱼腥草含挥发油，不宜久煎。

（三）昆布海藻煮黄豆

【组成】昆布30g，海藻30g，黄豆100g。

【制法用法】

（1）黄豆洗净，放入瓦煲内，加清水适量，文火煮至半熟。

（2）再将洗净切碎的昆布、海藻，与黄豆同煮至黄豆熟烂，调入油、盐、味精后即可食。

【功效】消痰软坚，利水消肿。

【应用】痰浊壅阻证。适用于瘿瘤，瘰疬，脚气浮肿，水肿等。还可用于缺碘引起的地方性甲状腺肿、早期肝硬化等证属痰湿郁结者的辅助食疗。

【使用注意】脾胃虚寒蕴湿者不宜服用；甲亢患者忌食。

（四）健美茶

【组成】普洱茶、乌龙茶、莱菔子、茯苓。

【制法用法】有市售成药。每次1小袋，放入茶杯中用开水冲泡，2~3分钟后即可饮用，每日饮用2袋。

【功效】利水化痰，去脂减肥。

【应用】痰浊壅盛（膏脂型肥胖）证。适用于痰浊壅盛所致的胃脘痞闷、肥胖、头昏、舌苔厚腻等。

【使用注意】不宜过多饮用，不宜冷饮，不宜空腹饮用。失眠患者忌用。不宜与韭菜同食。

第六节　湿热体质食疗

一、湿热的辨证要点

内在湿热主要反映到胃肠道上表现为脘腹痞满、纳呆、恶心、大便偏稀溏；外湿热主要反映到体表上表现为身体困重，酸胀，瘙痒（表12-4）。

表12-4　湿证临床表现

湿证表现	临床表现
重	困重，"头重如裹，腰重如带五千钱，阴下湿如流鼻上汗"
浊	分泌物、排泄物有秽浊不洁的感觉
闷	肢体沉闷、酸胀
腻	口腻、苔腻、纳呆
缓	病程较长、病势较缓、脉濡缓

二、推荐食疗

（一）冬瓜粥

【组成】冬瓜（带皮）100g，粳米 100g，姜丝、葱、食盐、味精、香油适量。

【制法用法】

（1）冬瓜洗净后，削皮待用，去瓤切块。

（2）粳米洗净放锅中，加入水适量煮粥。

（3）米粥半熟时，将冬瓜、冬瓜皮放入锅内，再加适量水，继续煮至瓜熟米烂汤稠，捞出冬瓜皮不食，入适量姜丝、葱、食盐、味精、香油调味即成，随意服食。

【功效】利水消肿，清热解毒。

【应用】水湿或湿热壅盛证。用于水湿内聚或湿热壅盛所致之水肿胀满，小便不利。还可用于急、慢性肾炎水肿，营养不良性水肿，妊娠水肿，肝硬化腹水，脚气病水肿，肥胖等的辅助食疗。

【使用注意】冬瓜以老熟（挂霜）者为佳。煮粥时不宜放盐，以免影响利水消肿效果。水肿患者宜较长时间服食。

（二）瓜皮茅根粥

【组成】西瓜皮 100g，白茅根、赤小豆各 30g，粳米 50g。

【制法用法】

（1）将白茅根煎取汁.

（2）西瓜皮削去外面青皮切小块。

（3）将茅根汁、西瓜皮、赤小豆、粳米同煮成粥。

（4）每日 1～2 次，连服数天。

【功效】清热凉血，利尿通淋。

【应用】膀胱湿热证。适用于湿热下注膀胱，或热伤血络、迫血妄行所致之热淋或血淋，症见小便淋漓涩少，灼热刺痛，尿色黄赤或红赤，甚至如洗肉水样，小腹拘急或疼痛，舌红，苔黄，脉滑数等。亦可用于暑热烦渴，小便短赤等。

【使用注意】阴虚而无湿热者及小便清长者忌食。

（三）金钱草饮

【组成】金钱草 200g，冰糖少许。

【制法用法】金钱草洗净，切碎入药煲，加水 300ml，煎至 100ml，调入冰糖，代茶频饮。

【功效】清热利尿，利湿退黄。

【应用】肝胆湿热证。适用于湿热熏蒸之阳黄，还可用于胆结石、尿路结石、泌尿系感染等病的辅助食疗。

【使用注】神疲乏力、便溏、面色晦暗之阴黄者忌食。

（四）荷叶减肥茶

【组成】荷叶 60g，生山楂 10g，生薏苡仁 10g，橘皮 5g。

【制法用法】

（1）将鲜嫩荷叶洗净晒干，研为细末。

（2）其余各药亦晒干研为细末，混合均匀。

（3）以上药末放入开水瓶，冲入沸水，加塞，泡约 30 分钟后即可饮用。

（4）以此代茶，日用1剂，水饮完后可再加开水浸泡，连服3～4个月。

【功效】理气行水，消食导滞，降脂减肥。

【应用】脾虚湿盛（肥胖）证。适用于脾虚湿盛所致纳呆、体倦怠动、舌苔厚腻、单纯性肥胖、高脂血症等。

本膳不仅能用于单纯性肥胖、高脂血症，还可以作为糖尿病、脂肪肝、胆石症等患者的日常保健品。

【使用注意】本食疗方多寒凉之药，故肥胖患者见有阴虚症状者不宜食用，因利水更伤阴津；若阳虚较重，则本方温阳乏力，亦不宜用。另须注意荷叶畏桐油、茯苓、白银。

第七节　血瘀体质食疗

一、血瘀的辨证要点

血瘀的辨证要点如下（表12-5）。

表12-5　血瘀临床表现

血瘀表现	临床表现
疼痛	刺痛、固定不移、拒按、夜间痛甚
肿块	体内外都可出现，相对气而言，质地较硬
出血	瘀血阻脉，血不循行，出血特点是色紫黯
色脉	面色黧黑、唇甲青紫、皮下紫斑、肌肤甲错、腹露青筋、丝状红缕、舌下紫色斑点，络脉曲张增粗；脉细涩结代

二、推荐食疗

（一）桃花白芷酒

【组成】桃花250g，白芷30g，白酒1000ml。

【制法用法】

（1）阴历三月初三或清明节前后采摘桃花，生长于东南方向枝条上的花苞及初放不久的花更佳。

（2）将采得的桃花与白芷、白酒同置入容器内，密封浸泡30天可。

（3）每日早、晚各1次，每次饮服15～30ml，同时倒少许酒于掌心中，两手掌对擦，待手掌热后涂擦按摩面部患处。

【功效】活血通络，祛斑润肤。

【应用】血瘀证。适用于瘀血所致之面部晦暗、黑斑、黄褐斑等；也可作为伤风头痛、眩晕等病的辅助食疗，外用可美面色、润肌肤，防治皮肤瘙痒等。

【使用注意】妊娠期、哺乳期妇女及阴虚血热者忌服。

（二）玫瑰露酒

【组成】鲜玫瑰花3500g，冰糖2000g，白酒15L。

【制法用法】

（1）采摘将开未开之玫瑰花花蕾。

（2）将花与冰糖同浸酒中，用瓷坛或玻璃瓶储存，不可加热，密封月余即得。

（3）每日2次，每次饮服10～30ml。

【功效】和血散瘀，理气解郁。

【应用】气滞血瘀证。适用于气滞血瘀所导致的之月经不调、赤白带下、胃脘疼痛、胸痛头痛，也可用于肝胃气痛、损伤瘀痛、新久风痹、乳痈肿毒等。

【使用注意】阴亏燥热者勿用。女性或不胜酒力者可改为玫瑰花10g，黄酒50ml，加水适量煮沸服用。

（三）鸡血藤膏

【组成】鸡血藤100g，益母草200g，红糖200g。

【制法用法】

（1）取鸡血藤、益母草洗净，置锅内加水适量，武火煮沸，文火微沸30分钟，过滤取煎液，残渣再煎煮1次，过滤，合并滤液。

（2）将滤液煮沸浓缩至约100ml，入红糖，溶化，再熬制15分钟即可。

（3）每次服10g，每日2次，3～5日为一疗程。

【功效】活血祛瘀，舒筋活络。

【应用】血瘀血虚证。适用于妇女血瘀血虚所致之经闭、经前腹痛、产后腹痛，以及血虚头痛、头晕目眩、肢体酸痛、麻木等；也可用于风湿性关节炎、类风湿关节炎等属于血瘀血虚者。

【使用注意】脾胃虚弱者不宜多食，多食令人闷满。

（四）丹参烤里脊

【组成】猪里脊肉300g，丹参（煎水）9g，番茄酱25g，葱、姜各3g（切末），水发兰片、熟胡萝卜（切粒）各5g，精盐1～5g，白糖50g，绍酒10ml，酱油25ml，醋25ml，花椒10g，豆油70g。

【制法用法】

（1）将猪里脊肉切块，顺切刀口1cm深，拌酱油，入油锅炸成金黄色，置小盆内。

（2）加丹参水、酱油、花椒水、绍酒、姜、葱、清汤，拌匀，入烤炉，烤熟取出，顶刀切成木梳片，摆于盘内。

（3）锅内放油，入兰片、胡萝卜粒煸炒一下，加清汤、白糖、番茄酱、绍酒、精盐、花椒水，大火煮开，加明油，浇在里脊片上即成。

（4）日常佐餐随量食用，每周3～5次。

【功效】活血祛瘀，安神除烦。

【应用】血瘀证。适用于瘀血所致之月经不调、经闭痛经、崩漏带下、心烦不眠、癥瘕积聚、胸腹刺痛、关节肿痛等；也可用于产后瘀血腹痛、乳痈肿痛、疮疡肿毒等，特别是血瘀日久，兼有气血精津亏损者尤为适宜。此外，对高脂血症、动脉硬化、冠心病、心绞痛、中风半身不遂、神经衰弱、肝脾肿大、面部色素沉着等具有辅助食疗作用。

【使用注意】孕妇慎用。

第八节　气郁体质食疗

一、气郁的辨证要点

气郁的表现：胀、闷、痛，部位不定，按之无形的窜痛；气行则减，如嗳气，肠鸣、矢气频繁；与情志有关；脉弦。

二、推荐食疗

（一）二花调经茶

【组成】月季花9g（鲜品加倍），玫瑰花9g（鲜品加倍），红茶3g。

【制法用法】上三味制粗末，沸水冲泡10分钟，温饮，每日1剂，连服数日，在经行前几天服用。

【功效】理气活血，调经止痛。

【应用】气滞血瘀证。用于气滞血瘀之月经后期，量少色黯，有血块，小腹疼痛，兼见精神抑郁或烦躁不安，胸胁及乳房胀痛，纳食减少等。

（二）姜橘饮

【组成】生姜60g，橘皮30g。

【制法用法】水煎取汁，代茶饭前温饮。

【功效】理气健脾，燥湿化痰，除满消胀。

【应用】脾胃气滞证。用于痰湿阻滞或脾胃虚弱，中焦脾胃气滞之胸部满闷、脘腹胀满、不思饮食，或食后腹胀、口淡无味、苔薄或稍腻等。临床对于消化不良、胃肠功能紊乱，或急性胃肠炎、神经性呕吐等有上述症状者也可用之。

（三）柚皮醪糟

【组成】柚子皮（去白）、木香、川芎各等份，醪糟、红糖各适量。

【制法用法】

（1）将柚子皮、木香、川芎制成细末。

（2）煮红糖醪糟1小碗，兑入药末3～6g。

（3）趁热食用，每日2次。

【功效】理气止痛，疏肝和胃。

【应用】肝胃气滞证。用于肝胃气滞之胸胁及脘腹胀满疼痛、嗳气呃逆、不思饮食等。

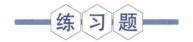

练 习 题

答案解析

一、单项选择题

1. 体质是指人体的（　）

  A. 身体素质   B. 心理素质   C. 身心特性   D. 遗传特质

2. 先天禀赋决定着体质的相对（　）

  A. 可变性   B. 连续性   C. 复杂性   D. 稳定性

3. 具有亢奋、偏热、多动等特征的体质为（　）

  A. 阴阳平和质   B. 偏阴质   C. 偏阳质   D. 肝郁质

4. 肝胃气滞证应用哪个药膳（　）

  A. 五香酒料   B. 柚皮醪糟   C. 二花调经茶   D. 姜橘饮

5. 健胃益气糕的功效包括（　　）

　　A. 健脾止泻　　　　　　B. 固精　　　　　　　C. 缩尿　　　　　　　D. 止带

二、简答题

体质的概念是什么？

书网融合……

　　　本章小结　　　　　　　微课　　　　　　　　题库

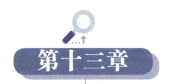

第十三章

四季养生食疗

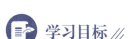 **学习目标**

〈知识目标〉

1. **掌握** 四季养生的基本要点；四季食疗的配方思路。
2. **熟悉** 四季食疗的典型药膳。
3. **了解** 四季与疾病易发性的关联。

〈能力目标〉

1. 能说出四季养生的起居、饮食、情志要点。
2. 能运用四季养生知识开展三因制宜养生。

〈素质目标〉

通过本章的学习，树立正确的养生观念。

　　四季养生，是指顺应一年四季的天地阴阳变化，通过对起居、饮食、情志等生命活动方式的调整，结合人自身生理特点，达到与自然和谐统一的健康状态。如《素问·四气调神大论》言"逆之则灾害生，从之则苛疾不起，是谓得道"。自然界之中，季节交替，气候不同，表现有春温、夏热、秋凉、冬寒等变化。因四时变化，万物而有生、长、收、藏。人生天地之间，宇宙之中，一切生命活动与大自然息息相关，这也是"天人相应"的思想。

　　一年之中，四时更替，气候变化，皆有常度，既不能太过，亦不能不及。人体若能顺应天地，合于四时阴阳，则健康无病。若气候反常，超出人体的适应，或者人体的防病能力较弱，人不能随季节更替作相应调整时，则会产生不适，而导致疾病。

　　四季气候有异，每一季节各有不同特点，因此除了一般疾病外，还有些季节性多发病。例如春季多温病，秋季多疟疾等。《素问·金匮真言论》说"故春善病鼽衄，仲夏善病胸胁，长夏善病洞泄寒中，秋善病风疟，冬善病痹厥"。此外，某些慢性宿疾，往往在季节变化和节气交换时发作或增剧。例如心肌梗死、冠心病、气管炎、肺气肿等常在秋末冬初和气候突变时发作，精神分裂症易在春秋季发作，青光眼好发于冬季等。掌握四季与疾病的关系以及疾病的流行情况，对防病保健是有一定价值的。

　　自然界四时气候变化对生物和人体的影响很大，而且是多方面的。

　　1. 四时与情志　人的情绪变化是与四时变化密切相关的。所以《素问》有"四气调神"之论。《黄帝内经直解》指出"四气调神者，随着春夏秋冬四时之气，调肝心脾肺肾五脏之神志也"。这就明确告诉人们，调摄精神，要遵照自然界生长收藏的变化规律，才能达到阴阳的相对平衡。

　　2. 四时与气血　《素问·八正神明论》说"天温日明，则人血津液而卫气浮，故血易泻，气易行，天寒日阴，则人血凝泣而卫气沉"。《灵枢·五癃津液别篇》说"天暑腠理开故汗出……无寒则腠理闭，气湿不行，水下留于膀胱，则为溺与气"。这说明，春夏阳气发泄，气血易趋向于表，故皮肤松弛，疏泄多汗等；秋冬阳气收藏，气血易趋向于里，表现为皮肤致密少汗多溺等。

3. 四时与脏腑经络　　自然界四时阴阳与人体五脏在生理和病理上有密切关系。故《内经》有"肝旺于春""心旺于夏""脾旺于长夏""肺旺于秋""肾旺于冬"之治。《素问·四时刺逆从论》又指出"春气在经脉，夏气在孙络，长夏在肌肉，秋气在皮肤，冬气在骨髓中"。说明经气运行随季节而发生变化。所以，要根据四时变化，五行生克制化之规律，保养五脏。

顺应四时气候变化规律，即"天人相应"，是养生保健的重要环节，也是四时养生的重要原则。如《灵枢·本神》所载"智者之养生也，必顺四时而适寒暑，和喜怒而安居处，节阴阳而调刚柔，如是僻邪不至，长生久视"。另一方面，《吕氏春秋·尽数》提出"天生阴阳寒暑燥湿，四时之化，万物之变，莫不为利，莫不为害。圣人察阴阳之宜，辨万物之利，以便生，故精神安乎形，而寿长焉"，这就是说，顺应自然规律并非被动地适应，而是采取积极主动的态度。首先要掌握自然变化的规律，以防御外邪的侵袭。因此，中医养生学的天人相应观体现了以人为中心的环境观念和生态观念的思想。它一方面强调适应自然，另一方面则强调天人相应，突出人的主观能动作用。

第一节　春季养生食疗

春季自立春时日开始，历经雨水、惊蛰、春分、清明、谷雨共六个节气。春季为四季之首，五行属木，此时阳气虽能生发万物，但尚未隆盛壮大，故称为少阳。主生发、萌发，为万象之始。春回大地，阳气升发，万物复苏，天地自然都呈现出欣欣向荣的景象，人体在经过由寒到暖的气候转变后，其生理功能、新陈代谢也进入活跃时期。因而《素问·四气调神大论》有云"春三月，此谓发陈，天地俱生，万物以荣"。五脏应于肝，肝喜条达恶抑郁。若调养不当，一则伤肝与胆，二则阳气生发不利。若春阳生发不利，则夏季阳气不足，易生虚寒病证，即《素问·四气调神大论》中云"逆之则伤肝，夏为寒变，奉长者少"。因此春季养生应当顺应自然界阳气萌发的趋势，生发自身阳气，调畅肝胆气机，可以从情志、起居、饮食、运动等方面进行调养，以达到防病健体、延年益寿的目的，同时也为夏季养生打下基础。

春季阳气初生，宜食辛甘发散之品，而不宜食酸收之味。故《素问·脏气法时论》说"肝主春……肝苦急，急食甘以缓之……肝欲散，急食辛以散之，用辛补之，酸泄之"。

一、辛温助阳

一般说来，春之气为少阳之气，人体阳气亦然，为适应春季阳气升发的特点，宜扶助阳气。因此，在饮食上也应遵循上述原则，适当食用性味微辛微温的食物，以助发阳气，如：麦、枣、豉、花生、葱、香菜等，而生冷黏杂之物，则应少食，以免伤害脾胃。明代李时珍在《本草纲目》中提出来，可以用葱、蒜、韭菜、青蒿、芥菜这五种菜，作为食物或配料加以食用，称为"五辛菜"。如"香椿炒鸡蛋""春饼"等食物，其中有葱、香椿等菜，能助发阳气。但是不宜常吃，不宜食用牛、羊、鸽子、白酒、人参等大温大热的食物，因辛温食物有发散的作用，久服反而耗散阳气。此外，也是为了防止发散不当或是温补太过，反助长邪气，引动宿疾，如春季哮喘、麻疹、过敏、高血压等疾病多与此有关。如遇此类情况，需及早就医。

二、增甘减酸

春季肝气生发，但木旺则易克伐脾土，故《金匮要略》有"春不食肝"之说，即是防肝木太过而克伐脾土。因此，春季饮食调养中，宜减酸味、益甘味，以养脾气，使土木制化相宜。诸如米、面、枣等皆能健脾。另外，春归大地，天气渐暖，人体代谢也加强，各器官负荷增加，中医认为"春以胃气为本"，因此春季饮食应注意改善和促进消化吸收功能，多吃富含蛋白质的食物，不管是食补还是药补，应有利于健脾和胃，补中益气，保证营养品能被顺利充分地吸收，以满足春季人体代谢增加的需求。

第二节　夏季养生食疗

夏季自立夏时日开始，历经小满、芒种、夏至、小暑、大暑共六个节气。夏季为四季之盛，五行属火，阳气经春三月萌发以来，由弱转强，盛大于夏至之时。此时，夏日阳气较春日少阳之气更为壮大，故称为太阳。夏季烈日炎炎，日长夜短，雨水充沛，万物竞长，日新月异。阳极阴生，万物成实，为万象之华。正如《素问·四气调神大论》所说"夏三月，此谓蕃秀；天地气交，万物华实"。所以，夏季养生要顺应夏季阳盛于外的特点，注意养护阳气，着眼于一个"长"字。五脏应于心，心属火而喜温。若调养不当，一则伤心与小肠，二则耗伤阳气，气生长不足，则秋季阳气收敛不足，易生疟疾等病，到冬季阳气潜藏亏缺，疾病加重。即《素问·四气调神大论》中云"此夏气之应，养长之道也。逆之则伤心，秋为痎疟，冬至重病"。因此，夏季养生应当顺应自然界阳气的盛大，适当地活动使气血调和，腠理开泄，促进人体的新陈代谢，同时也可养护心阳，可以从情志、起居、饮食、运动等方面进行调养，以达到防病健体、延年益寿的目的，此时也是为秋季养生做好准备。

夏季饮食调养的重点，一为养阳，二为清暑，三为护心。

一、温凉适宜，养护阳气

夏季虽酷暑炎热，而人体阳气充斥于外，内则相对空虚，饮食反宜温不宜寒，温则养护脾胃，寒则克伐阳气，如此也是"春夏养阳"之道。因此夏季饮食上，宜食热餐，少食生冷。冷饮看似能清热祛暑，实际清暑不足，反而寒凉易伤及脾胃。脾胃受损，清气不升，易生痰湿。诸如肢体困倦、精神萎靡、大便稀溏等症状，多是由于饮食不当，伤及脾胃所致。因而《遵生八笺·四时调摄笺》中云"夏季心旺肾衰，虽大热，不宜吃冷淘冰雪、蜜水、凉粉、冷粥，饱腹受寒，必起霍乱"，至今仍有现实意义。同时，生活之中，应注意饮水，小口慢饮，温冷适宜，一则祛暑，二则补充津液；不能大口豪饮，不可贪凉饮冷。若有头晕、乏力、口渴等不适，应立即避开烈日，移至荫凉之处，解开衣扣，以散热、缓解不适。身边可常备如人丹、风油精、藿香正气水、清凉油等祛暑药品。

二、多食瓜果，清热祛暑

夏令炎热，祛暑清热的食物自然不可缺少。暑气炎热蒸腾，易耗气伤津，因此宜食用解暑清热、生津止渴的瓜果，如西瓜、乌梅、草莓、荔枝、黄瓜等，可直接使用，可榨汁饮用，也可相互拼杂，方法不一。但是需要注意的是，荔枝、龙眼、橘子等水果，虽然能生津止渴，其性偏温，常吃易引起咽痛、口疮等问题，因此食用时需要适度控制，不可贪吃。瓜果之外，可自制养生粥食用，不仅能解暑生津，还能调养脾胃，诸如绿豆、荷叶、莲子、百合、薏苡仁等食材，依个人喜好，任选二三种，与粥同煮。尤其是绿豆、赤豆等，清热祛暑效果颇佳，盛夏之时，不妨常备绿豆汤或赤豆汤，代茶饮用，乃是祛暑佳品。

三、泻补适宜，清心护心

夏季之中，暑热盛行，热气太过则为邪为害，若热邪亢盛，扰动心神，则心烦不安、口舌生疮，小便黄赤等，可食用清热泻火之品，使热邪从小便而出，如绿豆、冬瓜、白菜都有此功效。若素有心病，心气不足或心阳不振奋，宜温之、补之，补心可用小麦、大枣、柏子仁等，温阳宜用肉桂、龙眼肉等。

四、食材新鲜，切忌久置

夏季炎热，气温较高，容易滋生细菌，食物也容易腐败。因此日常饮食上，应选择新鲜食物，不可食用陈旧、酸腐食物，否则，易导致腹泻，甚则肠炎、痢疾等疾病。

第三节　秋季养生食疗

秋季自立秋时日开始，历经处暑、白露、秋分、寒露、霜降共六个节气。气候由热转寒，是阳气渐收，阴气渐长，由阳盛转变为阴盛的关键时期，是万物成熟收获的季节，人体阴阳的代谢也开始阳消阴长。秋季为肃杀之始，万物盛极而敛，收敛成实。因此《素问·四气调神大论》将秋三月称为"容平"。秋季属金，为少阴，主肃杀、收敛。五脏应于肺，肺喜润恶燥，因此，秋季养生应当注意滋阴润燥，以免燥邪为患，同时遵从肃杀的趋势，使阳气收敛，养护阴气，也为冬季养生做好准备。若阳气收敛不足，秋季变为虚寒，易产生泄泻，至冬季闭藏无源，易招致多种虚寒性病证。因此，秋季养生，凡精神情志、饮食起居、运动锻炼，皆以养收为原则。

秋日时节，燥气当令，雨水减少。如果燥气太过，影响人体，则会导致津液亏损。诸如口干、鼻干、咽干、皮肤干、干咳无痰、大便干结等问题，都是燥邪为患。因此，秋季饮食调养的重点，一为润燥，二为养肺。

一、饮食柔润，不宜辛燥

饮食上，根据燥邪性质的温凉之分，可食用相应的柔润之品加以调和，如龙眼肉甘温，补益气血，润燥生津；银耳甘平，润养肺胃；梨甘凉，能清肺润肺化痰；甘蔗甘凉，滋养胃阴，生津止渴；香蕉甘温，润肠通便；蜂蜜甘平，润燥补中；麻仁甘温，润肠通便等。此外还可用一些滋阴润燥的中药，如黄精、生地黄、玉竹、百合、麦冬、沙参等，配合大米煮粥，秋日食之甚佳。相反，一些辛燥的食物和香料，如花椒、辣椒、油炸食品、膨化食品等，都宜少食。

二、多食酸甘，敛肺养肺

秋时肺金当令，为防金气太过克伐木气，饮食上宜多食酸味，如番茄、枣仁、醋等，宜少食辛味，如葱、姜等辛味之品。多食酸味，可以补益肝气，收敛肺气，使金木制化合宜，否则肺金太旺则克肝木，故《金匮要略》又有"秋不食肺"之说。但若肺气不宣，鼻窍不通，则仍宜食用辛味发散之物，使肺气宣发。诸如花椒、生姜、大葱、白萝卜等食物，皆能宣畅肺气，通利鼻窍；若肺气虚损，胸闷短气，则宜用甘味补之。诸如百合、山药、党参、黄芪等，皆能补肺气之不足；若燥邪伤肺，口干咽干，干咳无痰，则宜用甘润之品调和。如银耳、百合、甘蔗、荸荠、芦根、百部等，皆可用之；若肺贮痰饮，久咳不止，可用化痰之物祛之。如金橘、橘皮、白萝卜、薏苡仁等，可选而用之。

第四节　冬季养生食疗

　　冬季自立冬时日开始，历经小雪、大雪、冬至、小寒、大寒共六个节气，是一年中气候最寒冷的季节。秋季之后，阳气逐渐消尽而藏于地下，阴气由此增长而主权当令。此时阴气较少阴更为壮大，故称为太阴。冬季属水，主收引、闭藏、蛰伏，五脏应于肾，肾主水，藏精气与相火，故二者相通相应。冬季为封藏之时，阳气消尽，阴气主时，天寒地冻，草木凋零，万物蛰伏。用冬眠状态养精蓄锐，为来春生机勃发作好准备，人体的阴阳消长代谢也处于相对缓慢的水平，成形胜于化气。因此《素问·四气调神大论》将冬三月称为"闭藏"，冬季养生应当遵从自然界闭藏的特点，保养阴精，潜藏阳气，体现"闭藏"的原则。

一、适当进补，散寒助阳

　　冬季天寒地冻，人体阳气内藏，因此饮食上可以适当服用温热之品进补，一可驱寒，二可补益阳气。食物选择上，宜用甘温、辛温之品。如羊肉甘温，能温中益气；牛肉甘温，能温肾壮阳；鸽肉甘、咸温，能温肾养血、填精益气；花椒辛温，能温中散寒；胡椒辛温，能温中下气、温化痰饮；小茴香辛温，能温中散寒；板栗咸温，能补中益气、温肾强腰等。但是，冬季不可一味呆补。由于冬季之时，人体阳气藏于内，阴气充于外，容易郁闭而生痰火，此时不妨食用白萝卜。因白萝卜性味辛甘，能顺气消食、化痰止咳、生津润燥，食之能宽肠通便、理气化痰、清热生津，利于脾胃运化。

二、补益肾气，滋阴潜阳

　　冬季饮食对正常人来说，应当遵循"秋冬养阴""无扰乎阳"的原则，既不宜生冷，也不宜燥热，宜食用滋阴潜阳、热量较高的膳食。为避免维生素缺乏，还应摄取新鲜蔬菜。五脏之中，肾与冬相通应，因此饮食上还可适当补益肾气。如黑芝麻、黑豆、黑米等都能补益肾气，食用时可用盐等咸味之品加以调和，使之入肾。若腰酸乏力者，可用黑豆煮粥，补益肾气；若头发变白，可用黑米、黑豆、核桃仁、制首乌等，煮粥食物，补益精血，乌须亮发等。但需注意，咸味之品不可久食多食，因其易伤津血，即《素问·五脏生成篇》所言"是故多食咸，则脉凝泣而变色"。因此，饮食上应根据情况不同，加以调整，适度为宜。

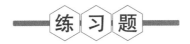

答案解析

一、单项选择题

1. 不是风邪的特点的是（　　）

　　A. 新　　　　　　　B. 速　　　　　　　C. 快　　　　　　　D. 痛

2. 竹叶粥的基本组成不包括（　　）

　　A. 生石膏　　　　　B. 鲜竹叶　　　　　C. 粳米　　　　　　D. 红糖

3. 不是燥邪的特点的是（　　）

　　A. 热　　　　　　　B. 鼻干　　　　　　C. 口干　　　　　　D. 咽干

4. 不属于芦根功效的是（　　）

    A. 清气分热　　　　　B. 清肺热　　　　　　C. 散痰　　　　　　D. 生津

5. 五汁饮中的荸荠的功效不包括（　　）

    A. 清肺热　　　　　　B. 清胃热　　　　　　C. 化痰　　　　　　D. 清心火

二、简答题

简述四季养生的原则。

书网融合……

    本章小结　　　　　　　微课　　　　　　　题库

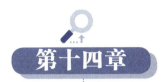

第十四章

保健类食疗

 学习目标

知识目标

1. 掌握 养颜美容、聪耳明目、减肥轻身、延年益寿类保健食疗。

2. 熟悉 增强体质、防治疾病、调养精气、健脑益智类保健食疗。

能力目标

1. 能说出养颜美容、聪耳明目、减肥轻身、延年益寿类常用食疗处方的组成功效。

2. 能运用保健类食疗方案开展保健养生。

素质目标

通过本章的学习，养成科学的减肥观、美容观等。

 ————————/ **情境导入** \————————

情境 你是否曾听说，有些食物不仅能填饱肚子、满足味蕾，还能悄然改善肤色、延缓衰老、提高智力、强健体魄？这些"神奇食物"究竟蕴含何种秘密，让它们在满足口腹之欲的同时，成为养生保健的良方？

思考 1. 请列举若干常见的养生保健类食疗方。

2. 运用食疗进行养生保健应遵循哪些基本原则？

保健类食疗，是指具有增强体质、防治疾病、养颜美容、聪耳明目、调养精气、健脑益智、延年益寿等作用，并可维护生理和心理健康的膳食。《黄帝内经》载"五谷为养，五果为助，五畜为益，五蔬为充，气味合而服之，以补精益气"，即为食疗补益之道。唐朝著名医学大家孙思邈认为"凡病先以食疗，既食疗不愈，后乃用药尔"，充分指出食疗不仅是一门历史悠久的饮食文化，更是一种有益健康、防病强体的自然疗法，而且也是养生保健最具特色的内容之一。

本章重点介绍润肤美颜、延年益寿、美发乌发、明目增视、健美减肥等五大类养生保健类食疗。

1. 保健类食疗 旨在通过膳食提升体质、防治疾病、滋润肌肤、改善听力视力、调养精气、益智健脑及延缓衰老，从而全面促进生理与心理健康。

2. 常见保健类食疗应用场景 润肤养颜、延年益寿、美发乌发、明目增视、健美减肥等。

第一节　润肤养颜类食疗

润肤养颜类食疗是具有保护、滋润皮肤，改善面部气色作用的膳食。本类食疗主要由滋补阴血、补益精气、化痰祛瘀等药食组成。常用药物有当归、白芍、熟地黄、黄精等，食疗方如玫瑰五花糕、红颜酒等。

一、玫瑰五花糕

【组成】干玫瑰花 25g，红花、鸡冠花、凌霄花、野菊花各 15g，大米粉、糯米粉各 250g，白糖 100g。

【制法用法】

（1）将玫瑰花、红花、鸡冠花、凌霄花、野菊花诸干花揉碎备用。

（2）大米粉与糯米粉拌匀，糖用水溶开。

（3）拌入诸花搅拌，慢慢加糖开水，使粉均匀受潮，并泛出半透明色，成糕粉。

（4）糕粉湿度以手捏一把成团，放开一揉则散开为度。糕粉筛后放入糕模内，用武火蒸 12~15 分钟。

（5）当点心吃，每次 30~50g，每日 1 次。

【功效】行气解郁，凉血活血，疏风解毒。

【应用】肝气郁结证。适用于肝气郁结所致的情志不舒、胸中郁闷、面上雀斑、黄褐斑、脉弦等。

【使用注意】本膳行气活血作用较强，故气虚、血虚、经期、孕哺乳期等患者忌用。

二、红颜酒

【组成】核桃仁、小红枣各 60g，甜杏仁、酥油各 30g，白蜜 80g，黄酒 1500ml。

【制法用法】

（1）先将核桃仁、红枣捣碎；杏仁去皮尖，煮四五沸，晒干并捣碎，后以蜜、酥油溶开入酒中。

（2）随后将 3 味药入酒内，浸 7 天后开取。

（3）每日早、晚空腹饮用，每服 10~20ml。

【功效】滋补肺肾，补益脾胃，滋润肌肤，悦泽容颜。

【应用】脾肾两虚证。适用于脾肾两虚所致的面色憔悴、未老先衰、皮肤粗糙等。

第二节　延年益寿类食疗

延年益寿类食疗是具有延缓衰老，提高生存质量，延长寿命的膳食。精气衰弱，阴阳失衡，脏腑不和是导致疾病的基础，也是人体衰老的根本原因。因此本类食疗由以补养五脏、平衡阴阳、调和气血为主的药食组成。常用药物有人参、黄芪、山药、熟地黄等，食疗方如九仙王道糕、延年草等。

一、九仙王道糕

【组成】莲子 12g，炒麦芽、炒白扁豆、芡实各 6g，炒山药、茯苓、薏苡仁各 12g，柿霜 3g，白糖 60g，粳米 100~150g。

【制法用法】

（1）以上药食共为细末，和匀，蒸制成米糕。

（2）酌量服食，连服数周。

【功效】健脾和胃，益气补虚。

【应用】元气不足，脾胃虚衰证。适用于年老之人元气不足，脾胃虚衰所致的虚劳瘦弱，腹胀泄泻等。

二、延年草

【组成】青橘皮 120g，甘草 60g，小茴香 30g，食盐 75g。

【制法用法】

（1）先将甘草研细末；食盐炒过，加水溶解成浓食盐水。

（2）再洗浸青橘皮，去苦水，微焙。将青橘皮、甘草、小茴香、食盐水混合拌匀，密闭 10 小时，每小时摇晃 1 次。

（3）慢火炒干，不得有炒焦气，去甘草、小茴香不用。服食青橘皮，每日 1~2 片，清晨食后嚼数片，有养生之效。如伤生冷及果实蔬菜之类，即嚼数片，气通即无恙。

【功效】健脾和胃，通腑行滞。

【应用】脾胃不足证。适用于脾胃不足所致的腹胀、胃寒等。

【使用注意】阴虚火旺者慎用本膳。

第三节　美发乌发类食疗

美发乌发类食疗是具有保持和促使头发黑密亮泽、预防头发折损脱落等功效的膳食。本类食疗由滋养肝肾、培补精血的药食组成，常用药食有何首乌、黑芝麻、黑豆等，食疗方如玉柱杖粥、煮料豆等。

一、玉柱杖粥

【组成】槐子 10g，五加皮 10g，枸杞子 10g，补骨脂 10g，熟地黄 10g，胡桃肉 20g，燕麦片 100g。

【制法用法】

（1）将槐子、补骨脂、胡桃肉炒香，研末。

（2）将五加皮、熟地黄加水煎煮，去滓，留取药液。

（3）用药液和枸杞子、燕麦片共熬粥，粥成后，撒入槐子、补骨脂、胡桃肉末。

（4）随量食用。食用时可加入适量白糖调味。

【功效】填精益肾，乌须黑发，延年益寿。

【应用】肾阴亏虚证。适用于肾阴亏虚所致的毛发枯焦，脱发落发，皮肤干燥，大便干结，脉细等。

【使用注意】本药膳方阳虚体质者禁服。

二、煮料豆

【组成】枸杞子 24g，生地黄、熟地黄、当归、炒杜仲、牛膝各 12g，菊花、甘草、川芎、陈皮、白术、白芍、牡丹皮各 3g，黄芪 6g，盐 18g 以及黑豆 500g。

【制法用法】

（1）上药同黑豆煮透，去药，将黑豆晒干。

（2）当休闲零食食用。每天 30~50g。

【功效】乌须黑发，固齿明目。

【应用】精血不足证。适用于精血不足所致的白发，头晕心悸，面色、口唇、爪甲淡白等。

【使用注意】阳虚体质者禁服。

第四节 明目增视类食疗

明目增视类食疗是具有保护眼睛、增强视力作用的膳食。眼睛的视物功能与脏腑尤其是肝的精气盛衰密切相关。因此本类药膳主要由滋补精血、养肝益肾、清肝明目的药食组成。常用药食有菊花、桑叶、枸杞子等，食疗方如归圆杞菊酒、九月肉片等。

一、归圆杞菊酒

【组成】当归身（酒洗）30g，龙眼肉240g，枸杞子120g，甘菊花30g，白酒3500ml，烧酒1500ml。

【制法用法】

（1）诸药用绢袋盛之，悬于坛中。

（2）入二酒，封固，贮藏1个月余即可饮用。不拘时随意饮之。

【功效】补肾滋精，益肝补血，养心安神。

【应用】精血不足证。适用于精血不足所致的目暗不明，头昏头痛，面色萎黄，心悸失眠，腰膝酸软。

【使用注意】本酒益肝肾、补精血，用于精亏血虚之证，若为阳气不足所致的上述各症，或患湿热、痰饮等，则不宜服用。

二、九月肉片

【组成】菊花瓣（鲜）100g，石斛20g，猪瘦肉300g，鸡蛋3个，鸡汤300ml，葱、生姜各15g，淀粉10g，芝麻油50g，食用油500g，食盐3g，白糖3g，料酒20ml，胡椒粉2g。

【制法用法】

（1）将猪瘦肉去皮、筋后切成薄片；菊花瓣用清水洗净，用凉水漂；生姜、葱洗净后切成片；鸡蛋去黄留清。

（2）猪肉片用鸡蛋清、食盐、料酒、味精、胡椒粉、淀粉调匀浆好，再用食盐、白糖、鸡汤、胡椒粉、淀粉、芝麻油兑成汁。

（3）炒锅置武火上烧热，放入食用油，待油五成热时投入猪瘦肉片，滑撒后倒入漏勺沥油，锅接着上火，放进底油，待油温五成热时，入生姜、葱稍炒，即倒入肉片，烹入料酒炝锅，随之把兑好的汁搅匀倒入锅内，先翻炒几下，把菊花瓣接着倒入锅内，翻炒均匀即可。

（4）佐餐食用。

【功效】清热滋阴，明目祛风，平肝养血。

【应用】适用于肝风内动所致的头昏头痛、眼花干涩等。身体虚弱无病者常食，能健身益寿，美人肤色。中老年人最为适宜。还可用于高血压、冠心病的膳食调理、辅助治疗。

【使用注意】脾胃虚寒者慎食，阳虚或头痛恶寒者禁食。

第五节 健美减肥类食疗

健美减肥类食疗是具有保持形体优美、减轻或消除肥胖功效的膳食。肥胖主要由水湿内生、痰饮停聚、脾肾阳虚所致，故本类食疗多由利水化湿、健脾消食、补气助阳等药食组成。常用药食有薏苡仁、茯苓、泽泻、山楂、豆腐、冬瓜等，食疗方如健美茶、清爽茶等。

一、健美茶

【组成】普洱茶、乌龙茶、莱菔子、茯苓。

【制法用法】有市售成药。每次1小袋，放入茶杯中用开水冲泡，2~3分钟后即可饮用。每日饮用2袋。

【功效】利水化痰，去脂减肥。

【应用】痰浊壅盛（膏脂型肥胖）证。适用于痰浊壅盛所致的胃脘痞闷、肥胖、头昏、舌苔厚腻等。

【使用注意】不宜过多饮用，不宜冷饮，不宜空腹饮用。失眠患者忌用。不宜与韭菜同食。

二、清爽茶

【组成】干荷叶3g、生山楂5g、普洱茶2g。

【制法用法】

（1）将荷叶洗净，切成细丝；生山楂洗净切丝备用。

（2）将荷叶丝、生山楂丝、普洱茶放入茶壶中，少量沸水冲入，摇晃数次迅速倒掉沸水。以洗茶。

（3）将90~100℃沸水冲入壶中，盖上盖子，浸泡10分钟后即可饮用。待茶水将尽，再冲入沸水浸泡续饮。

【功效】清热，活血，降浊，消脂。

【应用】脾气虚证。适用于气虚脾失健运证，症见食少、腹胀、大便溏薄、神疲、肢体倦怠、舌淡脉弱等。

【使用注意】脾胃虚而无积滞者不宜饮用，孕妇慎用。

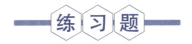

答案解析

一、单项选择题

1. 关于玫瑰五花糕哪项说法不正确的是（　　）
   A. 菊花使用杭白菊
   B. 大米粉250g
   C. 功效凉血活血
   D. 用于肝气郁结

2. 关于九仙王道糕哪项说法不正确的是（　　）
   A. 健脾和胃为主
   B. 使用红糖
   C. 炒用后效果更佳
   D. 用于脾胃虚弱

3. 关于玉柱杖粥哪项说法不正确的是（　　）
   A. 熟地去渣留药液
   B. 槐子、补骨脂、胡桃肉炒香，研末
   C. 服药后易大便不通
   D. 用于肾阴亏虚

4. 关于归圆杞菊酒哪项说法不准确的是（　　）
   A. 当归用全当归
   B. 白酒、烧酒同用

C. 可益肝补血，养心安神　　　　　D. 用于精血不足

5. 关于清爽茶说法不准确的是（　　）

A. 荷叶洗净，切成细丝　　　　　　B. 清热，活血，降浊，消脂

C. 用79℃水最佳　　　　　　　　　D. 用于脾气虚证

二、简答题

简述玫瑰五花糕的组成和功效应用。

书网融合……

本章小结　　　　　　　　微课　　　　　　　　题库

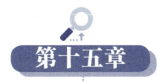

第十五章

内科疾病食疗

 学习目标

◆ 知识目标 ◆

1. **掌握** 各种内科疾病的食疗原则和饮食禁忌。
2. **熟悉** 各种内科疾病的食疗方的用法、功效和适用范围。
3. **了解** 各种内科疾病的病因病机和证候特征。

◆ 能力目标 ◆

1. 能够有针对性地运用饮食疗法来辅助治疗。
2. 能够制作常见疾病的食疗方。

◆ 素质目标 ◆

培养客观、科学的思维方式，培养持续学习和自我提升的意识。

 ———— 情境导入 ————

情境 患者，25 岁，最近感到身体不适，出现了咳嗽、打喷嚏和流鼻涕等感冒症状。他希望在不立即使用药物治疗的前提下，通过饮食调理来缓解病情。张医生是一名中医，接到了他的咨询，并打算为他设计一份适合感冒患者的食疗方案。通过详细沟通，张医生了解到了患者的症状和饮食习惯。饮食调理作为一种辅助方式，有助于缓解病情。

思考 1. 假设您是张医生，那么您会为该患者设计怎样的感冒食疗方案呢？

2. 在感冒期间，您有什么好的饮食建议或意见呢？

第一节 感冒食疗

PPT

一、感冒的定义

感冒是一种最常见的外感病，其原因是感触风邪或受时行病毒感染，导致肺卫功能失调。主要症状包括发热恶寒、咳嗽、鼻塞流涕、喷嚏、头痛等，此外舌苔薄、脉浮也常出现。感冒在四季都可能发生，在冬春两季更加常见。一般来说，感冒病程较短，预后多数良好。尽管感冒与西医的急性上呼吸道感染和流行性感冒相似，但并非完全相同。感冒通常具有季节性，春季多风热，夏季多暑湿，秋季多燥气，冬季多风寒。

179

二、食疗原则

（1）感冒初起时宜选择清淡稀软的食物，例如白米粥、玉米粥、米汤、烂面、馄饨皮、藕粉。忌食油腻、黏滞、酸腥以及滋补食品，例如猪肉、鸭肉、鸡肉、羊肉、阿胶等，同时避免吃各种海鱼、虾、螃蟹、龙眼肉、石榴、乌梅、糯米饭和甜点食品，以免病邪不易被驱散。

（2）增加水的摄入量。多喝水有助于排泄毒素，保持呼吸道湿润。

（3）多吃水果和蔬菜。水果和蔬菜富含维生素和各种微量元素，能满足人体的营养需求。

（4）风寒感冒患者应避免生冷、性寒凉的食物，如冷饮、柿子、柿饼、豆腐、绿豆芽、田螺、螺蛳、蚌肉、蚬肉、生萝卜、生藕、生地瓜、生梨、生荸荠、冷茶等。适宜食用生姜、葱白、芫荽等食物。

（5）风热感冒常伴有咽喉发红肿痛，应避免辛辣刺激、香燥和性温热的食物，如辣椒、葱、韭菜、炒花生、炒瓜子、烟、酒、狗肉、羊肉、荔枝、龙眼肉等。适宜食用梨、荸荠、地瓜、橄榄、甘蔗、绿豆、罗汉果、薄荷等。

（6）暑湿感冒患者除了避免食用肥腻食物外，还应避免过咸食物，如火腿、腌肉、咸菜、咸鱼等，因为过量的盐分会凝湿生痰，刺激气管使咳嗽加剧，对感冒康复不利。适宜多食茭白、西瓜、冬瓜、丝瓜、黄瓜等具有清热化湿作用的食品。

（7）忌酒和浓茶。

知识链接

历代医家对感冒的研究及治疗方法

《仁斋直指方·诸风》首次提到了感冒这个名称，并描述了其症状，包括发热头痛、咳嗽声重、涕唾稠黏。《黄帝内经》已经认识到感冒主要是由外来的寒湿风邪侵袭所致。当风邪进入体内时，人体会出现恶寒、汗出、头痛、身体沉重等症状。风被视为百病之源，它伤人并引发寒热症状。汉代的张仲景在《伤寒论》中提出了用桂枝汤治疗感冒的表虚证和用麻黄汤治疗感冒的表实证的治疗方法，为感冒的辨证治疗奠定了基础。元代的《丹溪心法》指出感冒的病位在肺，治疗应采取辛温和辛凉两种法则。到了清代，随着温病学说的兴起，医生们逐渐认识到感冒与气候变化的关联。可以看出，感冒已被历代医家详尽研究。

三、辨证施食

（一）风寒感冒

【证候特征】发热恶寒，头痛身痛，鼻流清涕，舌淡红，苔薄白，脉浮紧或浮缓。

【施食原则】辛温解表，宣肺散寒。

【食疗方】

1. 葱豉汤

【组成】葱白10g，淡豆豉10g。

【功效】发汗解表，宣肺透邪。

【制法】先用温水泡发豆豉，洗净备用。将清水放入锅中，武火煮开后，放入葱白、豆豉，改用文火继续煮10~15分钟即可。

【用法】温热食用，每日 2 次。

2. 姜糖苏叶饮

【组成】紫苏叶 10g，生姜 10g，红糖适量。

【功效】发汗解表，驱寒健胃。

【制法】将生姜、紫苏叶洗净切成细丝，放入茶杯内，再加入红糖，以沸水冲泡，加盖温浸 10～15 分钟即成。

【用法】代茶饮，以汗出为佳。

（二）风热感冒

【证候特征】发热，微恶风寒，头痛，鼻塞流浊涕，咽喉肿痛，目赤，口干欲冷饮，咳嗽痰黄，舌苔薄白或薄黄，脉浮数。

【施食原则】辛凉解表，清热解毒。

【食疗方】

1. 薄荷粥

【组成】鲜薄荷 30g，粳米 100g。

【功效】疏散风热，清利头目。

【制法】将薄荷洗净，放入砂锅内，加水适量，煎煮 5 分钟，去渣，留汁待用；将粳米淘洗干净，置砂锅中加入清水适量，武火上烧沸，用文火煮至九成熟时，加入薄荷汁，继续煮至粥成即可。

【用法】温服，每日 2 次。

2. 银花茶

【组成】金银花 20g，茶叶 6g，冰糖适量。

【功效】辛凉解表，宣散风热。

【制法】将金银花、茶叶放入锅中，武火烧开，改用文火煮 10 分钟即可。或将原料放入茶杯中，用开水冲泡，代茶饮。

【用法】代茶饮，每日 1 剂。

（三）暑湿感冒

【证候特征】身热，微恶风，汗少，肢体酸重或疼痛，头昏重胀痛，咳嗽痰黏，鼻流浊涕，心烦口渴，或口中黏腻，渴不多饮，胸闷脘痞，泛恶，腹胀，小便短赤，舌苔薄黄而腻，脉濡数。

【施食原则】祛暑清热，除湿解表。

【食疗方】

1. 荷叶冬瓜汤

【组成】鲜荷叶 1 片，鲜冬瓜 250g，食盐适量。

【功效】清暑化湿。

【制法】荷叶、冬瓜共入锅内，加水煮至冬瓜熟，食盐调味。

【用法】饮汤食冬瓜。

2. 香薷扁豆粥

【组成】香薷 10g（纱布包），白扁豆 60g（鲜扁豆 120g），粳米 100g，红糖适量。

【功效】祛风解表，清暑利湿。

【制法】先将白扁豆用温水浸泡过夜，再与粳米同煮至豆熟未开花时加入纱布包，再煮至粥稠，去纱布包，用红糖调味即可。

【用法】早晚餐服用。

3. 西瓜番茄汁

【组成】西瓜 500g，番茄 250g。

【功效】清热解暑，生津止渴。

【制法】将西瓜、番茄分别绞汁后混合调匀即可。

【用法】代茶频饮。

（四）气虚感冒

【证候特征】低热，反复发作，自汗，面色无华，恶风怕冷，鼻塞流清涕，肢软乏力，胃纳不香，或有咳嗽，舌淡嫩，苔薄白，脉细弱。

【施食原则】益气解表，调和营卫。

【食疗方】

1. 人参黄芪粥

【组成】黄芪 20g，人参粉 3g，粳米适量，白糖少许。

【功效】强壮补气。

【制法】黄芪用冷水浸泡半小时，放砂锅内煎沸，后改用小火煎成汤。取汁下粳米煮粥。

【用法】粥成，调入人参粉、白糖，稍煮即可，服食。

2. 葱白鸡肉粥

【组成】鸡肉 100g，粳米 100g，红枣 10 枚，生姜 15g，葱白 30g，芫荽适量。

【功效】益气解表。

【制法】把鸡肉洗净、切碎；粳米淘洗干净；红枣去核；生姜去皮，切碎；葱、芫荽洗净，切碎。将鸡肉、粳米、红枣、生姜一同放入锅内，加清水适量，武火煮沸后，再用文火煲至粥成后放入葱白、芫荽，拌匀、调味。

【用法】当早餐分次温服。

第二节　咳嗽食疗 📱微课

PPT

一、咳嗽的定义

咳嗽是肺系疾病的主要证候之一，根据具体情况可分为有声无痰的咳和有痰无声的嗽两种表现形式。在大多数情况下，这两种表现不容易截然分开，因此常统称为咳嗽。咳嗽常见于西医的上呼吸道感染、急性和慢性支气管炎、肺炎、支气管扩张、肺结核、胸膜炎等疾病。咳嗽的病因可以分为外感和内伤两大类。外感咳嗽是指六淫外邪侵袭肺，而内伤咳嗽则是指其他脏腑功能失调，影响到肺的正常功能。无论是外感咳嗽还是内伤咳嗽，都可能导致肺失宣肃，肺气上逆而引发咳嗽。针对咳嗽，可以通过调整饮食等方式缓解症状。

二、食疗原则

（1）咳嗽属于实热型者，应以清淡的饮食为原则，有利于痰邪的排出。应避免食用厚味油腻的食物，因为这类食物难以消化，容易产生痰液。可以选择白菜、青菜、茼蒿、萝卜、竹笋等食材。

（2）咳嗽属于虚寒证者，应以清补为主，不可过度补益。宜选择具有益肺养阴润肺作用的食物，例如枇杷、橘子、梨、柿子、百合、胡桃仁、松子、蜂蜜等。

（3）咳嗽属于寒湿型者，宜在温肺止咳和化痰方面做调理。可以使用生姜、芥菜、葱白、豆豉、芫荽、金橘、杏子等食材。

（4）饮食应低盐，避免食用生冷食物、烟酒、甜食、过酸食物或油煎炙烤食品。过多的盐分会导致水钠潴留，助湿生成痰；烟和酒会刺激气管，加剧咳嗽；甜食、花生、瓜子和油炸食物容易生热生痰，加重咳嗽；酸性食物常会使痰液凝结，不易咳出。

（5）在咳嗽发作期间，应避免食用辛辣食物和发物，以免加重咳嗽症状。

（6）需要多饮水。充足的水分可稀释痰液，使痰液更容易咳出。

（7）对于各种类型的咳嗽，可以使用白萝卜煮汤代替茶水饮用，以增强化痰的效果。

> **知识链接**
>
> #### 肺脏与咳嗽：五脏相生相克的关系与病理联系
>
> 肺开窍于鼻，外合皮毛，主气，司呼吸，主宣发肃降。咳嗽与肺直接相关，但人体是一个统一的整体，五脏通过经脉互相联络且相生相克，肺脏在生理和病理上与其他脏腑联系密切，因此其他脏腑病变也可影响肺脏从而引起咳嗽。如《素问·咳论篇》记载："五脏六腑皆令人咳，非独肺也。"《素问集注·咳论篇》云："肺主气而位居尊高，受百脉之朝会，是咳虽肺证，而五脏六腑之邪皆能上归于肺而为咳。"《医学三字经·咳嗽》云："肺为五脏之华盖，呼之则虚，吸之则满……亦只受得脏腑之清气，受不得脏腑之病气，病气干之，亦呛而咳矣。"咳嗽的发生主要责之于肺脏，与五脏密切相关。

三、辨证施食

（一）风寒咳嗽

【证候特征】咳嗽痰白清稀，鼻塞流清涕，喉痒不痛，或见头痛，发热，恶寒。舌淡，苔薄白，脉浮。

【施食原则】疏风散寒，宣肺止咳。

【食疗方】

1. 姜糖饮

【组成】生姜 10g，饴糖 15~30g。

【功效】祛风散寒止咳。

【制法】生姜切丝，以沸水浸泡，取汁，再调入适量饴糖。

【用法】热服。

2. 姜杏汤

【组成】苦杏仁 10g，生姜 5g，甘草 5g，盐 1g。

【功效】止咳，祛痰，散寒。

【制法】杏仁泡洗去皮尖，捣碎，甘草研末稍炒，生姜去皮合盐同捣碎，然后将诸末拌匀即可。

【用法】用开水冲饮。

（二）风热咳嗽

【证候特征】咳嗽频剧，咽喉疼痛，咳痰稠黄，咳吐不爽，伴头痛，鼻流黄涕，口渴，身热。舌苔薄黄，脉浮数或浮滑。

【施食原则】 疏风清热，化痰止咳。

【食疗方】

1. 桑叶杏仁冰糖汤

【组成】 桑叶 15g，苦杏仁 9g，冰糖 9g。

【功效】 清热宣肺止咳。

【制法】 放煲内，加清水 300ml 煎至 100ml。

【用法】 热服。

2. 银花薄荷饮

【组成】 金银花 15g，薄荷 6g，蜂蜜 30g。

【功效】 疏风清热，宣肺止咳。

【制法】 先煎金银花，取汁约 2 小碗，加入薄荷快煎约 3 分钟，取汁，入蜂蜜。

【用法】 代茶饮用。

（三）肺燥咳嗽

【证候特征】 干咳无痰，或痰少黏稠，不易咳出，口干鼻燥，甚则咳引胸痛。舌尖红，苔薄黄，脉细数。

【施食原则】 润肺止咳，生津润燥。

【食疗方】

1. 雪梨川贝蒸冰糖

【组成】 雪梨 1 个，川贝母 12g，冰糖 20g。

【功效】 疏风清热，润肺止咳。

【制法】 将雪梨去皮挖空心，放入川贝粉、冰糖，隔水蒸熟。

【用法】 饮汤吃梨。

2. 百合蜜

【组成】 鲜百合 100g，蜂蜜 50g。

【功效】 润肺止咳。

【制法】 将百合洗净，撕成瓣，装入碗内，上放蜂蜜，加盖蒸至百合熟。

【用法】 咽痒作咳时含用。

（四）痰湿咳嗽

【证候特征】 咳嗽痰多，痰白而稠或稀，胸闷脘痞，神疲体倦，食少纳呆。舌苔白腻，脉滑。

【施食原则】 散寒祛湿，化痰止咳。

【食疗方】 二陈二仁粥

【组成】 陈皮 9g，半夏 6g，茯苓 12g，薏苡仁 15g，冬瓜仁 15g，梗米 100g。

【功效】 散寒祛湿，化痰止咳。

【制法】 前 5 味水煎，沸后约煎 10 分钟，滤去药渣，取汁加梗米及适量水，同煮为粥。

【用法】 分 2 次温服。

（五）痰热咳嗽

【证候特征】 咳嗽痰多，痰黄而稠，咽干口渴，或有发热，小便黄。舌红、苔黄，脉滑数。

【施食原则】 清热化痰，肃肺止咳。

【食疗方】

1. 鱼腥草萝卜饮

【组成】 鱼腥草 30g，萝卜 250g。

【功效】 清肺热，化痰浊。

【制法】 共入砂锅内，炖至萝卜熟，加盐调味。

【用法】 喝汤吃萝卜。

2. 罗汉果煲柿饼

【组成】 罗汉果半个，柿饼 3 个，冰糖少许。

【功效】 清肺热，去痰火，止咳嗽。

【制法】 罗汉果、柿饼放煲内，加清水 3 碗半，煎至 1 碗半，去渣，再下冰糖调味。

【用法】 1 日内分 3 次服完。

（六）阴虚咳嗽

【证候特征】 干咳少痰，或痰中带血丝、口干舌燥、五心烦热，或低热、盗汗，舌红、苔少，脉细数。

【施食原则】 滋阴润肺，化痰止咳。

【食疗方】

1. 麦冬粥

【组成】 麦冬 20g，粳米 100g。

【功效】 滋阴润肺，健脾益气。

【制法】 先将麦冬煎取汁液，与粳米一同煮粥。

【用法】 每日 1 次。

2. 沙参粥

【组成】 沙参 15～30g，粳米 100g，冰糖适量。

【功效】 滋阴润肺止咳。

【制法】 先将沙参煎取汁，入粳米煮粥，煮熟后加入冰糖调味。

【用法】 作餐食用。

第三节　不寐食疗

PPT

一、不寐的定义

不寐，即失眠，是指无法入睡或难以保持睡眠的情况。表现为难以入睡、整夜无眠、易醒、时睡时醒等。长期失眠常伴有头晕头痛、记忆力下降、焦虑、疲劳、食欲不振等症状。西医学将由神经衰弱引起的失眠归类为此病范畴。不寐的病因多种多样，其中因外感六淫邪气引起的失眠主要出现在各种热性疾病过程中；内伤引起的失眠则常由情绪压抑、过度劳累损伤心脾、阴虚阳亢导致心肾交互功能失调，或心虚胆怯、肝阳偏盛、湿痰郁积、胃气不和等问题引起。这些都可能导致脏腑功能紊乱，阴阳失调，心神不宁而引发失眠。由于病因和病机的不同，失眠可分为心脾血虚、肝郁化火、心肾不交、痰热壅遏、心胆气虚、脾胃不和等不同的证候类型。治疗原则一般是调和阴阳，安抚心神。

二、食疗原则

（1）证候表现因虚实不同而异，虚证主要集中在心、脾、肝、肾，食疗应以补气益血、壮水制火的食物为主。实证多由于食物积滞、痰浊在胃腑中，此时宜选择消导和中的食物。

（2）在调膳配餐时，应避免选用性质辛辣或极端寒凉的食物，以不耗气、不上火、性质平和的食物为主，以达到阴阳平衡的目的。

（3）不寐主要表现为睡眠不足和心神不宁。因此，首选安神养心、养血镇静的药膳，例如枣仁竹叶心粥等。

（4）不寐常伴随着头晕头痛、健忘、焦虑、食欲减退、疲劳等症状。因此，在膳食调配时，应注意选择补气、健脾、和胃的食物，不仅局限于"养心安神"，要考虑整体情况。

> **🔗 知识链接**
>
> ### 不寐：气机不畅与阴阳失调的复杂病机
>
> 不寐的基本病机主要与气机不畅、阴阳失调有关，其中以心脏受累为主，同时还可能涉及肝、胆、脾、胃、肾等脏器，且常伴有瘀血和痰浊阻滞。不寐的病因复杂，病机多变，在临床上常交叉错杂，是难以治愈的病证。《素问·宝命全形论》中提到"人以天地之气生，四时之法成"，强调了人与天地气息的相应关系，《灵枢·营卫生会》也提到"日中为阳陇，日西而阳衰，日入阳尽而阴受气矣。夜半而大会，万民皆卧，命曰合阴，平旦阴尽而阳受气，如是无已，与天地同纪"。这表明良好的睡眠依赖于阴阳的有序运行。

三、辨证施食

（一）心脾血虚

【证候特征】不易入睡，多梦易醒，再睡困难，心悸，健忘，神疲乏力，口淡无味，纳呆，食后腹胀，面色少华，舌质淡，苔薄白，脉象细弱。

【施食原则】补益心脾，养血安神。

【食疗方】

1. 龙眼莲子羹

【组成】龙眼肉20g，莲子20g，百合20g，冰糖10g。

【功效】补益心脾。

【制法】先用开水浸泡莲子，脱去薄皮，百合洗净，开水浸泡，将龙眼肉（去核）、莲子、百合、冰糖放入大碗中，加足水，上甑蒸透，即可食用。

【用法】每天2次，空腹服食，10天为1个疗程。

2. 双仁粥

【组成】酸枣仁10g，柏子仁10g，大枣10g，粳米100g，红糖适量。

【功效】健脾安神。

【制法】将酸枣仁、柏子仁、大枣水煎去渣，加入粳米煮粥，粥熟后调入适量红糖即成。

【用法】每天2次，空腹服食，10天为1个疗程。

（二）肝郁化火

【证候特征】急躁易怒，焦虑不安，心烦失眠，严重者彻夜不眠；伴胸闷胁痛，头痛，面红目赤，口干苦，大便秘结，小便黄赤；舌红苔黄，脉弦数。

【施食原则】疏肝泻火，宁心安神。

【食疗方】

1. 柴胡决明粥

【组成】柴胡15g，决明子20g，菊花15g，冰糖15g，大米100g。

【功效】疏肝解郁，清热宁神。

【制法】将柴胡、决明子、菊花放入砂锅内，加水700ml煎煮，去渣取汁，与大米煮粥，粥熟后加入冰糖至溶化。

【用法】每日2~3次，7天为1个疗程。

2. 栀子仁粥

【组成】栀子仁30g，粳米100g。

【功效】疏肝泻火，健脾益气。

【制法】将栀子仁研成粉末，分作4等份备用。将粳米入锅后加水500ml煮粥，待粥熟汁稠时，下栀子仁粉末1份，搅匀食之。

【用法】每日2次，7天为1个疗程。

（三）心肾不交

【证候特征】心烦不眠，头昏头痛，腰膝酸软，神疲倦怠，心悸健忘，男子阳痿遗精，女子月经不调，时见带下白浊，舌尖红，苔少或剥落，脉象弦细，两尺脉无力。

【施食原则】补肾养心，交通心肾。

【食疗方】

1. 竹叶莲桂羹

【组成】新鲜苦竹叶50g，莲子20g，肉桂2g，鸡蛋1个。

【功效】安神，交通心肾。

【制法】竹叶、莲子熬水，莲子煮熟，"化粉"为度，肉桂细研成粉；鸡蛋去壳打散；将竹叶、莲子水（沸水）倒入打散的鸡蛋内，即入肉桂粉，不住搅拌，使之调匀，根据各人的喜好，可加白糖或食盐食用。

【用法】饮汤食莲子和鸡蛋。

2. 苦丁肉桂袋泡茶

【组成】苦丁茶5g，肉桂2g，夜交藤3g。

【功效】调和阴阳，交通心肾。

【制法】将苦丁茶、肉桂、夜交藤碾成粗末，用过滤纸压边包裹，置茶杯中，开水冲入，加盖，静置10分钟，即可饮用，随冲随饮，味淡为止。

【用法】此为保健茶，可常服。

（四）痰热壅遏

【证候特征】失眠难寐，眠而不安，胸痞脘闷，口苦呕恶，痰多，舌质淡红，苔黄腻，脉弦滑。

【施食原则】清化热痰，养心安神，芳香化浊。

【食疗方】

1. 樟茶鸭子

【组成】肥鸭 1 只（约 3 斤）、樟木屑 100g、茶叶 50g、川贝母 10g、花椒粉、生姜、食盐、味精、葱、植物油适量。

【功效】健脾化痰，宽胸理气。

【制法】鸭子去内脏、翅、脚，洗净沥干，将盐、花椒、川贝母研粉，遍搭鸭子内外，腌渍 2 小时；将大铁锅置旺火上，葱平铺锅底，再将樟木屑、茶叶混合铺上；将鸭子放置木架上，加盖，熏 10 分钟，将鸭子翻身再熏，呈黄色时取出，将熏好的鸭子上蒸笼，放上姜块，蒸至八成熟时取出，沥干水分，将鸭子放入植物油内煎炸，呈褐黄色时，捞出，切块装盘，撒上花椒粉，味精，即可食用。

【用法】喝汤吃肉。

2. 竹沥贝蔻饮

【组成】新鲜苦竹三尺长者十余根，白豆蔻 5g，川贝母 20g，冰糖 20g。

【功效】清热化痰，健脾理气。

【制法】先将新鲜苦竹放在灶火上燃烧，须将燃烧部位抬高，竹沥始能顺着竹节下流，瓶接备用，再将白豆蔻、川贝母、冰糖煎水，再滴入竹沥十来滴，候凉饮用。

【用法】预置在冰箱中冷服，效果更佳。

（五）心胆气虚

【证候特征】虚烦不寐，触事易惊，胆怯心悸；面色苍白，神疲乏力，气短自汗，不寐多梦，易于惊醒；舌质淡，苔薄白，脉弦细。

【施食原则】益气镇惊，安神定志。

【食疗方】

1. 安神定志粥

【组成】远志肉 20g、炒枣仁 20g、莲子 20g、粳米 20g。

【功效】补肝养心、宁神定志。

【制法】将远志、炒枣仁入锅内，加水适量，煎煮去渣，取汁备用。将洗净的莲子肉与粳米加水 500ml 煮粥，粥熟后加入远志、炒枣仁之汁搅匀，煮沸即成。

【用法】每日 2 次，早晚服食，10 天为 1 个疗程。

2. 安神代茶饮

【组成】龙骨（煅）10g，石菖蒲 10g，绿茶 15g。

【功效】镇惊，定志，安神。

【制法】将龙骨入锅内，加水 400ml，先煎 20 分钟，再入石菖蒲、茶叶，同煎 10～15 分钟，去渣取汁。

【用法】代茶饮用，15 天为 1 个疗程。

（六）脾胃不和

【证候特征】失眠，食滞不化，脘腹胀闷疼痛，厌食，恶心呕吐，嗳腐吞酸，大便不爽或泄泻，酸臭难闻，口渴，舌苔黄腻，脉象弦滑有力。

【施食原则】消积化滞，宽中快膈。

【食疗方】

1. 山楂入寐饮

【组成】山楂 100g，白糖 50g。

【功效】消食和胃安眠。

【制法】山楂炒热，不使焦苦，加入白糖，掺入清水，熬煮20分钟，临睡前温服。

【用法】每日3次，饭后服用。

2. 神曲茶

【组成】神曲10g，红茶末5g。

【功效】消滞和中，开胃健脾。

【制法】神曲切成粗末，锅中微炒，勿焦，与红茶末混合，沸水浸泡，10分钟后，即可饮用，随饮随冲，味淡为止。

【用法】每日3次，饭后服用。

第四节　消渴食疗

PPT

一、消渴的定义

消渴是一种以多饮、多食、多尿和形体消瘦为特征的疾病。根据症状的不同，可分为上消、中消和下消三种类型，其中上消以多饮为主，中消以多食为主，下消以多尿为主。在临床上，这三种类型经常同时存在，只是程度上有所不同。如果消渴长期得不到有效治疗，可能会导致多种并发症，如痈疽、目疾、劳嗽、水肿、肢体麻木、中风和泄泻等。

消渴的病因非常复杂，主要与先天禀赋不足、五脏虚弱、饮食不规律、情志失调和过度劳累等因素有关。阴津亏损和燥热内生是其主要病机。虽然消渴的病变发生在肺、胃、肾三个脏器，但肾脏被视为病变的根源。治疗原则是滋养阴液、润泽燥热。根据病情的轻重，常采用中西医结合的治疗方法。食疗是缓解病情的重要手段。无论是否合并其他疾病，饮食控制都是必不可少的。消渴可以被视为西医学中的糖尿病。

二、食疗原则

（1）饮食要有节制。严格按医嘱规定的时间和数量进食，避免过饱。不要私自添加食物或暴饮暴食。如果有消谷善饥的情况，可以少量多餐。当感到饥饿难耐时，可以选择少量的麦饼、豆渣、蔬菜等食物来填饱肚子。

（2）保持食物选择多样化。平衡膳食以谷类为基础，推荐杂粮和粗粮。豆类比谷类更适宜作为主食，而薯类则不宜过多摄入，山药可以作为主食的替代品。

（3）确保摄入足够的蛋白质。适量选择优质蛋白质食物。植物蛋白可以选择大豆、黑豆、豌豆、豆腐等；动物蛋白可以选择鲤鱼、鲶鱼、蚌肉、海蜇、猪肚、牛肚、鸭肉、鹅肉、兔肉、牛奶、羊奶、鸡蛋、鸭蛋等。

（4）确保足够的膳食纤维摄入量。推荐高纤维的食物，包括适量的水果、蔬菜和藻类等。

（5）限制脂肪的摄入。推荐选择植物油，如豆油、花生油、菜籽油等，少吃肥肉和动物油脂。

（6）保持适量的饮水量。除非有心脏、肾脏疾病或水肿等限制饮水的情况，应该多喝水，每天饮水量应在6~8杯（1500~2000ml）。

（7）限制食盐的摄入。以防病情加重，引起并发症。

（8）预防并发症的发生。根据病情的发展趋势，及时根据个体情况调整食疗方案。

知识链接

消渴与糖尿病的关系

古代对于消渴病名的论述往往会结合其病因、病机、病位和症状进行描述。"消渴"一词的含义也包括了症状、病因病机和病名。随着医学的发展，中西医学相互交流碰撞，现在普遍认为糖尿病与消渴有一定的相关性，但它们不是完全等同或相互包含的关系。消渴症状主要包括多饮、多食、多尿、消瘦，但这些症状也可能出现在西医的尿崩症、甲状腺功能亢进症、慢性肾脏病等疾病中。只有当糖尿病出现典型症状时，才表现为消渴病。在中医中，疾病的命名通常根据症状和病机；在西医中，糖尿病的诊断则以血糖指标为准。糖尿病的症状表现可能隐匿、不典型或杂糅，只有当出现典型的"三多一少"症状时，才能被归入"消渴"。糖尿病早期如果没有典型的症状，可以被归类为"脾瘅"，而并发症期可以被归类为"消瘅"。

三、辨证施食

（一）肺热津伤

【证候特征】口渴多饮，口干舌燥，尿频量多，烦热多汗，舌边尖红，苔薄黄乏津，脉洪数。

【施食原则】清热润肺，生津止渴。

【食疗方】

1. 天花粉粥

【组成】天花粉20g，粳米60g。

【功效】清热润燥、生津止渴。

【制法】天花粉洗净切片煎汁，同粳米煮粥，或以粳米加水煮粥，将熟时加入天花粉，再稍煮至粥熟即可。

【用法】每日2次，10天为1个疗程。

2. 五汁饮

【组成】鲜芦根汁30g，荸荠汁30g，麦冬汁30g，梨汁30g，藕汁30g。

【功效】清肺止渴，生津润燥。

【制法】将鲜芦根和麦冬洗净，压汁去渣；荸荠、梨、藕洗净，分别去皮，榨汁。再将上述汁液混合均匀，不拘量，冷饮或温饮。

【用法】每日5次，10天为1个疗程。

（二）胃热炽盛

【证候特征】多食善饥，口渴喜饮，尿频，形体消瘦，大便干燥，舌红苔黄少津，脉滑数有力。

【施食原则】清胃泻火，养阴生津。

【食疗方】

1. 竹茹饮

【组成】竹茹30g，乌梅6g，甘草3g。

【功效】清胃泻火、生津止渴。

【制法】将竹茹、乌梅、甘草洗净，加水煎煮取汁，代茶频饮，乌梅可食。

【用法】每日5次，10天为1个疗程。

2. 葛根粉粥

【组成】 葛根粉 30g，粳米 100g。

【功效】 清胃泻火，护胃生津。

【制法】 先将粳米淘洗干净，浸泡一夜，与葛根粉同入砂锅内，加水适量，用文火煮至粥稠即可。

【用法】 每日 2 次，10 天为 1 个疗程。

（三）气阴亏虚

【证候特征】 口渴引饮，能食与便溏并见，或饮食减少，精神不振，消瘦乏力，气短懒言，舌质淡红，苔白而干，脉弱。

【施食原则】 益气健脾，生津止渴。

【食疗方】

1. 黄芪山药粥

【组成】 黄芪 30g，山药 60g。

【功效】 益气养阴。

【制法】 将黄芪洗净打粉，山药洗净切片，二者同煮成粥。

【用法】 每日 1 ~ 2 次，10 天为 1 个疗程。

2. 猪脊羹

【组成】 猪脊骨 1 具，红枣 150g，莲子 100g，木香 3g，甘草 10g。

【功效】 益气养阴，健脾生津止渴。

【制法】 取猪脊骨洗净剁碎，红枣洗净掰开，莲子去心打碎，甘草、木香洗净润透切片。用纱布将木香和甘草包好，与猪脊骨、红枣及莲子一并入锅，加水煮沸后文火炖 3 小时左右，晾温，捞出药包，喝汤吃肉。

【用法】 每日 1 ~ 2 次，10 天为 1 个疗程。

（四）肾阴亏虚

【证候特征】 尿频量多，混浊如脂膏，或尿甜，腰膝酸软，乏力，头晕耳鸣，口干唇燥，皮肤干燥，瘙痒；舌红少苔，脉沉细数。

【施食原则】 滋阴固肾。

【食疗方】

1. 一品山药饼

【组成】 山药 500g，面粉 150g，核桃仁、什锦果料、蜂蜜、猪油、水生粉各适量。

【功效】 滋阴益肾、润燥止渴。

【制法】 将山药洗净，去皮蒸熟，加面粉揉成面团，放在盘中，摊成圆饼状，饼上摆核桃仁、什锦果料，放入蒸锅内，置武火上蒸 20 分钟。将蜂蜜、猪油、水生粉放入另一锅内熬成糖汁，浇在圆饼上。

【用法】 作点心食用，连用 3 ~ 4 周。

2. 桑椹醪

【组成】 鲜桑椹 3000g（或干品 900g），糯米 1500g。

【功效】 滋阴清热，生津止渴。

【制法】 鲜桑椹洗净捣烂取汁（或用干品 900g 煎汤去渣取汁），再将药汁与糯米同煮，做成糯米饭，冷却后，加酒曲适量，发酵成为酒酿。

【用法】 随量用。

（五）阴阳两虚

【证候特征】小便频数，混浊如膏，甚至饮一溲一，手足心热，咽干口燥，面容憔悴，面色黧黑，耳轮干枯，腰膝酸软，四肢欠温，畏寒肢冷，阳痿或月经不调；舌淡苔白而干，脉沉细无力。

【施食原则】滋阴温阳，补肾固摄。

【食疗方】

1. 滋脾饮

【组成】黄芪、山药各30g，生地黄、山茱萸各15g，猪胰子500g。

【功效】滋阴补阳。

【制法】将黄芪、山药、生地黄、山茱萸水煎去渣留汁，入猪胰子，煮熟，调盐少许，分次食肉饮汤。

【用法】每日2次，20天为1个疗程。

2. 海参粥

【组成】海参30g，粳米100g，姜、葱、盐适量。

【功效】清热润燥，平补肾之阴阳。

【制法】先将海参浸透发好，剖洗干净，入沸水焯一下，捞出切成片。粳米洗净，加水适量，与海参片同煮为粥，待熟时放入适量姜、葱、盐调味。

【用法】每日2次，20天为1个疗程。

第五节 便秘食疗

PPT

一、便秘的定义

便秘是由多种因素引起的，包括外感寒热、内伤饮食情志、阴阳气血不足等。这些因素导致大肠传导失常，引起大便秘结和排便周期延长。有时，排便周期不长，但粪便干结，排出困难；有时，粪便并不硬，虽然有便意，但便出不畅。

便秘的发生多与燥热内结、阴寒凝结、气滞不行、大肠气虚和传输能力不足、血虚津亏以及肠道干涩等原因有关。这些原因导致肠道气机失调和大肠传导功能失常，进而导致便秘。在治疗便秘时，尽管通便是首要原则，但需要根据虚实情况来施治。对于实秘，清热润肠、通便顺气很重要；而对于虚秘，则需要通过益气养血、温通开结来治疗。

在西医学中，经常性便秘，肠神经官能症，结肠、直肠和肛门炎症等疾病引起的便秘，以及老年人和体弱者的便秘问题，还有在其他急性和慢性疾病中以便秘为主要临床症状的情况，都可以参考本节内容进行饮食调理。

二、食疗原则

（1）本病可分为虚实两类。实秘是由邪热、寒积和气滞引起的胃肠阻塞，治疗时应该以通泄为主；虚秘是由气血阴阳不足导致肠道失去温润和推动力，治疗时应该注重滋润补益。

（2）在饮食上，应该选择清淡且滑润的食物，多食新鲜的叶茎类蔬菜，同时要避免食用辛辣、油腻和腥膻的食物。

（3）便秘的治疗主要以通便为主，适当选择具有通便作用的食物。但是需要根据个体的情况来决定是否适合服用泻下药物，应该根据具体情况来选择合适的治疗方法。

（4）便秘患者每天早晨饮用一杯淡盐水可以起到促进排便的效果。

（5）对于便秘患者，可以适量增加润肠食物和富含粗纤维的食品，比如核桃仁、芝麻、松子仁、豆类、芹菜、粗粮和韭菜等。

知识链接

综合解析便秘的认知演进

中医认为便秘的发生与多种因素有关，包括寒热之邪外感、饮食情志内伤、气血阴阳不足和痰饮湿热蕴结等。近年来，现代医家通过临床经验对便秘的病因病机有了更深入的认识。

有医家认为便秘早期主要由气血阴阳失调和气机运行不畅引起，久病会导致脾肾功能损伤和气血亏虚。有医家认为实秘多因实邪阻滞肠胃，阻碍腑气通畅；虚秘则可以由虚弱引起，在治疗便秘时主要采用分虚实的方法。有医家认为便秘的病机主要在于肠腑气机升降失调，推崇从"气"的角度进行治疗，临床效果显著。也有医家认为便秘的根源是肝失疏泄和肺失节制，导致全身气机升降异常和肠道气机紊乱，从而导致大肠传导功能失常。有医家认为便秘的病因病机总纲是以虚弱为主要基础，以滞塞为外在表现。有医家指出大肠、肺、脾、胃、肝、肾等脏腑的病变都可能导致便秘发生，强调在治疗便秘时应注重脏腑辨证，明确病位，才能更好地治疗便秘。有医家认为妇女便秘多为血虚肠道干燥导致。虽然各医家对便秘的看法不尽相同，但他们对便秘最终发病机制的认识是一致的，即大肠传导功能失调是便秘的根本原因。

三、辨证施食

（一）热秘

【证候特征】大便干结难解，口干，口臭，面红身热，腹胀腹痛，心烦不安，小便短赤，舌红，苔黄燥，脉滑数。

【施食原则】泄热导滞，润肠通便。

【食疗方】

1. 芦荟汁

【组成】新鲜芦荟叶适量。

【功效】清热通便。

【制法】取鲜芦荟叶 3～4cm 长，去刺，洗净，切细，加凉开水 80ml 绞汁。

【用法】每日饮用 2～3 次。

2. 决明子萝卜子茶

【组成】决明子 15g，萝卜子 10g，蜂蜜适量。

【功效】清热润燥，泻下通便。

【制法】将决明子、萝卜子捣烂，放入锅中，加清水，上火煎煮，大火烧开后改用小火，煎煮 15 分钟后兑入适量的蜂蜜，搅匀后即可停火。

【用法】代茶饮。每日 1 次。

（二）气虚便秘

【证候特征】虽有便意，临厕努挣乏力，难于排出，挣则汗出气短，便后疲乏尤甚，神疲，肢倦懒言，舌淡苔白，脉弱。

【施食原则】益气润肠通便。

【食疗方】

1. 芝麻黄芪蜂蜜糊

【组成】黑芝麻 60g，黄芪 20g，蜂蜜适量。

【功效】补中益气，润肠通便。

【制法】将芝麻捣烂磨糊状，煮熟后调蜂蜜，黄芪煎取汁冲调。

【用法】分 2 次服完，每天 1 剂。

2. 黄芪汤

【组成】黄芪 15g，陈皮 5g，火麻仁 10g，蜂蜜。

【功效】益气润肠通便。

【制法】黄芪、陈皮、火麻仁共煎取汁，加蜂蜜。

【用法】作饮料，1 日饮尽。

（三）血虚便秘

【证候特征】大便秘结，面色无华，失眠多梦，头晕目眩，健忘，心悸气短，口唇色淡，舌淡苔白，脉细。

【施食原则】养血润燥。

【食疗方】

1. 归杏芝麻糊

【组成】当归 10g，杏仁 30g，黑芝麻 60g，粳米 90g，蜂蜜适量。

【功效】养血润燥通便。

【制法】杏仁、当归煎取汁，入黑芝麻、粳米煮至粥成，加蜂蜜调味即可。

【用法】佐餐食用。

2. 桑椹地黄蜜膏

【组成】桑椹 500g，生地黄 200g，蜂蜜适量。

【功效】养血润燥。

【制法】将桑椹、生地黄洗净，加水适量煎煮，每 30 分钟取煎液一次，共取煎液两次，合并煎液，再以小火煎熬浓缩，至较稠黏时，加蜂蜜 1 倍，至沸停火，待冷装瓶备用。

【用法】每次 1 汤匙，以沸水冲化，日服 3 次。

（四）气滞便秘

【证候特征】大便秘结，嗳气频作，胸胁胀满，脘腹痞闷，食少纳呆，或腹痛，烦热，口干，舌淡红或红，苔薄腻，脉弦。

【施食原则】顺气导滞。

【食疗方】

1. 油焖枳实萝卜

【组成】枳实 10g，白萝卜、虾米、猪油、葱、姜、盐适量。

【功效】顺气通便。

【制法】枳实煎取汁，将白萝卜切块，用猪油煸炒，加虾米、枳实汁适量，煨至极烂，加葱、姜丝、盐适量即可。

【用法】佐餐食用。

2. 大腹皮海参大肠煲

【组成】海参 10g，猪大肠 1 具，大腹皮 10g，陈皮 5g，盐、酱油、葱、姜、味精适量。

【功效】顺气导滞。

【制法】将海参泡发，洗净切片；猪大肠洗净，切细；大腹皮、陈皮装入纱布袋中。锅内加水适量，入大肠，煮沸去沫，加葱、姜，煮至大肠六成熟时，放海参、纱布袋，煮至大肠极软，再加适量盐、酱油，稍煮即成。

【用法】饮汤，食海参、大肠。

第六节　泄泻食疗

PPT

一、泄泻的定义

泄泻是指排便次数增多、粪便稀薄或无形状，甚至呈水样。古代将大便稀薄但缓慢的情况称为泄，大便稀薄如水且迅速排出的情况称为泻，现在统称为泄泻。其主要病因包括脾虚湿盛、外邪侵袭、饮食不当、情绪不稳、长期慢性疾病引起的体虚等。当消化系统发生功能或器质性疾病导致腹泻时，例如急慢性肠炎、肠结核、胃肠神经官能症、结肠过敏等情况，都可以参考本节内容进行治疗。

二、食疗原则

（1）无论虚实，泄泻都会对脾胃造成损伤，因此在对泄泻患者进行饮食调理时，应注重扶正和祛邪。选择一些能够健脾止泻的食材，例如糯米、小麦、薏苡仁、山药、白扁豆、莲子、茯苓、猪肚等。

（2）饮食应以清淡、细软、少渣、少油腻的流食或半流食为宜，等泄泻症状缓解后再逐渐恢复软食。避免摄入辛辣刺激和油腻食物。

（3）泄泻患者应多饮用淡盐水和糖盐水来补充体液，以避免津液的流失。

（4）饮食宜清淡、细软，易于消化。可选择粥和汤类食物，采用煮、炖、烩等烹饪方式。对于谷物和干果等食材，最好先磨成粉末后再进行加工。煎、炸和烙的食物都不适宜食用。

（5）在泄泻早期，如果症状严重，可以暂时禁食，只饮用淡米汤、淡果汁、面汤等清淡饮料。当病情有所好转时，可以逐渐进食少量低油低渣的半流食，例如挂面、稀粥、面片等。一旦泄泻停止，可以逐渐增加一些蛋羹、细碎的瘦肉、菜泥，直到能够食用软饭为止。

> **知识链接**
>
> ### 中医中的泄泻
>
> 在中医典籍中，"泄"和"泻"这两个字通常是独立使用，并有各自的含义。其中，"泄"除了表示便泄之外，还有其他意义。它的基本意思是排出，比如"炅则气泄"，另外还指"以苦泄之"的药食方法和"满者泄之"的针刺方法等。"泻"字除了与"泄"相近指腹泻疾病之外，还有"实则泻之"的补泻意思。此外，还表示"藏而不泻"的输泻功能。

三、辨证施食

（一）寒湿泄泻

【证候特征】泄泻稀薄多水，腹痛肠鸣，脘腹胀满，恶寒发热，肢体酸痛，不思饮食，口淡不渴，头痛；舌苔薄白或白腻，脉濡缓。

【施食原则】解表散寒，化湿止泻。

【食疗方】

1. 生姜粥

【组成】生姜6g，陈皮3g，花椒少许，粳米60g。

【功效】散寒化湿，健脾止泻。

【制法】粳米与陈皮入锅加适量水煮至粥将成，加生姜和花椒再煮二三沸即可。

【用法】佐餐食用。

2. 麻辣面条

【组成】胡椒粉3g，大蒜1头，生姜10g，热面条1碗。

【功效】温中散寒止泻。

【制法】将大蒜去皮捣泥，生姜切碎，与胡椒粉一同加入刚煮熟的热面条中。

【用法】佐餐食用。

（二）湿热泄泻

【证候特征】泄泻腹痛，泻下急迫，或泻而不爽，粪色黄褐而臭，肛门灼热，烦热口渴，小便短赤，舌苔黄腻，脉濡滑而数。

【施食原则】清热利湿。

【食疗方】

1. 马齿苋饮

【组成】鲜马齿苋200g。

【功效】清热解毒，凉血止泻。

【制法】洗净绞汁或水煎。

【用法】代茶饮。

2. 车前草粥

【组成】车前草20g，茯苓15g，粳米50g。

【功效】清热化湿，健脾止泻。

【制法】将车前草、茯苓加适量水煎取汁，入粳米煮成粥。

【用法】佐餐食用。

（三）伤食泄泻

【证候特征】腹痛肠鸣，泻下粪便臭如败卵，泻后痛减，伴有不消化之物，脘腹痞满，嗳腐酸臭，不思饮食，舌苔垢浊或厚腻，脉滑。

【施食原则】消食导滞。

1. 焦三仙粥

【组成】焦神曲15g，焦麦芽15g，焦山楂15g，粳米50g，砂糖适量。

【功效】健脾和胃、消食止泻。

【制法】先将焦神曲、焦麦芽、焦山楂入砂锅煎取浓汁，去渣，加入粳米、砂糖煮粥。

【用法】两餐间当点心服食，不宜空腹服。每日 2 次，5 日为 1 个疗程。

2. 健脾消食蛋羹

【组成】山药、茯苓、莲子各 15g，山楂 20g，鸡内金 30g，槟榔 15g，鸡蛋若干枚，食盐、酱油适量。

【功效】健脾消食，化积止泻。

【制法】上述食物除鸡蛋外共研细末，每次用 5g，加鸡蛋 1 枚，水适量，调匀，蒸熟，加适量食盐或酱油调味即可。

【用法】每日 1~2 次。

（四）阳虚泄泻

【证候特征】泄泻日久不止，在黎明之前，腹部作痛，肠鸣即泻，泄后则安，形寒肢冷，腰膝酸软，舌淡苔白，脉沉细。又称"五更泻"。

【施食原则】温阳止泻。

【食疗方】

1. 荔核大米粥

【组成】干荔枝核 15 枚，山药 15g，莲子肉 15g，大米 50g。

【功效】温阳补肾，健脾止泻。

【制法】先煮干荔枝核、山药、莲子肉，去渣取汁，后下米煮成粥。

【用法】佐餐食用。

2. 芡实点心

【组成】芡实、莲子、淮山药、白扁豆各等份，白糖适量。

【功效】温阳固涩止泻。

【制法】将芡实、莲子、淮山药、白扁豆共磨成细粉，加白糖蒸熟作点心吃。

【用法】随意食用。

（五）脾虚泄泻

【证候特征】大便时溏时泻，稍进油腻之物则大便次数增多，食欲不振，脘腹虚胀，面色萎黄，肢倦乏力，舌淡苔白，脉细弱。

【施食原则】健脾止泻。

【食疗方】

1. 扁豆山药粥

【组成】白扁豆 60g，山药 60g，大米 50g。

【功效】健脾益胃止泻。

【制法】将白扁豆、山药、大米三味淘洗干净，同煮成粥即可。

【用法】每日 2 次，15 日为 1 个疗程。

2. 八珍糕

【组成】薏苡仁、芡实、扁豆、莲子、山药各 90g，党参、茯苓各 60g，白术 30g，粳米 250g，白糖 150g。

【功效】益气健脾，化湿止泻。

【制法】共研细末，加水和匀，蒸熟为糕。

【用法】可随意食之。若切块、烘干后可贮存，平时常食。

PPT

第七节 胃痛食疗

一、胃痛的定义

胃痛，又称为胃脘痛，主要表现为上腹部近心窝处的疼痛，常伴有呕吐、泛酸、嗳气等症状。常见病因包括饮食不节、情志失调、外邪侵犯以及脾胃虚弱等，病机是脾胃运化失常，气滞血瘀，从而导致"不通则痛"。调理胃痛应遵循"通则不痛"的原则，使气血畅通；调节纳运升降功能，使疼痛自然缓解。胃痛是临床上常见的疾病，包括西医中急性和慢性胃炎、胃十二指肠溃疡以及胃神经官能症等。

二、食疗原则

（1）有胃痛病史的人，在进餐前应避免精神上的不良刺激，进餐时细嚼慢咽，排除一切杂念。

（2）饮食应以"细、软、烂"为基本原则，可选择易于消化的食物如烂面、稀粥、蛋羹等。

（3）胃痛患者的饮食宜有节制，少食多餐，定时、定量。

（4）饮食应选择新鲜的食物，避免食用腐败或不洁的食物。

（5）胃痛患者应选择一些健脾、养胃、促进消化、止痛的食物。

> ### 知识链接
>
> #### 胃痛的历史沿革
>
> 胃痛，又称胃脘痛，最早可以在《灵枢·经脉》中找到相关记载。其中提到"脾足太阴之脉……食则呕，胃脘痛，腹胀善噫，得后与气则快然如衰"。《灵枢·邪气脏腑病形》中也提到"胃病者，腹膜胀，胃脘当心而痛"。在唐宋之前的医书记载中，胃脘痛经常被称为心痛，这两种情况常常混淆。正如张机在《伤寒论·辨太阳病脉证并治》中所提到的"伤寒六七日……心下痛，按之石硬，大陷胸汤主之"，所提到的"心下痛"实际指的是胃脘痛。金元时期，李杲在《兰室秘藏》一书中对胃脘痛与心痛进行了更明确的区分，并将"胃脘痛"独设为专有门类进行论治。

三、辨证施食

（一）饮食伤胃

【证候特征】胃脘疼痛，胀满拒按；嗳腐吞酸，或伴呕吐不消化食物，不思饮食，大便不爽，矢气或便后稍舒；舌苔厚腻，脉滑。

【施食原则】消食导滞，和胃止痛。

【食疗方】

1. 莱菔陈皮粥

【组成】炒莱菔子10g，陈皮60g，大米100g。

【功效】消食导滞、行气止痛。

【制法】将莱菔子、陈皮炒黄，研成细末，加水700ml，与大米同煮成稀粥。

【用法】每日 2 次，上下午空腹服食，7 天为 1 个疗程。

2. 神曲山楂粥

【组成】神曲 15g，山楂 20g，大米 100g。

【功效】消积导滞，和胃止痛。

【制法】将神曲、山楂加水 700ml 煎煮，去渣取汁，与大米煮成稀粥。

【用法】每日 2 次，上下午空腹服食，5 天为 1 个疗程。

（二）肝气犯胃

【证候特征】胃脘胀痛，痛连两胁，遇烦恼则痛作或痛甚；胸闷嗳气，喜长叹息，大便不畅；舌苔薄白，脉弦。

【施食原则】疏肝解郁，理气止痛。

【食疗方】

1. 玫瑰花茶

【组成】玫瑰花 2 ~ 3g，白糖适量。

【功效】疏肝解郁，理气止痛。

【制法】干玫瑰花和白糖同入杯中，沸水冲泡，加盖焖 15 分钟。

【用法】代茶频饮，7 天为 1 个疗程。

2. 橘花茶

【组成】橘花 3g，红茶 3g。

【功效】消食和胃理气。

【制法】将干橘花与红茶加入杯中，沸水冲泡，加盖焖 15 分钟即成。

【用法】代茶饮用，7 天为 1 个疗程。

（三）胃中蕴热

【证候特征】胃脘灼痛，痛势急迫，口干口苦，心烦；舌质红，苔黄腻，脉数。

【施食原则】清热，和中止痛。

【食疗方】

1. 公英豆腐饮

【组成】蒲公英 60g，豆腐 50g，红糖 15g。

【功效】清热和中止痛。

【制法】将鲜蒲公英洗净，切碎，与豆腐同煮 20 ~ 30 分钟，去渣取汁，加入红糖即成。

【用法】每日 1 剂，分 2 次饮用。

2. 生芦根粥

【组成】新鲜芦根 100 ~ 150g，竹茹 15 ~ 20g，粳米 60g，生姜 2 片。

【功效】清热生津，除烦止渴。

【制法】先将芦根、竹茹同煎取汁去渣，入粳米煮粥，粥将熟时下生姜，稍煮即可。

【用法】每日空腹服之。

（四）寒邪犯胃

【证候特征】胃痛暴作，恶寒喜暖，遇寒加重；口淡不渴，或喜热饮；舌苔薄白，脉弦紧。

【施食原则】温胃散寒，行气止痛。

【食疗方】

1. 干姜良姜粥

【组成】干姜5g，高良姜5g，大米100g，红糖15g。

【功效】温中散寒，行气止痛。

【制法】将干姜、高良姜切片，加水500ml，与大米同煮粥，粥熟后去干姜、高良姜，再加入红糖至溶化。

【用法】每日2次，7天为1个疗程。

2. 大枣胡椒汤

【组成】胡椒7粒，大枣10枚，红糖适量。

【功效】温胃散寒止痛。

【制法】将胡椒、大枣（去核）煎汤，加适量红糖溶化。

【用法】饮汤食枣。

（五）血瘀胃络

【证候特征】胃脘疼痛，痛处固定拒按，如刺如割，甚则呕血、黑便；舌质暗，脉涩。

【施食原则】活血化瘀，通络止痛。

【食疗方】

1. 白及牛奶

【组成】牛奶250g，白及粉，蜂蜜。

【功效】补虚损，益肺胃，止血。

【制法】将牛奶入砂锅内煮沸，加入蜂蜜、白及粉即成。

【用法】每日1剂，顿服。

2. 三七炖鸡蛋

【组成】三七末5g，鸡蛋2个。

【功效】活血化瘀，和胃止痛。

【制法】将三七研成粉末，以鸡蛋打入碗中，加入三七末拌匀，隔水蒸熟服食。

【用法】每日1剂。

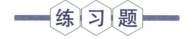

练 习 题

答案解析

一、单项选择题

1. 根据中医食疗的原则，对于感冒初起的患者，适宜的食物是（　　）

　　A. 猪肉　　　　　　B. 米汤　　　　　　C. 龙眼肉　　　　　D. 鸡肉

2. 有助于保持呼吸道湿润，对感冒患者有益的食物是（　　）

　　A. 果汁　　　　　　B. 可乐　　　　　　C. 白开水　　　　　D. 咖啡

3. 感冒患者宜多食用哪类食物以补充人体所需的维生素和微量元素（　　）

　　A. 红肉　　　　　　B. 煎炸食品　　　　C. 水果和蔬菜　　　D. 甜点食品

4. 根据中医理论，有助于清热化痰，适用于实热咳嗽的食物是（　　）

　　A. 橙子　　　　　　B. 枇杷　　　　　　C. 葱、姜、蒜　　　D. 红枣

5. 有温肺止咳化痰的作用，适用于寒证咳嗽的食物是（　　）

    A. 生姜　　　　　　　B. 梨子　　　　　　　C. 白菜　　　　　　　D. 杏仁

6. 可以补肺养阴，适用于肺虚咳嗽的食物是（　　）

    A. 红枣　　　　　　　B. 木耳　　　　　　　C. 胡萝卜　　　　　　D. 枸杞子

7. 根据中医理论，有助于安抚心神，改善不寐症状的食物是（　　）

    A. 辣椒　　　　　　　B. 香蕉　　　　　　　C. 咖啡　　　　　　　D. 煎鸡蛋

8. 有助于补气养血，改善不寐引起的疲劳症状的食物是（　　）

    A. 鱼肉　　　　　　　B. 绿叶蔬菜　　　　　C. 红糖　　　　　　　D. 油炸食品

9. 中医认为，适合于阴虚不寐的食物是（　　）

    A. 梨子　　　　　　　B. 红枣　　　　　　　C. 辣椒　　　　　　　D. 牛肉

10. 消渴患者适合食用的食物（　　）

    A. 高糖水果　　　　　　　　　　　　B. 糖分较低的水果，例如苹果、橙子

    C. 巧克力和甜点　　　　　　　　　　D. 米饭和面食

11. 被认为有助于调节血糖的食物是（　　）

    A. 小麦制品　　　　　B. 红肉　　　　　　　C. 蔬菜和全谷物　　　D. 糖果和糕点

12. 在消渴患者的日常饮食中，应该限制摄入量的食物是（　　）

    A. 高纤维食物，如豆类和谷物

    B. 高脂肪食物，如油炸食品和油腻肉类

    C. 新鲜水果和蔬菜

    D. 高蛋白食物，如鱼和禽肉

13. 不利于缓解便秘的食物是（　　）

    A. 红薯　　　　　　　B. 苹果　　　　　　　C. 白米饭　　　　　　D. 高纤维谷类食品

14. 可以促进肠道蠕动，减轻便秘症状的食疗方法是（　　）

    A. 饮食多样化，均衡摄入膳食纤维　　　B. 避免摄入水果和蔬菜

    C. 高糖高脂饮食　　　　　　　　　　　D. 饮食中缺乏蛋白质

15. 具有促进肠道蠕动和增加排便频率的食物是（　　）

    A. 牛奶和奶制品　　　　　　　　　　　B. 糖果和甜食

    C. 超加工食品　　　　　　　　　　　　D. 绿叶蔬菜和豆类

16. 泄泻患者宜选择以下哪种食物作为饮食调理的基础（　　）

    A. 油煎炸食物　　　　B. 高脂肪食物　　　　C. 高纤维食物　　　　D. 辛辣刺激食物

17. 在泄泻时具有补益脾胃作用的食物是（　　）

    A. 稀粥　　　　　　　B. 油煎食物　　　　　C. 油腻肉类　　　　　D. 酸辣食物

18. 泄泻患者应该避免摄入的食物是（　　）

    A. 纤维丰富的水果和蔬菜　　　　　　　B. 辛辣刺激的食物

    C. 糖盐水　　　　　　　　　　　　　　D. 清淡的流质食物

19. 胃痛患者应该如何安排饮食（　　）

    A. 大餐少吃，不断少量进食　　　　　　B. 忽略定时饮食，不设限量

    C. 不分正餐和加餐，随时进食　　　　　D. 定时定量，少食多餐

20. 胃痛患者在选择食物时，应避免的食物类型是（　　）

    A. 新鲜蔬菜和水果　　　　　　　　B. 腐败发霉的食物

    C. 温热的饮料　　　　　　　　　　D. 清淡的食物

二、简答题

1. 简述常见的心肾不交的食疗。

2. 简述常见的实秘和虚秘的食疗。

书网融合……

本章小结　　　　　　　　微课　　　　　　　　题库

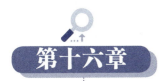

第十六章

妇科疾病食疗

 学习目标

〈**知识目标**〉

1. 掌握 妇科常见疾病的食疗原则及饮食禁忌。

2. 熟悉 妇科常见疾病的食疗方的用法、功效和适用范围。

3. 了解 妇科常见疾病的病因病机、证候特征。

〈**能力目标**〉

1. 能够运用饮食疗法辅助治疗妇科常见疾病。

2. 能够制作妇科常见疾病的食疗方。

〈**素质目标**〉

培养客观、科学的思维方式，培养持续学习和自我提升的意识。

 〉 **情境导入** 〈

情境 患者，女，32 岁，未婚。2023 年 3 月 11 日初诊。患者 13 岁月经初潮，既往月经规律，$\frac{5}{(26 \sim 30)}$ 天，量中，有血块，无痛经。长跑后月经提前，20 天一行，量中，2022 年 8 月，1 月经行 2 次，服中药后转好。平素乏力，经前乳胀，皮肤痤疮频发，心烦。末次月经 3 月 4 日，再前次月经日期 2 月 11 日，BBT 双相。寐欠安，便干。舌边尖红，苔薄黄腻，脉弦数。

思考 1. 如果您是她的接诊医生，您会帮他设计一份怎样的月经先期食疗方案呢？

　　　2. 对该患者您会有什么好的饮食建议或意见呢？

第一节　月经先期食疗 📱微课1

PPT

一、月经先期的定义

凡月经的周期、经期、经量等发生改变，称为"月经病"，是妇科临床的多发病，其中月经不调包括：月经先期、月经后期、月经先后无定期、月经过多、月经过少、经期延长。

月经周期提前 7 天以上，甚至 10 余天一行，连续 3 个周期以上者，称为"月经先期"，亦称"经期超前""经行先期""经早""经水不及期"等。月经先期属于以周期异常为主的月经病，常与月经过多并见，严重者可发展为崩漏。本病的病因病机主要是气虚和血热。气虚则统摄无权，冲任不固；血热则热扰冲任，伤及胞宫，血海不宁，均可使月经先期而至。西医学月经频发可参照本病辨证施食。

二、食疗原则

（1）月经期气血较虚，宜多食含铁量高和具补气养血功效的食物，如蛋黄、豆类、动物肝、油菜、芹菜、鸡、鱼、肉、虾、大枣、小米、芝麻、龙眼等。

（2）适当增加维生素和微量元素的摄入量。可多食白菜、油菜、茭白、番茄等富含维生素 C 的食物，以促进机体对食物中铁的吸收。

（3）月经期应吃新鲜、清淡、容易消化的食物，不宜吃生冷、难以消化的食物。因生冷食物一则有碍消化，二则易损伤人体阳气，导致经血运行不畅，造成经血过少，甚至出现痛经、闭经等。同时应注意勿过食辛辣、香燥、伤津的食物，也不宜抽烟、喝酒，以免刺激血管扩张，引起月经先期和经量过多。

（4）月经先期实热应避免温燥、刺激性的食物，适当多吃性凉的食物，如西瓜、梨、绿豆、白萝卜、苦瓜。

（5）月经先期虚热应避免温燥、刺激性的食物，可以用玉竹、银耳、石斛、枸杞子等滋阴清热。

（6）月经先期气虚应避免生冷寒凉的食物，可用党参、黄芪、茯苓、山药、大枣、龙眼、肉煲汤以补气。

> **知识链接**
>
> ### 中医对月经先期的认识
>
> 《妇人大全良方·调经门》指出本病病机是由于"过于阳则前期而来"，《普济本事方·妇人诸疾》进一步提出"阳气乘阴则血流散溢……故令乍多而在月前"。后世医家多宗"先期属热"之说，如朱丹溪有"经水不及期而来者，血热也"的见解。《万氏妇人科·调经章》分别将"不及期而经先行""经过期后行""一月而经再行""数月而经一行"等逐一辨证论治。《景岳全书·妇人规》对本病的病因、辨证、论治做了较全面的阐述，提出气虚不摄也是导致月经先期的重要发病机制，指出"若脉证无火而经早不及期者，乃其心脾气虚，不能固摄而然"。《傅青主女科·调经》也提出"先期而来多者，火热而水有余也"并根据经血量的多少以辨血热证之虚实，具有临证参考价值。

三、辨证施食

（一）气虚证

1. 脾气虚证

【证候特征】月经周期提前，或经量多，色淡红，质清稀；神疲肢倦，气短懒言，小腹空坠，纳少便溏；舌淡红，苔薄白，脉细弱。

【施食原则】补脾益气，摄血调经。

【食疗方】

（1）乌鸡茯苓汤

【组成】乌鸡 1 只，茯苓 9g，红枣 10 枚。

【功效】补气健脾，摄血调经。

【制法】将乌鸡洗干净，把茯苓、红枣放入鸡腹内，用线缝合，放砂锅内煮熟烂。

【用法】去药渣，食鸡肉饮汤，每日1剂，分2次服完，月经前服，连服3剂。

（2）归芪首乌汤

【组成】乌骨鸡1只，当归9g，黄芪9g，制何首乌9g。

【功效】健脾益气，摄血固冲。

【制法】将乌骨鸡宰杀后去毛及内脏、洗净，将当归、黄芪、制何首乌置入鸡腹内用线缝合，放入砂锅内加水适量，用小火煮至鸡肉烂熟，去药渣，调味后食肉喝汤

【用法】月经前每日一剂，分两次服完，连服3~5日。

2. 肾气虚证

【证候特征】月经周期提前，经量或多或少，色淡暗，质清稀；腰膝酸软，头晕耳鸣，面色晦暗或有暗斑；舌淡暗，苔白润，脉沉细。

【施食原则】补益肾气，固冲调经。

【食疗方】

（1）益母枸杞鸡蛋汤

【组成】益母草30g，枸杞子15g，山药15g，鸡蛋2个。

【功效】补肾益气固冲。

【制法】上四味共放砂锅内，加水适量，煮鸡蛋熟后，捞出鸡蛋，去壳再入锅内，稍煮片刻，去药渣，吃蛋饮汤。

【用法】月经前服，每日一剂，连服5~7日。

（2）参桂狗肉汤

【组成】党参12g，肉桂5g，熟地黄15g，龟甲12g，狗肉200g，调料适量。

【功效】补肾益气，固冲摄血。

【制法】将狗肉洗净切块，与党参、肉桂、熟地黄、龟甲共放砂锅内，加水适量。大火煮沸后改小火慢炖，至狗肉烂熟去渣加入调料，即可食肉喝汤。

【用法】每日一剂，分次服食。

（二）血热证

1. 阳盛血热证

【证候特征】经来先期，量多，色深红或紫红，质黏稠；或伴心烦，面红口干，小便短黄，大便燥结；舌质红，苔黄，脉数或滑数。

【施食原则】清热凉血调经。

【食疗方】

（1）鲜地藕节饮

【组成】鲜生地黄50g，鲜藕节100g，冰糖20g。

【功效】清热调经，凉血止血。

【制法】将鲜生地黄、鲜藕节共放入锅内，加水600毫升。煎取200毫升，去渣加入冰糖溶化后饮用。

【用法】每日分2~3次食用。

（2）三地凉血粥

【组成】生地黄20g，地骨皮15g，炒地榆15g，粳米50g。

【功效】清热凉血，调经止血。

【制法】前三味共放砂锅内，加水适量，煎30分钟后去渣取汁。再用药汁煮粳米，至水烂粥成，即可食用。

【用法】每日分2~3次食用。

2. 阴虚血热证

【证候特征】经来先期，量少或量多，色红，质稠；或伴两颧潮红，手足心热，咽干口燥；舌质红，苔少，脉细数。

【施食原则】养阴清热调经。

【食疗方】

（1）两地汤

【组成】鲜生地黄50g，鲜地骨皮50g，猪瘦肉100g。

【功效】滋阴清热。

【制法】将猪瘦肉切片，与鲜生地黄、鲜地骨皮同放入砂锅内，加水适量，煎30分钟，加入调料。

【用法】去渣饮汤食肉，每日1剂，分次服食。

（2）生地鳖甲汤

【组成】鲜生地黄50g，鳖甲1只（300~500g）。

【功效】滋阴清热。

【制法】将鳖甲剖腹去头及内脏，切块，与生地黄一起被入砂锅内，加水适量，放入调料，炖熟。

【用法】饮汤食肉，每日1剂，分次服食。

3. 肝郁血热证

【证候特征】月经提前，量或多或少，经色深红或紫红，质稠，经行不畅，或有块；或少腹胀痛，或胸闷胁胀，或乳房胀痛，或烦躁易怒，口苦咽干；舌红，苔薄黄，脉弦数。

【施食原则】疏肝清热，凉血调经。

【食疗方】

（1）薄荷白术粥

【组成】薄荷、白术各15g，大米50g。

【功效】疏肝解郁，清热调经。

【制法】薄荷、白术加水煎取汁液，去药渣。大米洗净，煮粥，待粥煮至八成熟时，调入药汁，煮至粥熟食用。

【用法】每日1剂，连服7日为1个疗程。

（2）山楂青皮汤

【组成】青皮6g，山楂15g，白糖适量。

【功效】疏肝解郁调经。

【制法】山楂洗净，去核，与青皮一起加清水煎，煎至山楂熟烂，加白糖调味即成。

【用法】饮汤温服，于月经来潮前，每日1次，连服3日。

（3）丹栀芍药炖鸭

【组成】丹皮12g，栀子6g，白芍12g，老鸭1只，调料适量。

【功效】清热凉血，疏肝调经。

【制法】先将丹皮、栀子、白芍洗净用纱布包好，老鸭宰杀去毛及内脏。洗净切块，二者共放砂锅内，加水适量，用小火炖至鸭肉烂熟，去渣加入调料，食鸭肉饮汤。

【用法】每日1剂，2~3次分食用，连服2~3日。

（4）香附生地丹皮饮

【组成】制香附10g，鲜生地黄30g，丹皮10g，红糖15g。

【功效】清热凉血，疏肝调经。

【制法】将香附、生地黄、丹皮放入砂锅内，加水两碗，煎取一碗，去渣调入红糖溶化即可饮用。

【用法】月经前服，每日1剂，连服5日。

第二节　月经后期食疗

PPT

一、月经后期的定义

月经周期延长7天以上，甚至3~5个月一行，连续出现3个周期以上，称为"月经后期"，亦称"经行后期""月经延后""经迟"等。本病主要发病机制是精血不足，或邪气阻滞，致冲任不充，血海不能按时满溢，遂致月经后期。西医学月经稀发可参照本病辨证施食。

> **知识链接**
>
> ### 中医对月经后期的认识
>
> 本病首见于《金匮要略·妇人杂病脉证并治》温经汤条下谓"至期不来"。《妇人大全良方·调经门》引王子亨所言"过于阴则后时而至"。认为月经后期为阴盛血寒所致。《丹溪心法·妇人》中提出"血虚""血热""痰多"均可导致月经后期，并记载相应的方药，进一步丰富了月经后期的内容。薛己、万全、张景岳等更提出了"脾经血虚""肝经血少""气血虚弱""气血虚少""气逆血少""脾胃虚损""痰湿壅滞"及"水亏血少，燥涩而然""阳虚内寒，生化失期"等月经后期的发病机制，并提出补脾养血、滋水涵木、气血双补、疏肝理气、导痰行气、清热滋阴、温经活血、温养气血等治法和相应的方药，使本病在病因、病机、治法、方药等方面逐渐完备。

二、食疗原则

（1）血虚证患者应选择补益气血的药材和食材，如当归、熟地黄、白芍、益母草、鸡血藤、龙眼肉、猪肝、猪心、红糖、干荔枝等。

（2）肾虚证患者应选择具有补肾、调经、固冲功效的药材和食材，如枸杞子、杜仲、熟地黄、山茱萸、人参、当归、山药、炙甘草等。

（3）血寒证患者应选择温经散寒的药材和食材，如艾叶、干姜、炮姜、吴茱萸、川芎、肉桂、当归、羊肉、牛肉、茼蒿、洋葱等。

（4）气滞证患者应选择行气活血的药材和食材，如香附、元胡、木香、柴胡、枳实、佛手、川芎、山楂、木耳、红酒等。

（5）痰湿证患者应选择燥湿化痰的药材和食材，如茯苓、陈皮、香附、枳壳、薏苡仁、芡实、冬瓜、红豆、山药、木瓜、苹果、无花果等。

（6）患者经期忌食寒凉生冷食物，如凉拌菜、西瓜、绿豆等食物，以免经脉壅滞、血行不畅。

三、辨证施食

（一）肾虚证

【证候特征】月经周期延后，量少，色暗淡，质清稀；腰膝酸软，头晕耳鸣，面色晦暗，或面部暗斑；舌淡，苔薄白，脉沉细。

【施食原则】补肾助阳，养血调经。

【食疗方】

1. 滋阴健脾补肾粥

【组成】南沙参10g，党参15g，枸杞子15g，菟丝子10g，小米100g。

【功效】滋阴，健脾，补肾。

【制法】将上述原料用文火煲2小时即可食用。

【用法】每日1次，连服2周。

2. 五味子桂圆粥

【组成】五味子10g，桂圆肉20g，大米150g，白糖适量。

【功效】补肾，助阳，调经。

【制法】砂锅中放入适量的清水烧开，放入洗净的五味子，用小火煮约20分钟，捞出。倒入洗好的桂圆肉、大米，用勺子轻轻搅拌，用小火煮约30分钟至食材熟烂，加白糖调匀，煮至溶化即可。

【用法】月经后每日1次，连服3~5天。

（二）血虚证

【证候特征】月经周期延后，量少，色淡红，质清稀，或小腹绵绵作痛；或头晕眼花，心悸少寐，面色苍白或萎黄；舌质淡红，苔薄，脉细弱。

【施食原则】补肾填精，益气调经。

【食疗方】

1. 当归参芪羊肉汤

【组成】羊肉300g，黄芪、党参、当归各25g，生姜50g，盐适量。

【功效】补气，养血，调经。

【制法】将羊肉、生姜洗净切块，黄芪、党参、当归用纱布包好，一起放入砂锅内加水适量，大火煮沸后，小火煮2小时，去黄芪、党参、当归，加盐调味后吃肉喝汤。

【用法】月经后每日1次，连服3~5天。

2. 当归煮鸡蛋

【组成】当归9g，鸡蛋2个，红糖50g。

【功效】补血，养血，调经。

【制法】鸡蛋洗净，与当归、红糖一起入锅煮，待鸡蛋煮熟后去蛋壳，再放回原汤中煮片刻即可食用。

【用法】每次月经后食用，每日1次，连服4日。

（三）血寒证

1. 虚寒证

【证候特征】月经周期延后，量少色淡红，质清稀，小腹隐痛，喜暖喜按；腰酸无力，小便清长，大便稀溏；舌淡，苔白，脉沉迟或细弱。

【施食原则】温阳散寒，养血调经。

【食疗方】

（1）姜糖艾叶茶

【组成】生姜10g，艾叶6g，红糖20g。

【功效】温经散寒，活血调经。

【制法】生姜10g，艾叶6g，红糖20g，水煎取汁。

【用法】当茶饮，每日2次。

（2）椒盐鸡冠

【组成】雄鸡冠2个，食盐少许，花椒少许。

【功效】散寒活血。

【制法】将食盐与花椒在锅中略炒制成椒盐，鸡冠煮熟，蘸椒盐吃。

【用法】每日1次，每月3~5次。

2. 实寒证

【证候特征】月经周期延后，量少，色暗有块，小腹冷痛拒按，得热痛减；畏寒肢冷，或面色青白；舌质淡暗，苔白，脉沉紧。

【施食原则】温经散寒，活血调经。

【食疗方】

（1）桂皮山楂煎

【组成】肉桂12g，山楂20g，红糖适量。

【功效】温经散寒调经。

【制法】山楂洗净去核，与肉桂、红糖一起加入适量清水煎服。

【用法】于月经前5日服用，每日1次，连服5日。

（2）鹿角霜酒

【组成】鹿角霜50g，低度白酒500ml。

【功效】温经散寒，止痛调经。

【制法】把鹿角霜置容器中，加入低度白酒密封，静置7日后取上清液饮用。

【用法】早晚各服15毫升（1小盅）。

（四）气滞证

【证候特征】月经周期延后，量少，色暗红或有血块，小腹胀痛；精神抑郁，经前胸胁、乳房胀痛；舌质正常或红，苔薄白或微黄，脉弦或弦数。

【施食原则】理气行滞，和血调经。

【食疗方】

1. 益母草陈皮汤

【组成】益母草50g、陈皮9g、鸡蛋2个。

【功效】理气行滞，和血调经。

【制法】将益母草和陈皮，鸡蛋（带壳）加水适量共煮，鸡蛋熟后剥壳，再煮片刻，去药渣吃蛋喝汤。

【用法】月经前每日1次，连服4~5次。

2. 橘皮粥

【组成】橘皮 20g，大米 100g。

【功效】开郁行气。

【制法】大米淘洗干净，加入清水，用大火煮沸后，改用小火煮约 15 分钟，再加入橘皮，略煮即可。

【用法】早、晚餐食用。

（五）痰湿证

【证候特征】月经后期，量少，经血夹杂黏液；形体肥胖，脘闷呕恶，腹满便溏，带下量多；舌淡胖，苔白腻，脉滑。

【施食原则】燥湿化痰，理气调经。

【食疗方】

1. 芡实薏苡仁粥

【组成】薏苡仁、芡实各 40g，大米 100g。

【功效】祛湿健脾调经。

【制法】芡实研碎，与洗净的薏苡仁、大米一起入锅，加入清水适量煮粥。

【用法】早、晚餐食用。

2. 扁豆炒肉片

【组成】猪里脊肉、扁豆、白芝麻、葱、姜、蒜、盐、油各适量。

【功效】健脾益气化湿。

【制法】扁豆洗净掰成小段，或者斜刀切成菱形段；葱、姜、蒜分别切沫备用；里脊肉洗净切片，放入盐、料酒、淀粉腌制一会儿备用。炒锅倒入适量油烧热，下入肉片翻炒，变色后取出，留底油，下入扁豆小火慢炒，焖熟，快熟的时候放入葱、姜末，翻炒均匀，待扁豆完全成熟后，放入肉片，加盐调味，不断翻炒，出锅前放入芝麻炒匀即可。

【用法】佐餐服用。

第三节　月经先后不定期食疗

PPT

一、月经先后无定期的定义

月经周期或提前、或延后 7 天以上，交替不定且连续 3 个周期以上者，称为"月经先后无定期"，又称"经水先后无定期""月经逾期""经乱"等。月经先后无定期若伴有经量增多及经期延长，常可因经乱之甚发展为崩漏。本病的发病机制主要是肝肾功能失常，冲任失调，血海蓄溢无常。西医学排卵障碍性异常子宫出血出现月经先后无定期者可参照本病辨证施食。

二、食疗原则

（1）月经先后无定期证属肝郁证者，应选砂仁、佛手、山楂、香附、郁金、益母草、当归、合欢皮、白芍、柴胡、玫瑰花、茉莉花、鳝鱼、动物肝脏、枸杞子、芹菜等。

（2）月经先后无定期证属肾虚证者，应选滋阴补肾、活血化瘀的药材和食材，如首乌、熟地黄、山茱萸、鸽肉、乌鸡、牛肉、甲鱼、墨鱼、龟肉、鲍鱼、海参、牡蛎、芝麻、核桃、桑椹、葡萄等。

（3）月经期应增加维生素和微量元素的摄入，维生素可减轻焦虑和忧郁，食物来源有肉类、全谷类、绿叶蔬菜等。

（4）患者平常忌吃冰镇食物，少吃寒凉生冷食物，如冰淇淋、西瓜等。

> **知识链接**
>
> 中医对月经先后不定期的认识
>
> 本病首见于《备急千金要方·月经不调》"妇人月经一月再来或隔月不来"。《圣济总录·杂疗门》则称为"经水不定"。《万氏妇人科·调经章》始提出"经前或前或后"的病名，并指出应"悉从虚治，加减八物汤主之"。《景岳全书·妇人规》则将本病称为"经乱"，分为"血虚经乱"和"肾虚经乱"，较详细地论述了病因病机、治法、方药、预后和调养方法，为后世医家所推崇。《医宗金鉴·妇科心法要诀》称本病为"愆期"，认为提前为热，延后为滞，淡少不胀者为虚，紫多胀痛者为实。《傅青主女科·调经》依据"经水出诸肾"及肝肾"子母相关"等理论，认为经水先后无定期为肝肾之郁所致，重在肝郁，由肝郁而致肾郁，治法主张"疏肝之郁即开肾之郁"，方用定经汤。

三、辨证施食

（一）肝郁证

【证候特征】经行或先或后，经量或多或少，色暗红，有血块；或经行不畅，胸胁、乳房、少腹胀痛，精神郁闷，时欲太息，嗳气食少；舌苔薄白或薄黄，脉弦。

【施食原则】疏肝解郁，和血调经。

【食疗方】

1. 川芎月季花茶

【组成】川芎5g，月季花4g，茶叶3g。

【功效】行气活郁，活血调经。

【制法】川芎用凉开水洗净，晾干切碎；月季花用凉开水洗净，晾干，再与茶叶一同放入茶杯内，冲入沸水，加盖焖泡10分钟。

【用法】频频服用，每日1剂，月经前5日开始服用，每月7剂，连服4个月为一个疗程。

2. 玫瑰膏

【组成】玫瑰花干品20g，冰糖100g，红糖100g。

【功效】活血化瘀，疏肝理气。

【制法】玫瑰花浸泡30分钟，加水300ml，煎煮20分钟取浓汁，加入冰糖熬膏，熬制30分钟，汤汁变黏，待筷子搅拌提起时可拉丝，则起锅。若专用于辅助调经，则熬膏时再加入红糖。

【用法】早晚各1次，取3勺膏，以开水冲服。

（二）肾虚证

【证候特征】经行或先或后，量少，色淡暗，质稀；头晕耳鸣，腰酸腿软，小便频数；舌淡，苔薄，脉沉细。

【施食原则】补肾益气，养血调经。

【食疗方】

1. 干姜韭菜根饮

【组成】韭菜根120g，干姜15g。

【功效】温阳益肾。

【制法】韭菜根、干姜入锅，加水煎煮取汁。

【用法】当茶饮。

2. 鹿茸枸杞猪腰子汤

【组成】鹿茸10g，枸杞子25g，猪腰2个。

【功效】温肾益肝调经。

【制法】猪腰（去内膜，切碎），然后将猪腰放入锅中，加生姜小炒至熟，与鹿茸、枸杞子放入锅内隔水炖熟，调味即成（进食时可加半匙白酒）。

【用法】每日1剂，每周1~2次。

PPT

第四节　月经过多食疗

一、月经过多定义

月经量较正常明显增多，或每次经行总量超过80ml，而周期、经期基本正常者，称为"月经过多"，亦称为"经水过多"或"月水过多"。本病的主要病机是冲任不固，经血失于制约。西医学排卵障碍性异常子宫出血所引起的月经过多，可参照本病辨证施食。

> **知识链接**
>
> ### 中医对月经过多的认识
>
> 最早在《金匮要略·妇人杂病脉证并治》温经汤方下即有"月水来过多"的记载。汉以后至金元以前的医籍，多将经量的乍多乍少，周期的或先或后，统称为"月水不调"。刘河间在《素问病机气宜保命集·妇人胎产论》中首先提出"经水过多"的病名，认为本病病机是阳盛实热，治法重在清热凉血，并辅以养血调经，其曰："治妇人经水过多，别无余证，四物内加黄芩、白术各一两。"《丹溪心法·妇人》认为本病的病机为血热、痰多、血虚，并列有相应的治疗药物，还有治妇人气弱不足摄血，月经来时多的验案。《妇科玉尺·月经》提出"热血凝结"及"离经蓄血"可致经量过多，其特征是经血有块而腹痛，并认为体质不同，经水过多的病机不同，肥人多虚寒，而瘦人多火旺，治法一是温经固涩，一是滋阴清热。

二、食疗原则

（1）食疗当以凉血、补肾、健脾、祛瘀为主。实证血瘀出血者可选用莲房、桃仁、红花等品。恢复期可多食动物肝脏、乌骨鸡、黑木耳、黑芝麻等含铁量多的食物；实证血热者可选用鲜藕、芹菜、黄花菜、鱼胶等食物；虚证者可选用墨鱼、黑木耳、山药、柿饼、红枣、莲子、扁豆、黄鳝、黄鱼、鸡肉等食物。

（2）忌食辛辣刺激、温热、滋腻的食物；忌蛮补。若体质虚弱，需要用滋补食品的时候，要以逐渐滋补为佳，以免补之过急，造成"虚不受补"。

三、辨证施食

（一）气虚证

【证候特征】经行量多，色淡红，质清稀；神疲体倦，气短懒言，小腹空坠，面色㿠白；舌淡，苔薄，脉细弱。

【施食原则】补气摄血固冲。

【食疗方】

1. 芡实海蛎粥

【组成】海蛎 250g，芡实 120g。

【功效】健脾益气，固肾止血。

【制法】将海蛎壳加水放陶瓷罐内，炖 3 小时取汁，入海蛎肉与芡实，再加适量水煮成粥即可。

【用法】佐餐食用。

2. 乌鸡黄芪煲

【组成】乌骨鸡 250g，黄芪 30g。

【功效】补气摄血固冲。

【制法】乌骨鸡常法处理，去毛及内脏，与黄芪共入锅，加适量水煮烂熟。

【用法】食鸡肉、喝汤，每日两次。

（二）血热证

【证候特征】经行量多，色鲜红或深红，质黏稠，或有小血块；伴口渴心烦，尿黄便结；舌红，苔黄，脉滑数。

【施食原则】清热凉血，固冲止血。

【食疗方】

1. 白头翁饮

【组成】白头翁 60g，地榆 30g，白糖适量。

【功效】清热解毒，凉血止血。

【制法】前两味共煎汤取汁，入白糖搅匀即可。

【用法】每日两次，连服 1 周。

2. 藕节瘦肉汤

【组成】老藕 250g、猪瘦肉 200g、绿豆 50g。

【功效】清热凉血止血。

【制法】三者共煮至肉、豆烂熟，调味即可。

【用法】佐餐食用，每日两次。

（三）血瘀证

【证候特征】经行量多，色紫暗，有血块；经行腹痛，或平时小腹胀痛；舌紫暗或有瘀点，脉涩。

【施食原则】活血化瘀止血。

【食疗方】

1. 四汁粥

【组成】 鲜益母草汁10ml，鲜生地汁40ml，鲜藕汁40ml，生姜汁2ml，蜂蜜10g，粳米100g。

【功效】 清热凉血，养阴生津，化瘀通经。

【制法】 先将粳米煮粥，再加上述诸汁及蜂蜜，煮成稀粥即成。

【用法】 温服，每日两次，连服1周。

2. 益母草煮鸡蛋

【组成】 益母草30g，鸡蛋2个。

【功效】 活血化瘀，调经固冲。

【制法】 将上述两味加水同煮，鸡蛋熟后去壳再煮片刻。

【用法】 吃蛋喝汤。

第五节　月经过少食疗 _{微课2}

PPT

一、月经过少的定义

月经周期正常，经量明显少于平时正常经量的1/2，或少于20ml，或行经时间不足2天，甚或点滴即净者，称为"月经过少"，又称"经水涩少""经水少""经量过少"。本病的发病机制有实有虚，虚者精亏血少，冲任气血不足，经血乏源；实者寒凝痰瘀阻滞，冲任气血不畅。西医学中子宫发育不良、卵巢储备功能低下等出现的月经过少可参照本病辨证施食。

> **知识链接**
>
> ### 中医对月经过少的认识
>
> 王叔和《脉经·平妊娠胎动血分水分吐下腹痛证》中有"经水少"记载，认为其病机为"亡其津液"。《素问病机气宜保命集·妇人胎产论》以"四物四两加熟地黄、当归各一两"治疗"妇人经水少血色和者"。《万氏妇人科·调经章》根据体质虚实，提出"瘦人经水来少者，责其血虚少也，四物人参汤主之"，以及"肥人经水来少者，责其痰碍经隧也，用二陈加芎归汤主之"。《医学入门·妇人门》认为因寒因热均可导致月经过少，处理也有差别，如"来少色和者，四物汤。点滴欲闭，潮烦脉数者，四物汤去芍、地，加泽兰叶三倍，甘草少许……内寒血涩来少……四物汤加桃仁、红花、牡丹皮、葵花"。《证治准绳·女科》指出："经水涩少，为虚为涩，虚则补之，涩则濡之。"

二、食疗原则

（1）忌食寒凉、辛辣的食物，以免血行进一步凝滞。

（2）本病虚者较多，应多食滋补类的食物，如乌骨鸡、母鸡、羊肉、牛肉、鸡蛋、牛奶、鱼类等食物。

三、辨证施食

（一）肾虚证

【证候特征】经行量素少或渐少，色暗淡，质稀；腰膝酸软，头晕耳鸣，足跟痛，或小腹冷，或夜尿多；舌淡，脉沉弱或沉迟。

【施食原则】补肾益精，养血调经。

【食疗方】

1. 羊脊骨汤

【组成】羊脊骨（连尾）1 条，肉苁蓉 5g，菟丝子 15g，葱、姜、盐适量。

【功效】健脾胃，益精血，强筋骨。

【制法】将羊脊骨剁成块；肉苁蓉用酒浸 1 宿，刮去粗皮；菟丝子用酒浸 3 日，晒干，捣末；锅中倒水适量，放入羊脊骨与肉苁蓉，同炖至熟透，调入菟丝子末及调味品即可。

【用法】空腹食之，每剂分 2 次于早、晚餐服用。

2. 杞子怀山母鸡煲

【组成】枸杞子 30g，山药 30g，黄芪 20g，老母鸡 1 只。

【功效】补肾益血调经。

【制法】先将鸡宰杀、去毛、内脏，洗净，将前三味纳入鸡腹内，煮沸后改文火炖，待熟时加盐少许。

【用法】佐餐食用，每日两次。

（二）血虚证

【证候特征】经行血量渐少，或点滴即净，色淡，质稀；或伴小腹隐痛，头晕眼花，心悸怔忡，面色萎黄；舌淡红，脉细。

【施食原则】养血益气调经。

【食疗方】

1. 鸡桃糖浆

【组成】鸡血藤 2kg，五指毛桃 2kg，红糖 400g。

【功效】补益气血，调经固冲。

【制法】将鸡血藤、毛桃洗净，加水后以武火煎 4 小时，过滤取汁，加红糖以文火浓缩，熬成糖浆 1000ml。

【用法】每次食 20ml，每日三次服用。

2. 内金山药糯米粥

【组成】鸡内金 15g，生山药 60g，糯米 50g。

【功效】补益脾胃，化生精血。

【制法】鸡内金先煎取汁，入山药、糯米共煮成粥。

【用法】作餐食用，每日两次。

（三）血瘀证

【证候特征】经行涩少，色紫暗，有血块；小腹胀痛，血块排出后胀痛减轻；舌紫暗，或有瘀斑、瘀点，脉沉弦或沉涩。

【施食原则】活血化瘀调经。

【食疗方】

1. 生化益母蜜膏

【组成】当归、川芎、桃仁各 10g，甘草 3g，炮姜 5g，益母草 30g，白蜜 50ml。

【功效】活血化瘀，温经调经。

【制法】前 6 味加水 500ml，煮取 300ml，去渣，加白蜜收膏。

【用法】每服 30ml，每日三次服用。

2. 红花益母酒

【组成】红花 6g，益母草 10g，黄酒 200ml。

【功效】活血化瘀。

【制法】将黄酒倒入瓷瓶（或杯）中，加红花、益母草隔水蒸约 20 分钟，取汁。

【用法】每次服 50ml，每日两次。

（四）痰湿证

【证候特征】经行量少，色淡红，质黏腻如痰；形体肥胖，胸闷呕恶，或带多黏腻；舌淡，苔白腻，脉滑。

【施食原则】化痰燥湿调经。

【食疗方】

1. 茯苓饼

【组成】茯苓细粉，米粉，白糖。

【功效】安神益脾，利水渗湿。

【制法】将茯苓磨成细粉，加米粉、白糖加水适量，调成糊，以微火在平锅里摊烙成薄饼即可。

【用法】适当进食。

2. 淮山薏苡仁芡实扁豆粥

【组成】薏苡仁 15g，淮山药、芡实、扁豆各 10g。

【功效】健脾除湿。

【制法】一同煮粥。

【用法】每日 1 剂，每日两次。

第六节　经期延长食疗

PPT

一、经期延长的定义

月经周期基本正常，经期超过 7 天，甚或淋漓半月方净者，称为"经期延长"，亦称"月水不断""经事延长"等。本病的发病机制多由气虚冲任不固；或热扰冲任，血海不宁；或湿热蕴结冲任，扰动血海；或瘀阻冲任，血不循经所致。西医学排卵障碍性异常子宫出血所引起的经期延长，可参照本病辨证施食。

二、食疗原则

（1）气虚证大多由脾气虚弱、脾不统血引起，治疗应补气健脾，可选择黄芪、党参、山药、白术、猪肚、土鸡、乌鸡、小米、瘦肉类、鱼类、奶类、蛋类等食物。

（2）阴虚内热证宜选择清热凉血的药材和食材，如赤芍、生地黄、丹皮、白茅根、竹叶、芹菜、茄子、油菜、苋菜、马齿苋、赤小豆、冬瓜、茭白等。

（3）血瘀证应选择活血化瘀、调经止血的药材和食材，如益母草、三七、香附、五灵脂、当归、川芎、桃仁、红花、鸡内金、山楂、乌鸡、墨鱼、鳝鱼等。

（4）湿热蕴结证应选择清热化湿的药物和食材，如黄芩、椿根皮、黄芩、蒲公英、芦根、薏苡仁、赤小豆、绿豆、玉米、荞麦、萝卜、苦瓜等，忌食肥甘厚味、辛辣香燥的食物，如肥肉、生姜、大蒜、葱等。

（5）长期经期延长的患者大多因失血过多有贫血现象，因此，在月经过后，可适当补血，可选择紫米、红豆、菠菜、动物肝脏、大枣、葡萄、米酒、牛肉、鸽肉、鳝鱼等补血食物。

知识链接

中医对经期延长的认识

《诸病源候论·妇人杂病诸候》即有"月水不断"的记载，指出其病是由劳伤经脉，冲任之气虚损，不能制约经血所致。《校注妇人良方·调经门》认为："或因劳损气血而伤冲任，或因经行而合阴阳，以致外邪客于胞内，滞于血海故也。"指出本病有虚、实之异，治法主张"调养元气而病邪自去，攻其邪则元气反伤"。《叶氏女科证治·调经》谓："经来十日半月不止乃血热妄行也，当审其妇曾吃椒姜热物过度。"提出用清热补肾、养血调经之金狗汤治疗。《女科证治约旨》认为本病乃因"气虚血热妄行不摄"所致。《沈氏女科辑要笺正》提出本病的转归"须知淋漓之延久，即是崩漏之先机"。

三、辨证施食

（一）气虚证

【证候特征】经血过期不净，量多，色淡，质稀；倦怠乏力，气短懒言，小腹空坠，面色㿠白；舌淡，苔薄，脉缓弱。

【施食原则】补气摄血，固冲调经。

【食疗方】

1. 山药大枣黄芪汤

【组成】山药 15g，大枣 10 枚，黄芪 20g，党参 20g。

【功效】益气扶正，养血固经。

【制法】

（1）准备一块干净的纱布，然后将黄芪和党参包起来。

（2）第二步，将山药洗净去皮切块，大枣洗净后去掉枣核。

（3）第三步，将所有材料都放入锅中，并加入适量的清水，用大火煮开后，转中小火熬成汤即可。

【用法】佐餐服食。

2. 仙鹤草太子参大枣汤

【组成】仙鹤草 20g，太子参 20g，大枣 10 枚，红糖适量。

【功效】益气补虚止血。

【制法】仙鹤草、太子参和大枣加水适量同煮汤，加红糖适量，代茶饮用。

【用法】佐餐服食。

（二）阴虚血热证

【证候特征】经行时间延长，量少，色鲜红，质稠；咽干口燥，或见潮热颧红，或手足心热；舌红，苔少，脉细数。

【施食原则】养阴清热，凉血调经。

【食疗方】

1. 萝卜藕节鸭肉汤

【组成】鲜藕节，鲜白萝卜，鸭肉各500g。

【功效】清热凉血，止血固经。

【制法】上述用料洗净，藕节及白萝卜切块；鸭飞水，加入其他材料炖1个小时。

【用法】饮汤食肉。

2. 玉米须炖瘦肉

【组成】玉米须30g，瘦肉120g，精盐适量。

【功效】凉血止血补血。

【制法】将瘦肉切块，与玉米须一起放入陶罐内，加水500ml，上蒸笼加盖清蒸至肉熟，加精盐，趁热食用。

【用法】佐餐服食。

（三）湿热蕴结证

【证候特征】经行时间延长，量不多，或色暗，质黏稠，或带下量多，色赤白或黄；或下腹热痛；舌红，苔黄腻，脉滑数。

【施食原则】清热祛湿，止血调经。

【食疗方】

1. 清热调经茶

【组成】薏苡仁10g，白茅根12g，茜草10g，香附6g。

【功效】清热利湿，止血调经。

【制法】上述材料捣碎、研为粗末，放入茶壶/茶杯中，先用凉开水漂洗一遍，再冲入1L沸水，加盖泡10~20分钟，晾至温凉后饮用。代茶饮，每日1剂，5天为1个疗程。

【用法】代茶饮。

2. 竹叶茅根茶

【组成】鲜竹叶、白茅根各15g。

【功效】清热利湿，凉血止血。

【制法】将鲜竹叶、白茅根洗净备用。将鲜竹叶、白茅根放入锅中，加水适量，煮开后转小火煮10分钟，滤渣即可饮用。

【用法】代茶饮。

（四）血瘀证

【证候特征】经行时间延长，量或多或少，经色紫暗，有块；经行下腹疼痛，拒按；舌质紫暗或有瘀点，脉弦涩。

【施食原则】活血祛瘀，理冲止血。

【食疗方】

1. 枣圆黑糖饮

【组成】红枣 10g，干桂圆 10g，黑糖 30g，干姜 3g。

【功效】温中理脾，活血调经。

【制法】上述材料放置茶壶/茶杯中，沸水 900ml 冲泡 20 分钟，晾至温热后饮用（不喜欢姜味可以不用干姜）。

【用法】代茶饮。

2. 青皮红花饮

【组成】青皮、红花各 10g。

【功效】活血化瘀。

【制法】洗净，青皮切丝，与红花同煮取汁。

【用法】每天两次，早晚服用。

第七节　痛经食疗 📱微课3

PPT

一、痛经的定义

痛经是指妇女正值经期或经行前后，出现周期性小腹疼痛，或伴腰骶酸痛，甚至剧痛晕厥，影响正常工作及生活的疾病。

痛经是临床常见病，亦称"经行腹痛"。该病因病机为"不荣则痛"或"不通则痛"，辨证重在明辨虚实寒热。若素体肝肾亏损，气血虚弱，经期前后，血海满而溢泄，气血骤虚，冲任、胞宫失养，故"不荣则痛"；若由于肝郁气滞、寒邪凝滞、湿热郁结等因素导致的瘀血阻络，客于胞宫，损伤冲任，气血运行不畅，故"不通而痛"。西医学原发性痛经、子宫内膜异位症、子宫腺肌病、盆腔炎性疾病或宫颈狭窄等引起的继发性痛经可参照本病辨证施食。

二、食疗原则

1. 痛经多因气血运行不畅所致，食疗宜温热性食物，以利气血运行。痛经者在月经来 3~5 天内饮食以清淡、宜消化为主，可食用补血活血的食物，如大枣、藕、木耳、豆腐皮、高粱、苹果、羊肉等。月经期应少食多餐，保持大便通畅。尽可能多吃蜂蜜以及香蕉、芹菜、番薯等富含膳食纤维的食物，以润肠通便。

2. 辨证分型，选择适宜药膳食材。

（1）寒凝血瘀证应多吃具有散寒化湿、温经活血的食物比如干姜、生姜、羊肉、狗肉等。

（2）湿热蕴结证应多吃具有清热除湿、化瘀止痛作用的食物，比如丝瓜、苦瓜、红小豆、绿豆、薏苡仁、香椿、莲藕、冬瓜、青菜等。

（3）气血虚弱证应多吃具有益气养血、调经止痛作用的食物，比如红薯、山药、栗子、鸭肉、鸡肉、牛奶、土豆、葡萄、桂圆、大枣等。

（4）气滞血瘀证应多吃具有行气活血、化瘀止痛作用的食物，比如陈皮、山楂、玫瑰花、当归、益母草、佛手、茴香菜等。

（5）肝肾亏损证应多吃具有益肝肾、调经止痛作用的食物，比如枸杞子、桑椹、核桃仁、黑豆、黑米、黑芝麻等。

3. 痛经患者的饮食还应该注意以下几方面。

（1）少吃油炸、油煎、烧烤的高脂肪、高热量食物，脂肪和蛋白质虽为人体必需，但如果摄取过多，则会导致内分泌错乱，造成月事不顺。

（2）忌寒、凉性食物，如凉拌菜、白萝卜、大白菜、水梨、香蕉、橘子、西瓜等。

（3）忌吃生冷食物，如冷冻食品、饮料、冰淇淋等。

（4）月经期应避免食用酒、咖啡、浓茶及辛辣刺激性食物。该类食物能使人神经兴奋，可能导致经期不适。

三、辨证施食

（一）寒凝血瘀证

【证候特征】经前或经期，小腹冷痛拒按，得热痛减，或周期后延，经血量少，色暗有块；畏寒肢冷，面色青白；舌暗，苔白，脉沉紧。

【施食原则】温经散寒，化瘀止痛。

【食疗方】

1. 红枣桂圆茶

【组成】红枣50g，桂圆60g，生姜15g，冰糖10g，红糖10g。

【功效】温经散寒，化瘀止痛。

【制法】将干桂圆去壳，红枣洗净后去核，生姜切丝备用；锅中放入500ml水，加入除红糖外所有材料，大火烧开后转小火煮20分钟，再加入红糖煮20分钟后即可食用。

【用法】温热食用，每日2次。

2. 艾叶生姜煮鸡蛋

【组成】艾叶10g，生姜15g，鸡蛋2个。

【功效】温经散寒止痛。

【制法】将艾叶、生姜与带壳鸡蛋放入适量水中，煮熟后去壳取蛋，放入水中再煮，煮好后饮汁食蛋。

【用法】空腹温食，每日2次，5天为1个疗程。

（二）气滞血瘀证

【证候特征】经前或经期，小腹胀痛拒按，月经量少，经行不畅，色紫暗有块，块下痛减，胸胁、乳房胀痛；舌紫暗，或有瘀点，脉弦涩。

【施食原则】行气活血，化瘀止痛。

【食疗方】

1. 二皮饮

【组成】柚子1个，陈皮60g，白酒适量，蜂蜜500g。

【功效】行气化瘀止痛。

【制法】将柚子去肉取皮，切碎，与陈皮一起装入瓶中，加适量白酒，浸泡6个小时，煮烂后，放蜂蜜拌匀，每天早晚各服两匙或加水冲服。

【用法】温热食用，每日2次。

2. 桃仁粥

【组成】桃仁 15g，粳米 50g，红糖适量。注意：桃仁用量不宜过多，否则容易中毒。

【功效】活血化瘀，通经止痛。

【制法】将桃仁捣烂，加水研汁去渣，以汁煮粳米，加红糖适量即可。

【用法】空腹温食，每日 2 次，7 天为 1 个疗程。

（三）湿热蕴结证

【证候特征】经前或经期，小腹疼痛或胀痛不适，有灼热感，或痛连腰骶，或平时小腹痛，经前加剧，月经量多或经期长，色暗红，质稠或有血块；平素带下量多，色黄稠臭秽，或伴低热，小便黄赤；舌红，苔黄腻，脉滑数或濡数。

【施食原则】清热除湿，化瘀止痛。

【食疗方】

1. 丝瓜叶粥

【组成】丝瓜叶 15g，粳米 100g。

【功效】清热祛湿，化瘀止痛。

【制法】将丝瓜叶洗净，切丝，于砂罐内加水适量，先煎，去渣，留汁，下米煮粥即可。

【用法】空腹温食，每日 2 次，2 周为 1 个疗程。

2. 车前益母羹

【组成】车前子 30g，益母草 20g，粳米 20g，豆豉 10g，葱、盐、醋适量。

【功效】清热利湿，活血化瘀。

【制法】将车前子装入纱布袋中，扎口，并与益母草、豆豉同煎 20 分钟，去渣留汁放入粳米煮熟，再加少许葱、盐、醋，熬稠即成。

【用法】空腹温食，每日 2 次，2 周为 1 个疗程。

3. 清化湿热止痛粥

【组成】川楝子 10g，薏苡仁 50g，益母草 30g，粳米 100g，冰糖适量。

【功效】清化湿热止痛。

【制法】先将川楝子、薏苡仁、益母草煮沸 30 分钟，取汁去渣。放入粳米煮粥，粥熟后加冰糖少许即成。

【用法】空腹温食，每日 2 次，1 周为 1 个疗程。

（四）气血虚弱证

【证候特征】经期或经后，小腹隐痛喜按，月经量少，色淡质稀；神疲乏力，头晕心悸，面色苍白，失眠多梦；舌质淡，苔薄，脉细弱。

【施食原则】益气养血，调经止痛。

【食疗方】

1. 黄芪乌鸡汤

【组成】乌鸡 1 只、黄芪适量（30～50g）。

【功效】补气养血。

【制法】黄芪切段后放入清洗过的乌鸡肚子内，在砂锅中加入适量的水，煮沸后改用文火，待鸡煮烂，加入食盐调味即可食用。

【用法】温热食用，每日 2 次，10 天为 1 疗程。

2. 糯米阿胶粥

【组成】阿胶 30g，糯米 50g。

【功效】补气养血。

【制法】将阿胶捣碎，炒黄为末。糯米加水 500ml 煮粥，粥熟后下阿胶末搅匀服食。

【用法】温热食用，每日 2 次，7 天为 1 疗程。

3. 当归黄芪五红粥

【组成】当归 6g，黄芪 30g，桂圆 50g，赤小豆 30g，红花生米 30g，红莲子 30g，小米 30g，红糖适量。

【功效】益气养血，气血双补。

【制法】以上食材、药材一起加水，熬煮至烂熟成粥食用。

【用法】温热食用，每日 2 次，10 天为 1 疗程

（五）肝肾亏损证

【证候特征】经期或经后，小腹绵绵作痛，喜按，伴腰骶酸痛，月经量少，色淡暗，质稀；头晕耳鸣，面色晦暗，失眠健忘，或伴潮热；舌质淡红，苔薄白，脉沉细。

【施食原则】补养肝肾，调经止痛。

【食疗方】

1. 腰花杜仲

【组成】羊肾（或猪肾）1 对，杜仲 15g，盐、姜、葱、黄酒适量。

【功效】补肾填精，养血止痛。

【制法】将羊（或猪）肾切开，去皮膜，与杜仲同炖，放入调料，炖熟取腰花即可。

【用法】10 天为 1 个疗程。

2. 桑椹益肾茶

【组成】枸杞子 3g，桑椹、菟丝子、桂圆、杜仲各 2g。

【功效】补益肝肾，强腰温督。

【制法】以上材料放入杯中，以热水冲泡饮用。

【用法】代茶饮。

第八节　产后缺乳食疗 微课 4

PPT

一、产后缺乳的定义

产后缺乳是指哺乳期内，产妇乳汁甚少，或无乳可下，称为"缺乳"，又称"乳汁不足""乳汁不行"。

本病的特点是产妇哺乳期完全无乳或乳汁甚少，不足以喂养婴儿。多发生在产后 2~3 日至半个月内也可发生在整个哺乳期。该病主要病机为乳汁化源不足，无乳可下；或乳汁运行受阻，乳不得下。本病无论虚实，预后均较好。若治疗及时，脾胃功能、气血津液恢复正常，则乳汁可下；但若身体虚弱，虽经治疗，乳汁无明显增加或先天乳腺发育不良"本生无乳者"，则疗效不佳；若肝气郁滞，乳汁壅滞，经治疗乳汁仍然排出不畅，化热成脓，可发展为乳痈。西医学产后缺乳、泌乳过少等可参照本病辨证施食。

二、食疗原则

（1）气血虚弱证可选择滋补食品。如鱼、鸡蛋、猪蹄、虾、鸡、新鲜蔬菜、大枣、山药等。不宜多食清热之品，如百合、生地黄等，以防寒凝血脉，耗气伤血。

（2）瘀热证宜食用清热化瘀的食物，如山楂、藕、西瓜、梨等。不宜食用补益之品，如人参、黄芪、大枣、龙眼等，以防助邪生热。

（3）不宜过食生冷水果及寒性食物，以免损伤脾胃，凝涩经脉；不宜食用辛辣刺激性食物，以免耗伤气血。

（4）汤水一定要充足，以保证产妇对水分的需要。可多喝鲫鱼汤、肉汤、骨头汤及各种粥类。

（5）宜食用富含维生素 E 食物，以及有利于恢复子宫收缩功能的食物，如植物油、鹅蛋黄、葵花籽、核桃、油豆腐和赤小豆等。

（6）产后情志抑郁，肝气郁结，日久化火，易并发乳腺炎，所以产后要保持心情愉快，避免情绪激动，可食用一些疏肝理气的食物，如橘子、九制陈皮、大枣等。

（7）乳汁不畅引起乳汁不足者，宜先通乳，后予以催乳。

三、辨证施食

（一）气血虚弱证

【证候特征】产后乳少，甚或全无，乳汁清稀，乳房柔软，无胀感；面色少华，倦怠乏力，神疲食少，舌质淡，苔薄白，脉细弱。

【施食原则】补气养血，佐以通乳。

【食疗方】

1. 通乳猪蹄汤

【组成】生黄芪 30g，当归 10g，通草 6g，王不留行（布包）10g，猪蹄 2 只。

【功效】补益气血，健脾和胃，通络下乳。

【制法】猪蹄洗净切块，与生黄芪、当归、通草、王不留行同入砂锅，加适量水炖至猪蹄烂熟，用盐调味即可。

【用法】饮汤吃肉，每日 1 次，连服 3～4 天。

2. 猪蹄通草汤

【组成】猪蹄 1 只，通草 12g。

【功效】通经下乳。

【制法】猪蹄洗净切块，与通草同入砂锅，加适量水炖至猪蹄烂熟，用盐调味即可。

【用法】去通草，食猪蹄饮汤，每日 1 次，连服 3～4 天。

3. 鲢鱼丝瓜汤

【组成】丝瓜仁 50g，鲜鲢鱼 500g，酱油少许。

【功效】益气补血通乳。

【制法】将鲢鱼去鳞、鳃及内脏，洗净，与丝瓜仁一起熬汤，鱼肉熟时加酱油调味。

【用法】吃鱼喝汤，盐少许，一次吃完。日服 1 次，连服 3 天。

4. 猪蹄黄豆汤

【组成】猪蹄 1 只，黄豆 60g，黄花菜 30g，油、盐、味精各适量。

【功效】滋补阴血，化生乳汁。

【制法】猪蹄 1 只洗净剁成碎块，与黄豆、黄花菜共煮烂，入油、盐等调味即可。

【用法】吃鱼喝汤，盐少许，一次吃完。日服 1 次，连服 3 天。

（二）肝郁气滞证

【证候特征】产后乳少，甚或全无，乳汁浓稠，乳房胀硬、疼痛，胸胁胀满，情志抑郁，食欲不振；舌苔薄黄，脉弦或弦数。

【施食原则】疏肝解郁，通络下乳。

【食疗方】

1. 通草鲫鱼汤

【组成】鲜鲫鱼 500g，通草 6g，油、盐、味精各适量。

【功效】温中下气，利水通乳。

【制法】将鲫鱼去鳞、鳃及内脏，洗净，与通草一起加适量水煮熟，去通草，加油、盐、味精调味即可。

【用法】去通草，吃鱼喝汤，每日 1 次，连服 3 ~ 4 天。

2. 海带佛手浆

【组成】豆浆 300g，海带 60g，佛手 10g。

【功效】行气解郁，散结通乳。

【制法】将海带、佛手洗净，切碎，加水适量，煎煮 30 分钟，再入豆浆煮 30 分钟。

【用法】佐餐服食。

3. 逍遥猪蹄汤

【组成】北柴胡 6g，当归 10g，白芍 15g，川芎 6g，青皮 10g，猪蹄 1 只。

【功效】疏肝解郁，通经下乳。

【制法】将中药用干净纱布包裹，与两只猪蹄同放砂锅内煮，猪蹄煮至烂熟。

【用法】饮汤吃肉，每日 1 剂，连服 3 ~ 4 天。

4. 橘皮橘络饮

【组成】橘皮 10g，橘络 5g，丝瓜络 15g，白糖 20g。

【功效】疏肝解郁，理气下乳。

【制法】将橘皮、橘络、丝瓜络各同入锅中，加适量水煎取汁，调入白糖即成。

【用法】代茶饮。

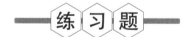

答案解析

一、单项选择题

1. 月经先期气虚证不宜选作食材的是（ ）

    A. 党参   B. 青皮   C. 黄芪   D. 山药

2. 月经后期虚寒证辨证施食宜（ ）

    A. 温阳散寒，养血调经   B. 祛湿健脾调经

    C. 理气行滞，和血调经   D. 补血养血调经

3. 月经先后无定期发病机制，不正确的是（ ）

    A. 肝肾功能失常　　　　　　　　　　　B. 冲任失调

    C. 血海蓄溢无常　　　　　　　　　　　D. 热扰冲任，血海不宁

4. 月经先后无定期的女性，在日常生活中应注意减少摄入的食物是（ ）

    A. 蔬菜沙拉　　　　B. 清蒸鱼　　　　C. 冰镇西瓜　　　　D. 鸡胸肉

5. 月经过多的主要病机是（ ）

    A. 冲任不固，经血失于制约　　　　　　B. 冲任气血不足，经血乏源

    C. 湿热蕴结冲任，扰动血海　　　　　　D. 瘀阻冲任，血不循经

6. 月经过多饮食禁忌，不正确的是（ ）

    A. 忌食辛辣刺激食物　　　　　　　　　B. 忌食温热食物

    C. 忌食滋腻食物　　　　　　　　　　　D. 可蛮补

7. 肾虚证导致月经过少施食原则是（ ）

    A. 补肾益精，养血调经　　　　　　　　B. 安神益脾，利水渗湿

    C. 活血化瘀，温经调经　　　　　　　　D. 养血益气调经

8. 有助于补血的食物是（ ）

    A. 萝卜　　　　　　B. 香葱　　　　　C. 柠檬　　　　　D. 菠菜

9. 经期延长气虚证食疗方宜选（ ）

    A. 仙鹤草太子参大枣汤　　　　　　　　B. 萝卜藕节鸭肉汤

    C. 玉米须炖瘦肉　　　　　　　　　　　D. 青皮红花饮

10. 寒凝血瘀证痛经不宜食用（ ）

    A. 苦瓜　　　　　　B. 干姜　　　　　C. 桂圆　　　　　D. 羊肉

11. 乳汁不畅引起乳汁不足者，宜（ ）

    A. 先通乳，后予以催乳　　　　　　　　B. 立即进食滋补食品

    C. 减少汤水摄入　　　　　　　　　　　D. 进食生冷水果

12. 产后缺乳气血虚弱证食疗方不包括（ ）

    A. 猪蹄通草汤　　　B. 鲢鱼丝瓜汤　　C. 橘皮橘络饮　　D. 猪蹄黄豆汤

二、简答题

1. 请概述月经先后不定期肝郁证的证候特征、施食原则及食疗代表方。

2. 常见的气血虚弱证缺乳食疗方有哪些?

书网融合……

本章小结　　　　　　　　微课1　　　　　　　　微课2

微课3　　　　　　　　微课4　　　　　　　　题库

参考文献

［1］谭兴贵. 中医药膳学［M］. 北京：中国中医药出版社，2013.

［2］赵明靖，聂宏，马小迪，等. 补益肝肾药膳联合轻断食疗法对围绝经期肥胖的改善效果［J］. 护理学杂志，2021，36（17）：42－45.

［3］邓中甲. 邓中甲方剂学讲稿［M］. 北京：人民卫生出版社，2017.

［4］朱文峰. 中医药学高级丛书——方剂学［M］. 北京：人民卫生出版社，2002.

［5］张廷模. 张廷模临床中药学讲稿［M］. 北京：人民卫生出版社，2010.

［6］谢梦洲，朱天民. 中医药膳学［M］. 北京：中国中医药出版社，2019.

［7］章海风. 中医饮食保健学［M］. 北京：中国纺织出版社，2022.